私の暮らしに優しく香る

100種類のエッセンシャルオイル

潤いのある暮らし研究会 編

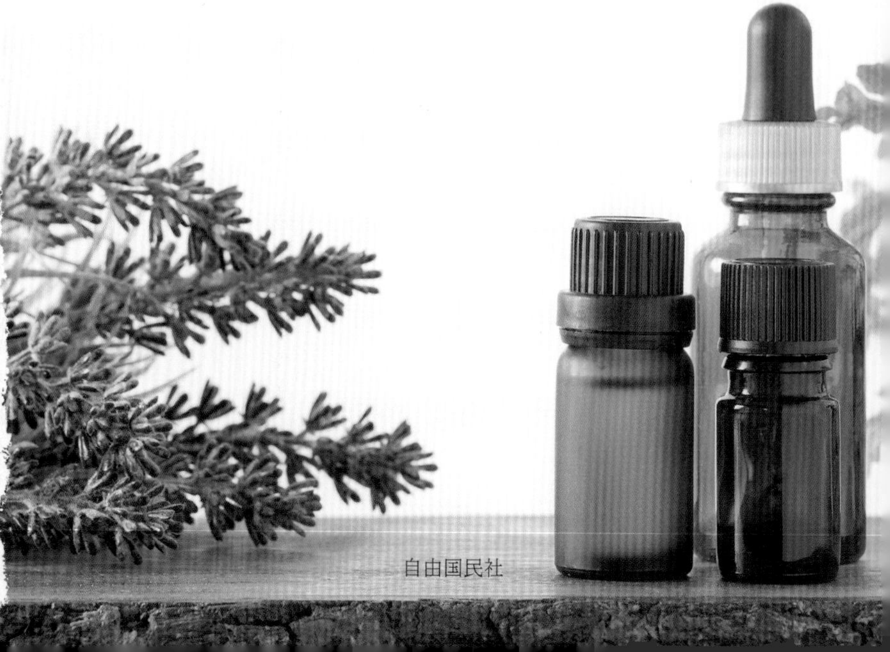

自由国民社

CONTENTS

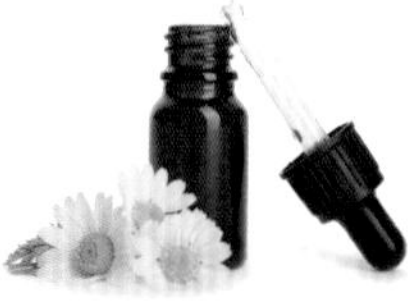

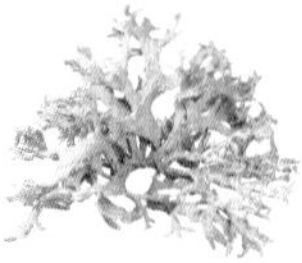

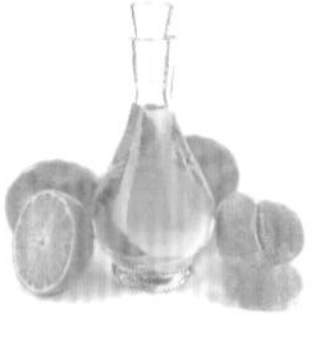

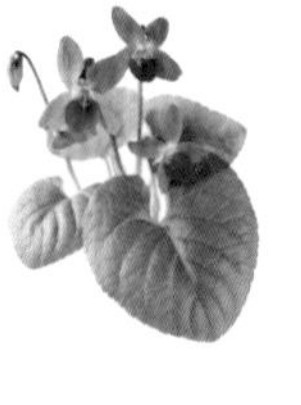

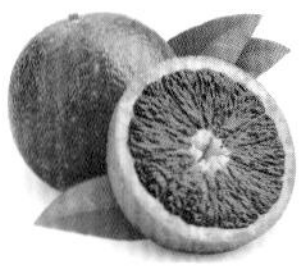

Chapter 5 抗菌・消臭・虫よけなどに使いたいエッセンシャルオイル

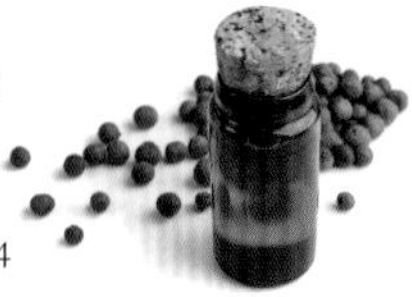

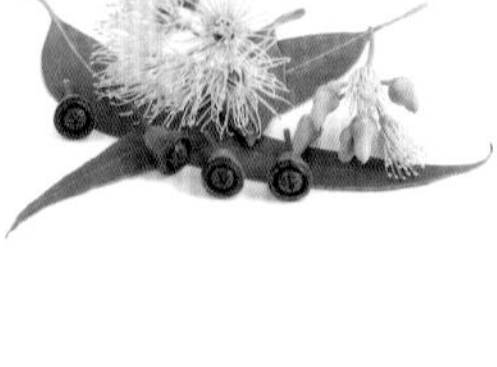

エッセンシャルオイルを
ご利用になる前に

エッセンシャルオイルとは、植物から抽出された天然由来の原液で、有効成分を含有した揮発性の芳香物質です。日本語では「精油」ともいわれます。

エッセンシャルオイルには、香りを楽しむ、スキンケアに使う、芳香浴に使う、マッサージに利用する、ハウスキーピングに役立てるなど、いろいろな使い方があります。

どのようなご利用方法でも、注意していただきたいことがあります。

エッセンシャルオイルは、原料が自然由来のものなので、「害はない」「危険はない」と思われがちです。ですが、自然由来のものであっても「絶対に安全」はありません。大多数の方には無害でも、例外的に身体に悪い影響がある方がいることが知られています。

これは、エッセンシャルオイルに限りません。自然由来のものであっても、身体に悪い影響を及ぼすものはたくさんあります。まず、このことを承知しておいてください。

エッセンシャルオイルにはいろいろな効果・効能がありますが、信じ過ぎることは禁物です。

大量の使用や過度に継続した利用は避けてください。アレルギー反応がある場合は、直ちに使用を中止してください。何らかの持病がある場合は、利用する前に医師に相談してください。

明確で重い症状がある場合は、エッセンシャルオイルに頼らず、医師の診察・診断を受けてください。

それでは、エッセンシャルオイルを楽しみましょう。

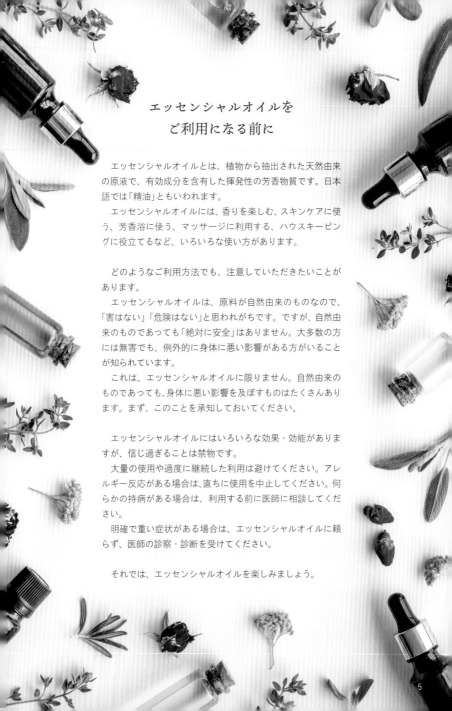

エッセンシャルオイルの効果について

あ	アレルギー症状改善・緩和	各種アレルギー症状の改善または緩和
	安眠作用	安らかな眠り
	イボ・水虫の緩和	イボや水虫の症状の緩和
か	緩下作用	比較的穏やかな効果の下痢
	関節炎・リウマチ緩和	関節炎やリウマチなどの症状の緩和
	乾癬・湿疹の改善	乾癬（皮膚病の一種）や湿疹の症状を改善する効果
	乾燥肌・老化肌への保湿作用	乾燥しやすい肌の保湿効果
	強肝作用	肝臓の機能を高める効果
	強心作用	心筋の収縮力を高める効果
	強壮作用	体を元気にする効果
	去痰作用	喉に絡む痰を取り除く効果
	空間の浄化	部屋などを過ごしやすくする効果
	空気清浄	空気中に浮遊する塵埃や花粉などを除去する効果
	くすみ改善	肌のくすみを改善する効果
	駆虫作用	寄生虫や害虫を駆除する効果
	駆風作用	胃腸内にたまったガスを排出する効果
	血圧降下作用	血圧を下げる効果
	血液浄化作用	血液をきれいにする効果
	血管拡張作用	血管の断面を広げる効果
	血行促進作用	全身の血液の流れをよくする効果
	血行不良の改善	血液の流れが滞っている状態を改善する効果
	解毒作用	体の中の毒物の作用を除去する効果
	解熱作用	発熱している体温を下げる効果
	健胃作用	胃の働きをさかんにする効果
	抗アレルギー作用	アレルギー症状を抑える効果
	抗ウイルス作用	ウイルスを不活化させる効果
	抗うつ作用	脳内のバランスを整えてうつ症状を改善する効果
	抗炎症作用	炎症を鎮める効果
	抗感染作用	細菌やウイルスに感染しにくくする効果
	抗気管支炎作用	気管支炎を鎮める効果
	抗凝集血栓作用	血液の固まりや血栓ができることを緩和する効果
	抗菌作用	菌の増殖を抑制する効果
	抗酸化作用	活性酸素から体を守る効果
	抗真菌作用	真菌（かび）の増殖を抑制する効果
	抗ぜんそく作用	ぜんそくの症状を鎮める効果
	口内炎の改善	口内炎を改善する効果
	高揚作用	気分を上げる効果
	抗リウマチ作用	リウマチの症状を鎮める効果
	呼吸器系の不調改善	喉の痛みや咳など呼吸器系の不調を改善する効果
さ	催淫作用	性的機能を増進する効果
	細胞促進作用	正常細胞を増殖して活性化する効果
	殺菌作用	細菌などの微生物を排除する効果
	殺虫作用	害虫を駆除する効果
	弛緩作用	筋肉の緊張を抑える効果
	子宮強壮作用	子宮の働きを強める効果
	刺激作用	刺激を与える効果
	止血作用	出血を抑える効果
	脂肪燃焼作用	脂肪が分解されて筋肉で消費される効果
	収れん作用	肌を引き締め毛穴を目立たなくする効果
	消化器系のトラブル改善（消化器系の不調改善）	胃や腸の不調を改善する効果
	消化促進作用	消化を助ける効果

	消化不良の改善	胃腸の働きの低下を改善する効果
	消臭作用	不快な臭いを無臭または低臭気にする効果
	消毒作用	感染症を起こさない程度にまで病原体を殺滅・減少する効果
	食欲増進作用	食欲を増進させる効果
	女性ホルモン調整作用	女性ホルモンを正常に調整する効果
	自律神経調整作用	自律神経のバランスを整える効果
	シワの予防	肌のシワを予防する効果
	生理促進作用	生理不順を改善する効果
	セルライト・肥満改善（セルライトの改善）	肥大化した脂肪細胞を改善する効果
	洗浄作用	汚れを除去する効果
	創傷治癒作用	傷ついた皮膚を治癒する効果
た	体温調整作用	乱れた体温を調整する効果
	脱毛予防	脱毛を予防する効果
	胆汁分泌促進作用	肝臓から出る胆汁の分泌を促す効果
	腸内ガスの排出	腸内にたまったガスの排出を促す効果
	腸内環境調整作用	腸内の状態を調整して健全にする効果
	鎮咳作用	咳を抑える効果
	鎮痙作用	けいれんを抑える効果
	鎮静作用	イライラや興奮を抑える効果
	鎮痛作用	痛みを抑える効果
	通経作用	生理を促す作用
	デオドラント作用	防臭効果
	頭皮の強壮	頭皮を健康にする効果
	頭皮の皮脂バランス調整	頭皮から出る皮脂のバランスを正常にする効果
な	ニキビの改善（ニキビ肌の改善）	ニキビの症状を改善する効果
	抜け毛・白髪の防止	抜け毛や白髪を抑制する効果
は	吐き気の緩和	吐き気を抑える効果
	皮脂バランス調整作用	皮脂のバランスを調整する効果
	皮脂抑制作用	皮脂の過剰な分泌を抑える効果
	皮膚炎の改善	皮膚の炎症を抑える効果
	皮膚再生作用	傷ついたり荒れた皮膚の再生を促す効果
	皮膚トラブルの改善（肌荒れの改善）	さまざまな肌のトラブルを改善する効果
	皮膚軟化作用	硬くなった皮膚を柔らかくする効果
	疲労回復作用	疲労を回復する効果
	副腎皮質刺激作用	副腎皮質ホルモンの分泌を促す効果
	フケの防止	フケの発生を抑える効果
	分娩促進作用	妊婦に陣痛を促す効果
	防虫作用	衣類や書籍などに虫を寄せ付けない効果
	防腐作用	微生物の繁殖を抑えることで腐敗を防ぐ効果
	保温作用	体温などの温度を一定に保つ効果
	保湿作用	肌のうるおいを保つ効果
	ホルモン調整作用	ホルモンの分泌を調整して正常に保つ効果
ま	水虫の緩和	水虫の症状を緩和する効果
	むくみの改善・緩和	むくみを改善・緩和する効果
	メラニン生成抑制作用	メラニンの生成を抑制してシミを予防する効果
	免疫力向上作用	免疫機能を正常にする効果
り	リウマチの改善	リウマチの症状を改善する効果
	利尿作用	排尿を促進させる効果
	リフレッシュ効果	気分転換の効果
	リンパうっ滞除去作用	リンパが正常に流れず滞った状態を取り除く効果
	リンパ系の刺激作用	リンパを刺激して調整する効果
	リンパ循環促進作用	リンパの循環を高める効果

上記は、本書で紹介している主な効果の用語解説です。なお、本書において「○○に効果」との記載があっても、医薬品ではないので、その効果は保証されていません。伝統的に「○○に効果があると期待されている」という意味です。効果がまったくなかったり、副反応がある場合もあります。こういったときは、直ちに使用を中止し、医師に相談してください。

エッセンシャルオイルの選び方

エッセンシャルオイル選びは、「精油」または「エッセンシャルオイル」と記載されている製品を選んでください。

原料植物の和名でなく、二名法による学名の確認と品種*の確認も必要です。同じ植物でも、複数の和名があることがあります。似た和名なのにまったく異なる植物であることも少なくありません。和名は目安と考え、必ず学名で確認してください。

メリッサ（P.166）を例にすると、レモンバームと呼ばれることもありますし、和名はコウスイハッカ、英名はLemon balm、学名はMelissa officinalisです。和名には他に、セイヨウヤマハッカやコウスイヤマハッカ、メリッサソウなどがあります。分類は、コウスイハッカ属コウスイハッカ種。学名のMelissaが属、officinalisが種になります。

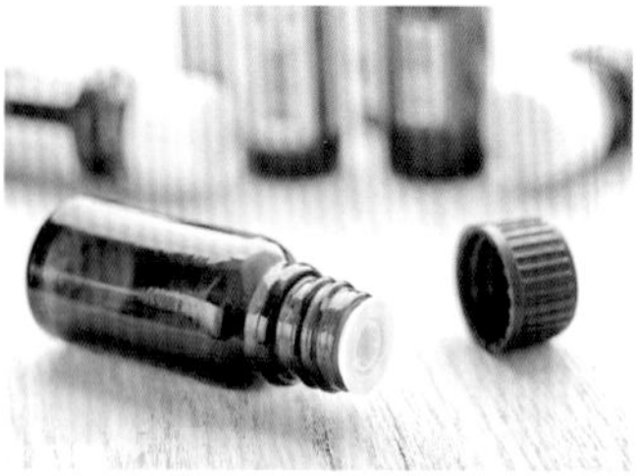
ふたを開けたままにしておくと、酸化を早める原因に

二名法とは、属名＋種名です。ただ、学名では品種までは分かりません。ですから、可能な限り、品種に

メリッサ（学名＝Melissa officinalis）には、複数の和名がある

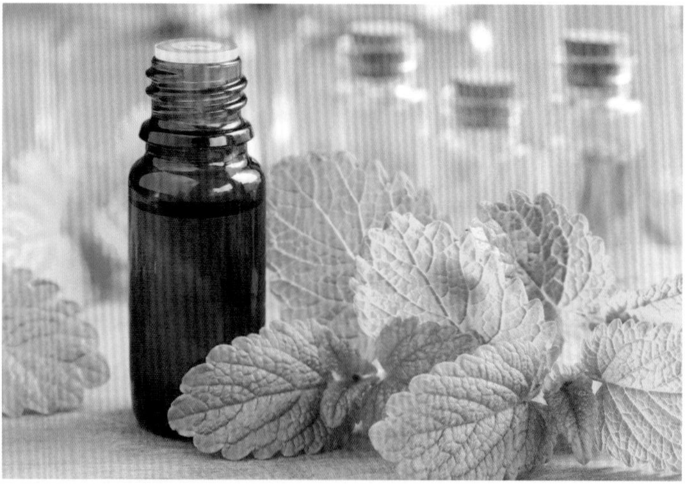

＊品種…同じ学名でも生育の速度や品質、色、香味など、栽培・利用上の相違を考慮した基準。例えば「イネ」に属する水稲の品種は3000以上あると言われている。

も関心を持ってください。
　また、同じ植物でも、気候、土壌、その他の自然条件、蒸留部位によって成分が変わることがあります。
　抽出方法の確認も必要です。水蒸気蒸留法と圧搾法では抽出されたオイルの成分が異なります。
　そして、抽出した日付と消費期限、ロット番号の記載があるものを選ぶようにしてください。紫外線､熱､温度によって成分が変化するため、遮光性のガラスビンに入っていて、完全密封されている製品が選択のポイントです。

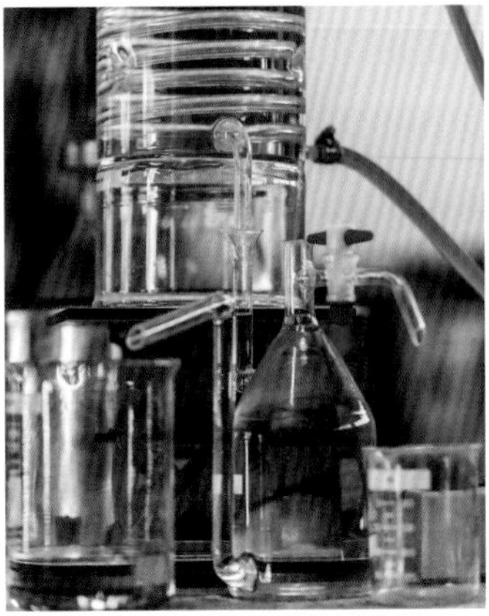
水蒸気蒸留法で精油を抽出する様子

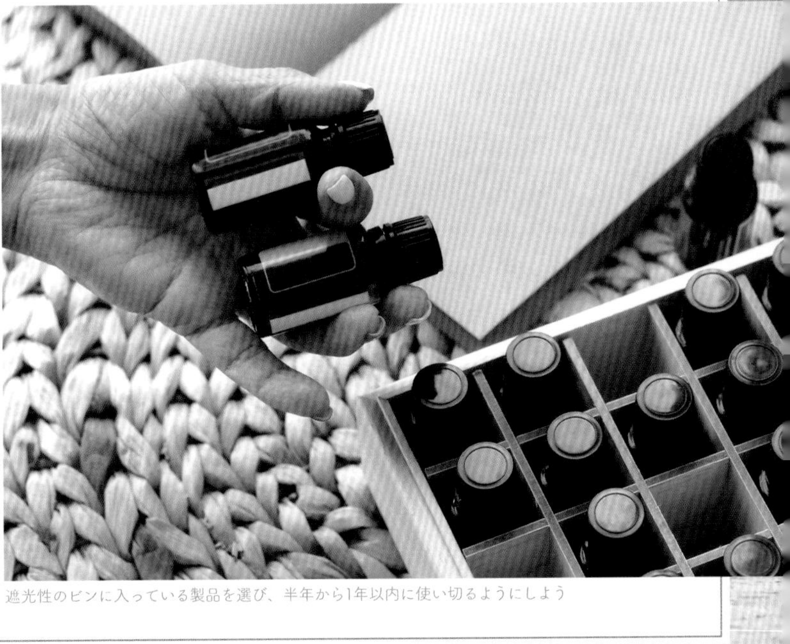
遮光性のビンに入っている製品を選び、半年から1年以内に使い切るようにしよう

エッセンシャルオイルの使い方

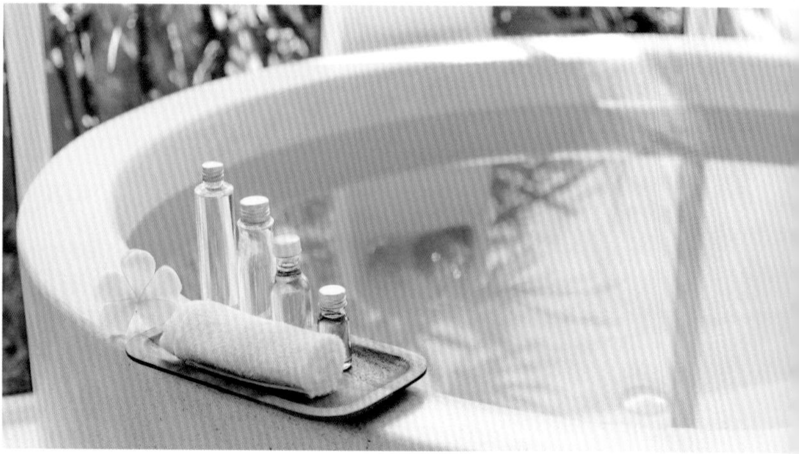

入浴で使うには原液を直接湯船に入れず、キャリアオイルや乳化剤で薄め、浴槽をよくかき混ぜる

エッセンシャルオイルには、沐浴、芳香浴、マッサージ、スプレー、蒸発させるなどの利用法があります。

香りや成分によって、リラックス、ホルモンバランスの調整、リンパの流れをよくする効果など、多様な役割が期待できます。キャップを開けて2〜3回深呼吸すると気分転換になるなど、工夫すれば外出先でも楽しむことができるのです。

スプレーは、リビング、キッチン、玄関など、使える範囲が広い

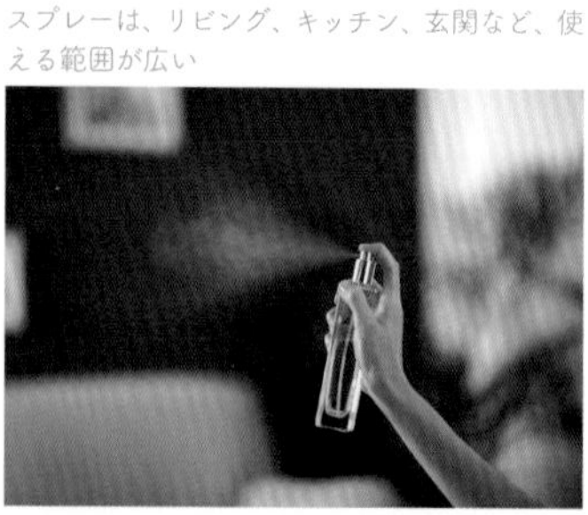

エッセンシャルオイルの成分によっては、ティッシュやコットンに数滴含ませ、タンスやクローゼットに置くと、衣類の防虫対策が期待できます。

芳香浴では、特別な道具を使わなくても香りを楽しめます。ティッシュやハンカチにごく少量含ませて、テーブルの隅に置くのもおすすめ。小さな器に熱湯を入れ、エッセンシャルオイルを少量滴下すると、お湯が冷めるまで蒸気の力で室内に拡散させることができます。

専用の器具としては、ロウソクの炎で暖めるアロマバーナー、ロウソクの代わりに電球を使うアロマラン

プ（アロマライト）、超音波式ディフューザーなどで室内に広げる方法があります。ただ、エッセンシャルオイルはアロマオイルとは異なり原液で、アロマオイルのように手軽に使えるよう希釈されていません。これらの器具はアロマオイル用であり、使用にあたっては十分な注意が必要になります。

　フレグランススプレーは、水道水100ccに対してエッセンシャルオイル0.3〜0.75cc（10〜20滴相当＝一般に1滴は0.03〜0.05ccとされる）の割合で自作できます。市販のスプレーボトルに希釈したエッセンシャルオイルを入れ、使う前によく振ってからスプレーします。寝室、キッチン、リビング、玄関などどこにでも使えます。柑橘系、ミント系、ラベンダーやレモングラスなど、爽やかな香りのエッセンシャルオイルが向いています。1種類のエッセンシャルオイルでも、お気に入りのオイルをブレンド（P.180）して使う楽しみもあります。

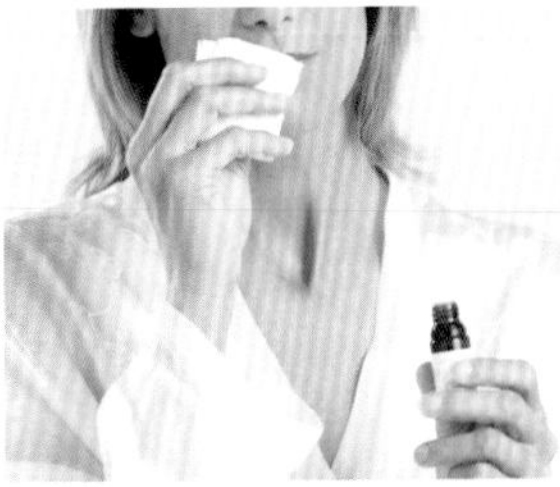

ハンカチやティッシュペーパーに精油を1〜2滴垂らして香りを楽しむ

ディフューザーは、エッセンシャルオイルの微粒子を効率よく拡散できる

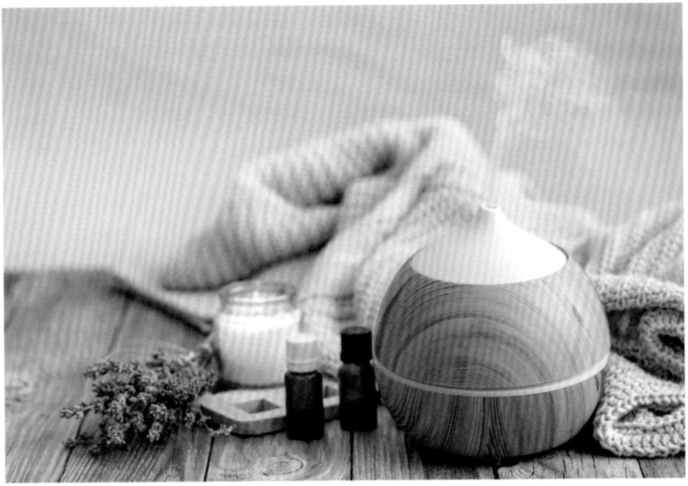

エッセンシャルオイルの揮発速度

エッセンシャルオイルは、空気中に常温で放置しておくと徐々に蒸発します。常温で蒸発する状態を「揮発」と呼び、エッセンシャルオイルにはこの揮発する性質「揮発性」があります。

香りが空気中に蒸散する速度は、エッセンシャルオイルによって異なります。エッセンシャルオイルは揮発性（ノート）によっても分類することができます。

最速で揮発するトップノートは30分〜1時間ほど香りが持続し、柑橘系や樹木系に多く、レモン、グレープフルーツ、ベルガモット、ジュニパーベリー、ペパーミントなどがこのグループになります。2番目のミドルノートは2〜4時間ほど持続し、フローラル系やハーブ系に多く、ラベンダー、ゼラニウム、ティーツリー、フランキンセンスなどが含まれます。3番目のベースノートは6時間以上香りが持続するとされ、ヒノキ、サンダルウッド、ベンゾインなどの樹脂系に多いです。

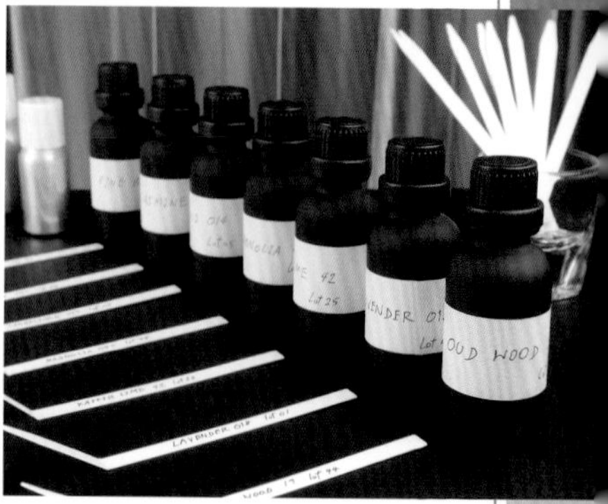
香りの種類によって揮発速度が違う

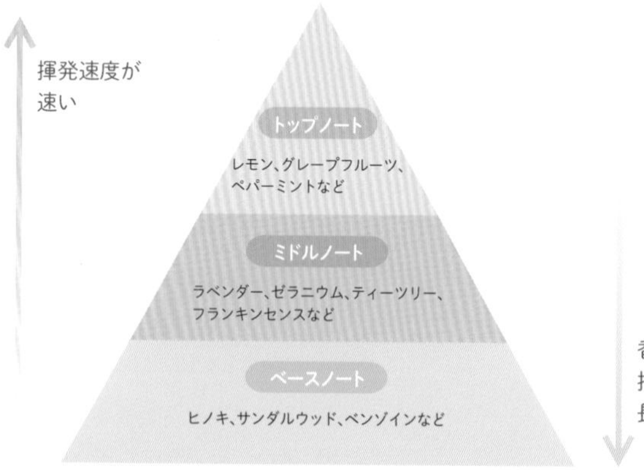

Chapter 1

知っておきたい定番・人気のエッセンシャルオイル

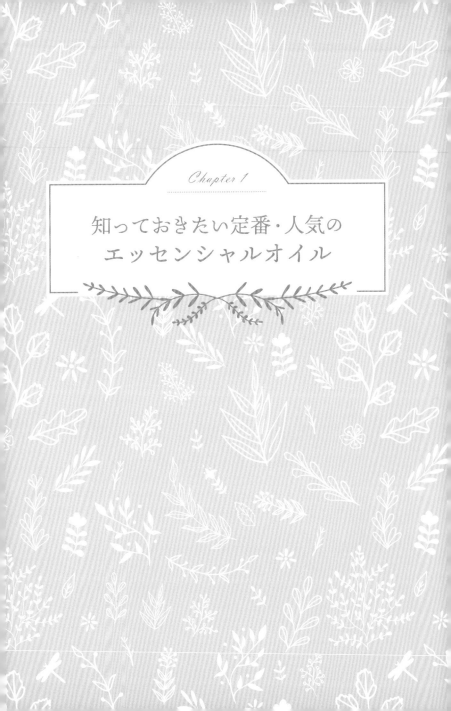

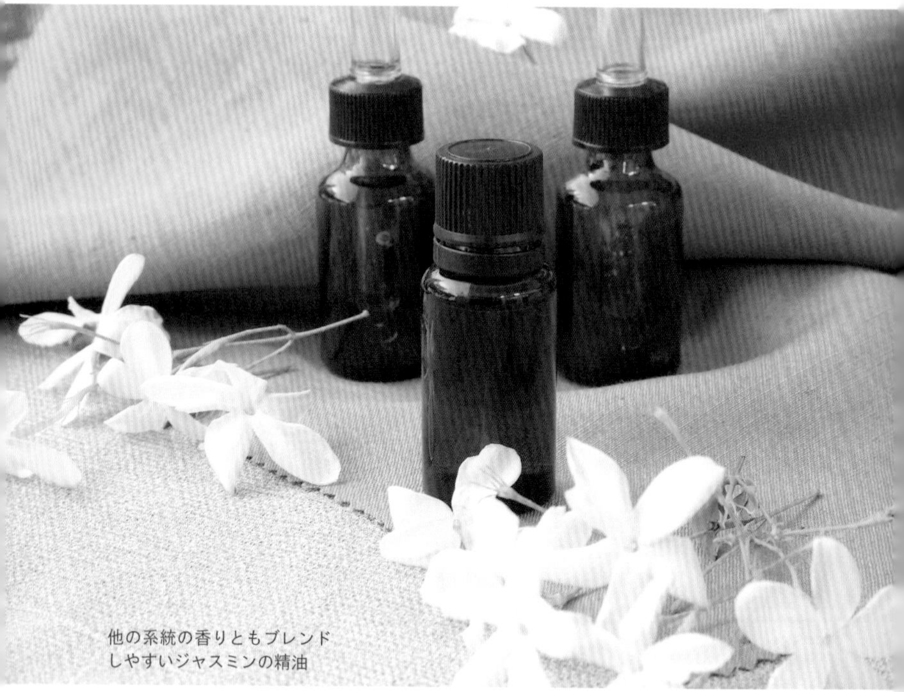

他の系統の香りともブレンド
しやすいジャスミンの精油

クレオパトラが愛した香り、ジャスミン

ジャスミンは、モクセイ科ソケイ属の植物の総称で、300種類以上あり、熱帯アジアが原産とされています。同じジャスミンの仲間で、主にアジアに生育するジャスミンサンバック（P.52）とは区別されています。花の最盛期は8月で、日光に当たると香りがなくなるため、午前のうちに収穫します。花の美しさだけでなく、香りと豊かな効能から、世界各地で広く愛されてきました。「神に捧げる花」ともいわれ、宗教の行事や儀式に用いられることもあります。ヒンドゥー教の愛の女神カーマは、ハートを射止めるためにジャスミン油を塗った弓を持っています。クレオパトラが愛した香りとしても

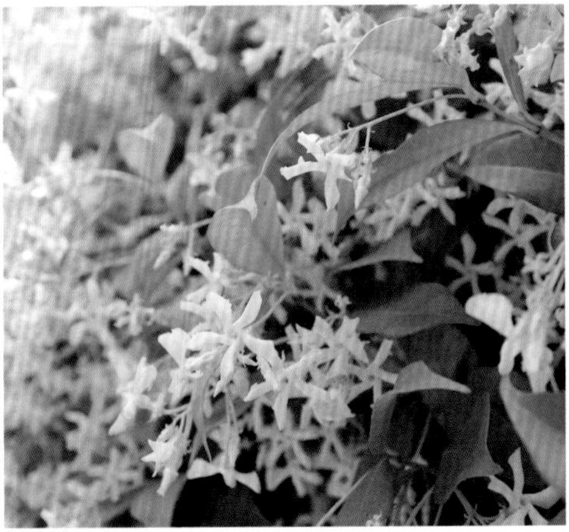
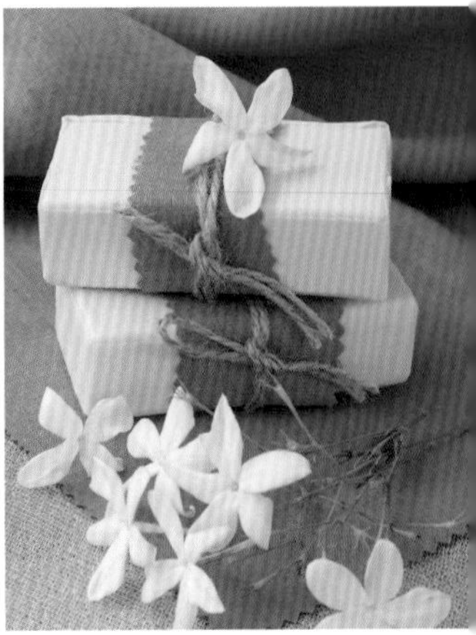

【左】小さな白い花をたくさん咲かせるジャスミン　【右】ジャスミンの香りは石鹸や化粧品などさまざまな製品に使われている

有名で、何千年も前から「精油の王」として珍重されてきました。

ジャスミンの精油は非常に貴重で、約1tの花からわずか1kgしか抽出できないといわれています。特殊な溶剤でデリケートな花から香り成分を抽出する溶剤抽出法や二酸化炭素抽出法で、高品質な精油が作られます。甘くエキゾチックなフローラル系の香りは、リラックス効果や多幸感をもたらすとされ、鎮静作用、抗うつ作用、鎮痛作用、通経作用、保湿作用だけでなく、生理時の不快感や産後の情緒不安定を和らげる効果も期待できます。また、皮膚軟化作用や抗炎症作用もあり、肌のごわつきや肌荒れを落ち着かせるのにも効果的。芳香浴、沐浴、ボディー・ハンドケア、ヘアケア、スキンケア、フレグランスとして使うのがおすすめです。

学名	*Jasminum officinale*
分類	モクセイ科
抽出部位	花
抽出方法	溶剤抽出法、二酸化炭素抽出法
香り	フローラル系
揮発速度	ミドルノート
効果	抗うつ作用、子宮強壮作用、ホルモン調整作用、保湿作用、皮膚軟化作用、鎮静作用、鎮痛作用、通経作用、抗炎症作用など

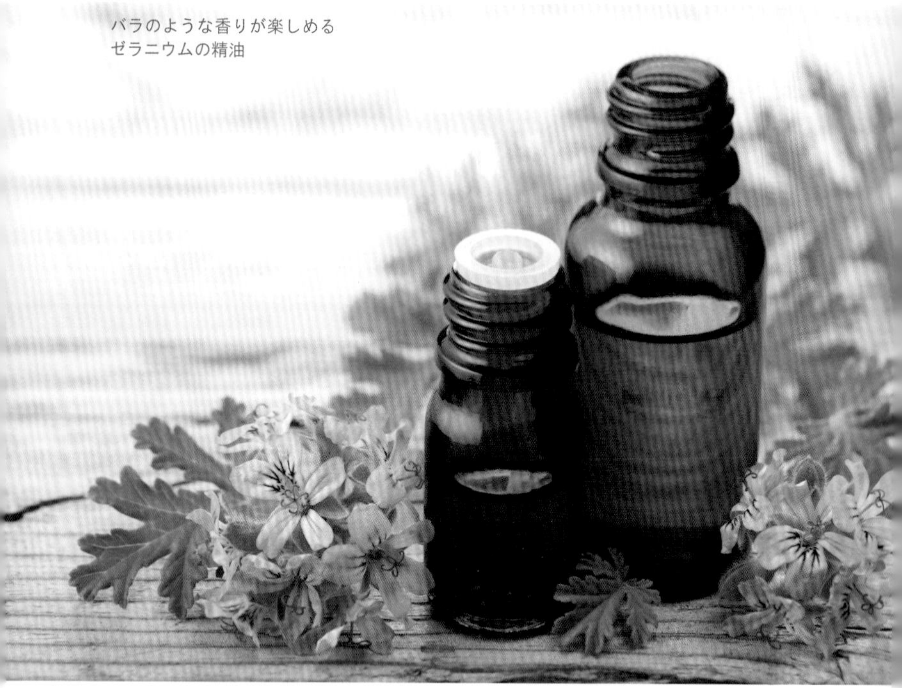
バラのような香りが楽しめる
ゼラニウムの精油

神がこの世に生み出した植物？ ゼラニウム

ピンクや赤、白などの美しい花を咲かせるゼラニウム。一般的にゼラニウムというと200種類以上ありますが、そのほとんどが観賞用のフウロソウ属で、精油用のゼラニウム（ペラルゴニウム属）とは属が異なります。17世紀に原産地のアフリカからヨーロッパに伝わると、香水の原料として重宝されるようになりました。ヨーロッパでは悪霊を追い払う力があると信じられ、厄よけとして庭に植える習慣があった他、病気やケガを治癒する力があるとして、治療に用いられていたそうです。現在は、虫よけとして窓辺や玄関に置くことも多いとか。また、イスラム教の預言者ムハンマドを称え、アッ

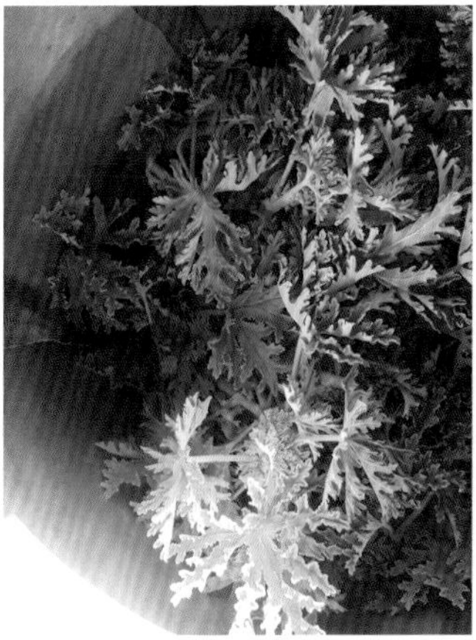

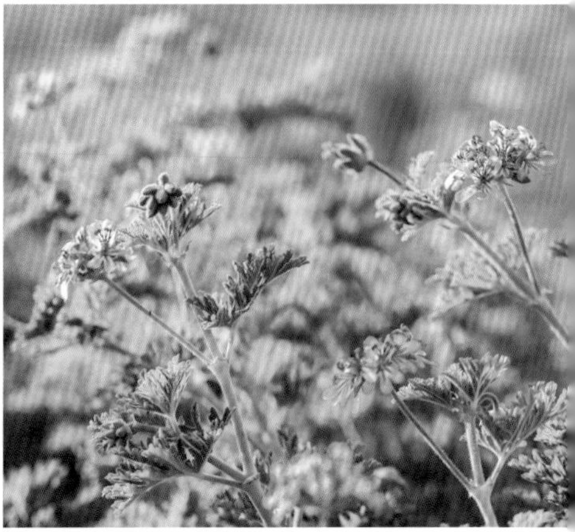

【左】蒸留器でゼラニウムの葉から精油を抽出する様子　【右】淡いピンク色の花を咲かせるゼラニウム

ラーがこの世に生み出した植物だとする言い伝えもあります。

精油は、開花前の葉から水蒸気蒸留法で抽出されます。ゼラニウムはバラに似た香りを持ち、バラよりも安価なことから、「貧乏人のバラ」とも呼ばれます。これは、シトロネロールとゲラニオールという2つの成分が一緒になることで、バラのような香りになるためだそう。ゼラニウムの香りはメンタルケアに役立つと考えられており、緊張をほぐし、不安やストレスを和らげる効果が期待できます。また、ホルモンバランスを整えるエストロゲンに作用するとされ、生理不順やPMSといった女性特有の悩みにも有効です。スキンケアに使う場合は、ホホバオイルなどのキャリアオイルに1滴加え、顔に塗布してマッサージするとよいでしょう。

学名	*Pelargonium graveolens*
分類	フウロソウ科
抽出部位	花、葉
抽出方法	水蒸気蒸留法
香り	フローラル系
揮発速度	ミドルノート
効果	鎮静作用、鎮痛作用、女性ホルモン調整作用、利尿作用、保湿作用、防虫作用など

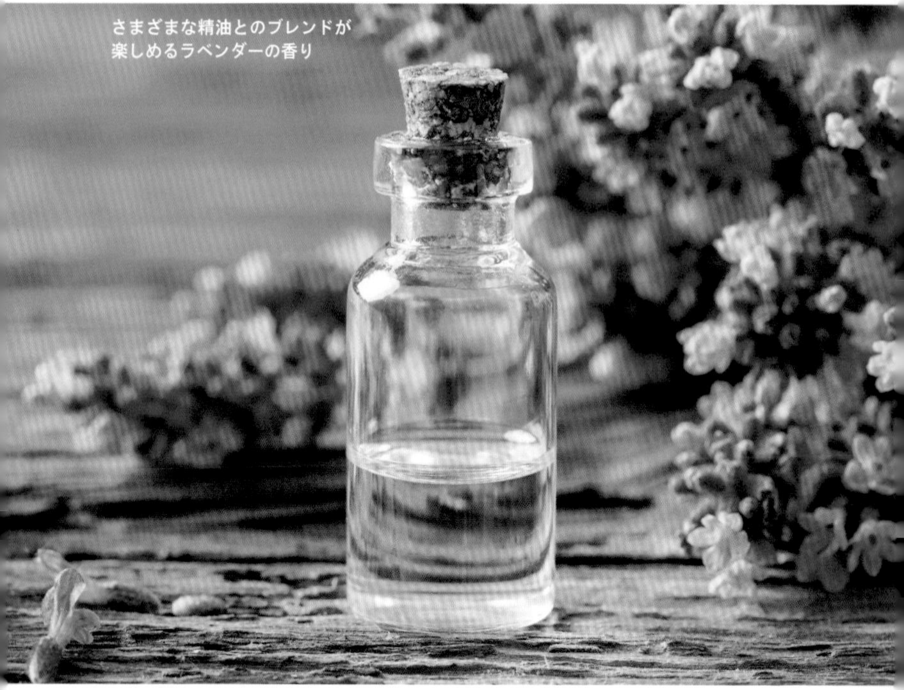
さまざまな精油とのブレンドが
楽しめるラベンダーの香り

ヴィクトリア女王も愛したラベンダー

地中海沿岸〜アフリカ北部を原産とするラベンダー。現在はブルガリアやフランスを中心に、世界中で栽培されています。イエス・キリストの産着を聖母マリアがラベンダーの水で洗ったという言い伝えがあるように、伝統的に洗剤として使われていたことから、「洗う」を意味するラテン語「lavare」が名前の語源だとする説もあります。また、イギリス王室とも関わりが深く、エリザベス1世は常にラベンダーを持ち歩いて衣食住に利用していた他、ヴィクトリア女王はラベンダーを宮殿に飾り、ラベンダーオイルを愛用していたそう。その影響で、貴族の女性たちもこの香りをまとっていたといいます。

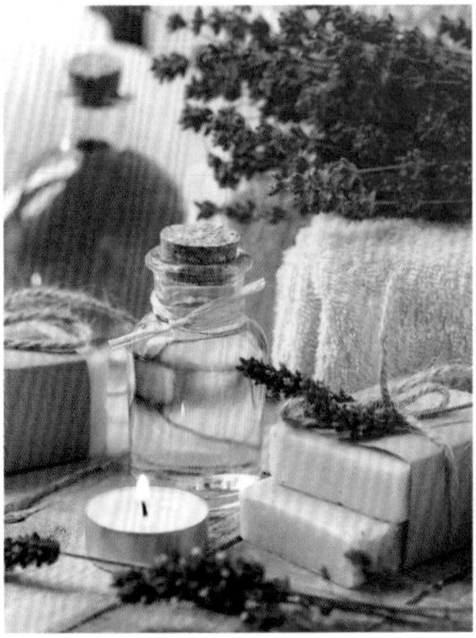

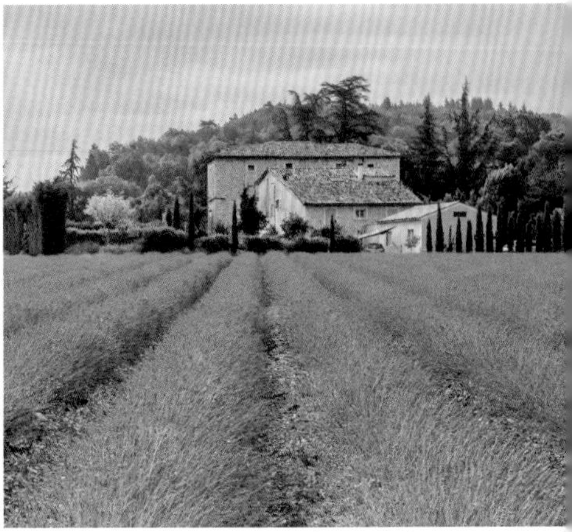

【左】手作りコスメの香り付けにも人気のラベンダー　【右】フランスのプロヴァンスに広がるラベンダー畑

精油は、花と葉から水蒸気蒸留法で抽出されます。スッキリとした爽やかなフローラル系の香りで、刺激が低いため、部分的であれば原液を直接肌に付けてもよいとされています。1920年代、フランスの化学者ルネ・モーリス・ガットフォセが、ラベンダーの精油をやけどに塗ったところ、傷の治りがよいことに気付き、「アロマテラピー」と命名・発表したことで注目されるようになりました。これまでに150種類以上の効能が認められるなど、民間療法では「万能薬」「万能精油」と称されることもあるラベンダー。痛みや皮膚の炎症の緩和の他、酢酸リナリルの働きによる睡眠促進・リラックス作用から、不眠にも効果的です。また、ヨーロッパでは食用として、サラダや焼き菓子などにも使われています。

学名	*Lavandula angustifolia*
分類	シソ科
抽出部位	花、葉
抽出方法	水蒸気蒸留法
香り	フローラル系
揮発速度	ミドル〜トップノート
効果	鎮静作用、鎮痛作用、抗菌作用、安眠作用、抗ウイルス作用、抗炎症作用、皮膚再生作用など

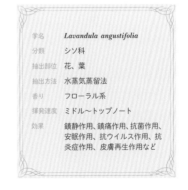

04 CLARY SAGE - クラリセージ -

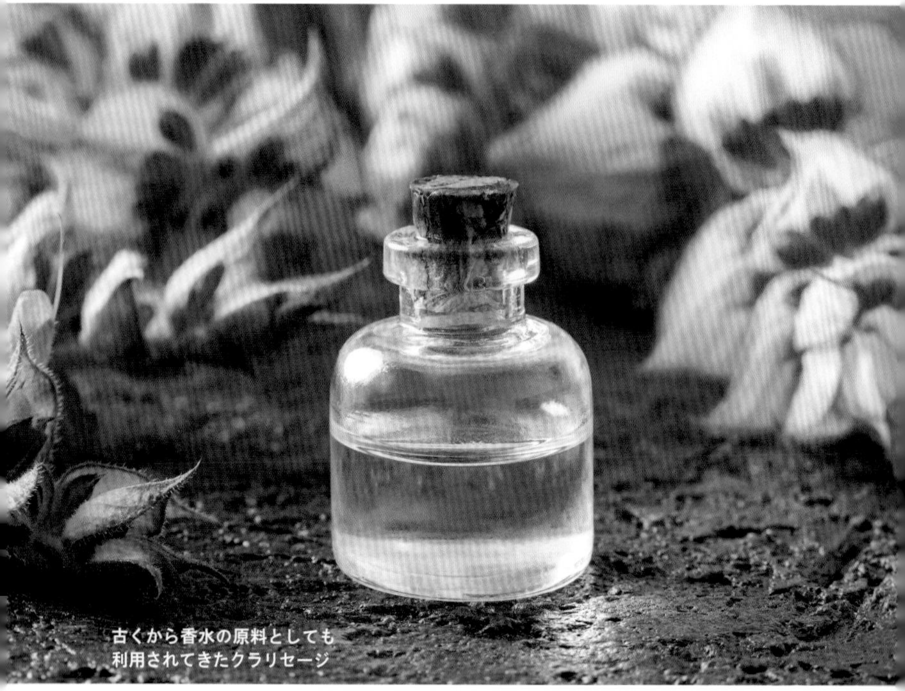

古くから香水の原料としても
利用されてきたクラリセージ

女性のためのハーブ、クラリセージ

南ヨーロッパ原産のクラリセージは、シソ科に分類される二年草の植物。高さ1mを超え、5〜7月にかけて白やピンク、紫、青の花を咲かせるため、観賞用やガーデニングにも人気があります。何千年も前から利用されており、ケルト人は心を穏やかにするために、宗教的な儀式の前にクラリセージのハーブティーを飲んでいたそうです。また、目の疾患に効果があるとされ、種子を煎じた液で目を洗うと視界がクリアになったため、「明確」、「澄んだ」を意味するラテン語の「clarus」が名前の由来になったといわれています。

水蒸気蒸留法によって、花と葉から精油が抽出され、ラベンダー

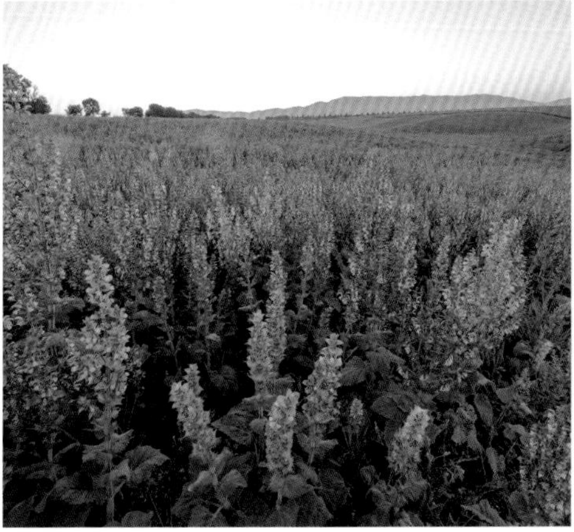
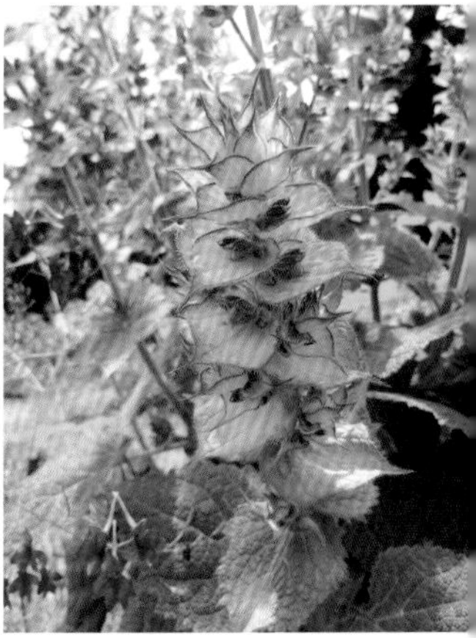

【左】一面に広がるクラリセージ畑　【右】立派な花穂で存在感もあるため、ガーデニングにも人気のクラリセージ

にも含まれる酢酸リナリルという成分により、似た香りと表現されることもあります。エストロゲン様作用があるスクラレオールも含まれており、ホルモンバランスを整え、女性特有の不調の緩和に効果が期待できます。PMSや生理不順、更年期障害の症状にも役立ちます。また、子宮強壮作用があり、陣痛を和らげ分娩を促す目的で、出産の際に使われることもあり、これらの効能から「女性のためのハーブ」と呼ばれています。その他、血圧降下作用や抗炎症・抗菌作用があり、肌の炎症などを和らげ、皮脂のバランスを整えてくれます。オキシトシンの分泌を促すと考えられており、抗うつ作用やリラックス効果も期待できます。ただし、セージ類は流産を引き起こす可能性があるため、妊娠中は使用禁止です。

学名	*Salvia sclarea*
分類	シソ科
抽出部位	花、葉
抽出方法	水蒸気蒸留法
香り	ハーブ系
揮発速度	ミドルノート
効果	子宮強壮作用、血圧降下作用、抗炎症・抗菌作用、鎮静作用、抗うつ作用、女性ホルモン調整作用、皮膚再生作用、皮脂抑制作用、頭皮の皮脂バランス調整など

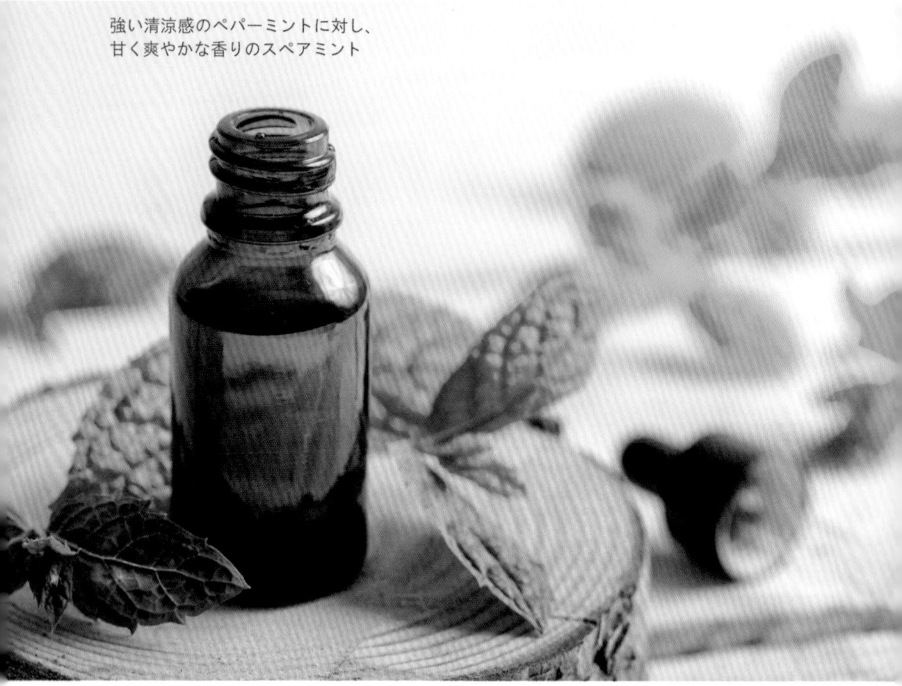
強い清涼感のペパーミントに対し、
甘く爽やかな香りのスペアミント

「ミントテロ」と呼ばれる生命力のスペアミント

シソ科ハッカ属の多年草であるスペアミントは、ヨーロッパ中部〜地中海沿岸が原産。数百種類あるといわれるミントの代表的な品種で、欧米で料理に使う「ミント」といえば、このスペアミントを指します。草丈は30〜100cmほどで、ピンクや白、薄い紫色の花を咲かせます。スペアミントの「spear」とは「槍」を意味し、先のとがった花や葉の形を槍に見立てて名付けられました。「ミントテロ」、「生物兵器」といわれるほど驚異的な繁殖力を持ち、日本では江戸時代にオランダから伝わったことから、「オランダハッカ」とも呼ばれています。

古代ギリシャ人はスペアミントを浴槽に入れて沐浴を楽しんだと

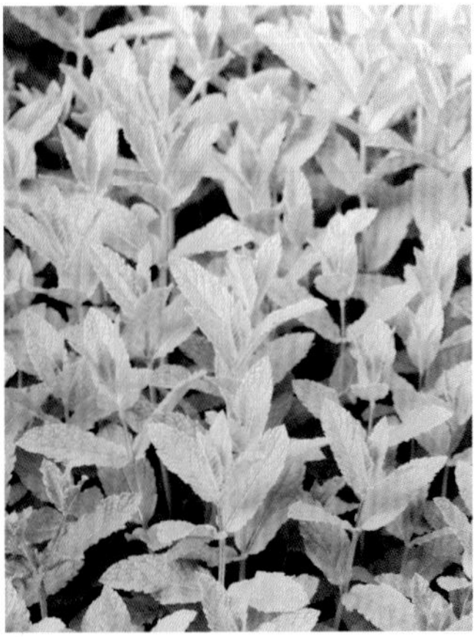

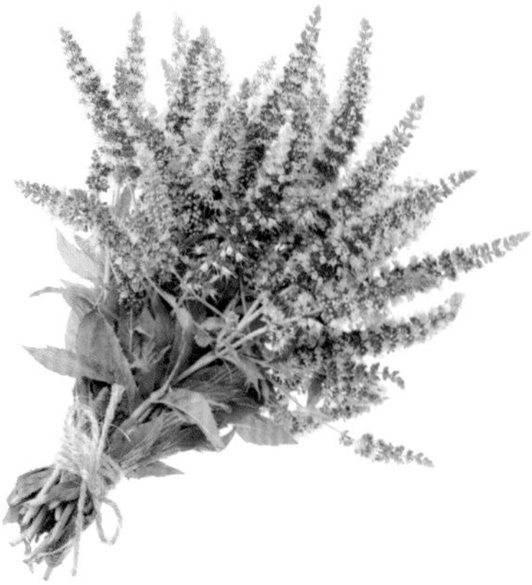

【左】スペアミントは生育旺盛なので地植えには注意が必要　【右】スペアミントの花束。夏になると白やピンク色の花を咲かせる

学名	*Mentha spicata*
分類	シソ科
抽出部位	葉
抽出方法	水蒸気蒸留法
香り	ハーブ系
揮発速度	トップノート
効果	鎮痛作用、防虫作用、消化器系のトラブル改善、消臭作用、抗菌作用、リフレッシュ効果など

される他、古くから口腔ケアに使用され、現在でも歯磨き粉の香り付けには欠かせない存在です。食用としても、ハーブティーやサラダ、肉料理などに用いられます。イギリスでは別名「ラムミント」と呼ばれるなど、ラム肉料理にはスペアミントで作る甘いミントソースが欠かせません。

精油は、葉から水蒸気蒸留法によって抽出されます。主要成分はカルボンで、メントールはほぼ含まれないため、ソフトな清涼感と甘さの中に苦みがあります。すっきりとした香りのため、頭をクリアにして集中力を高めてくれます。消化器系の強壮作用があるため、下痢や便秘の改善に役立つといわれる他、鎮痛作用もあり、頭痛や生理痛の緩和にも有効。虫が嫌う香りのため、虫よけとしても効果を発揮します。

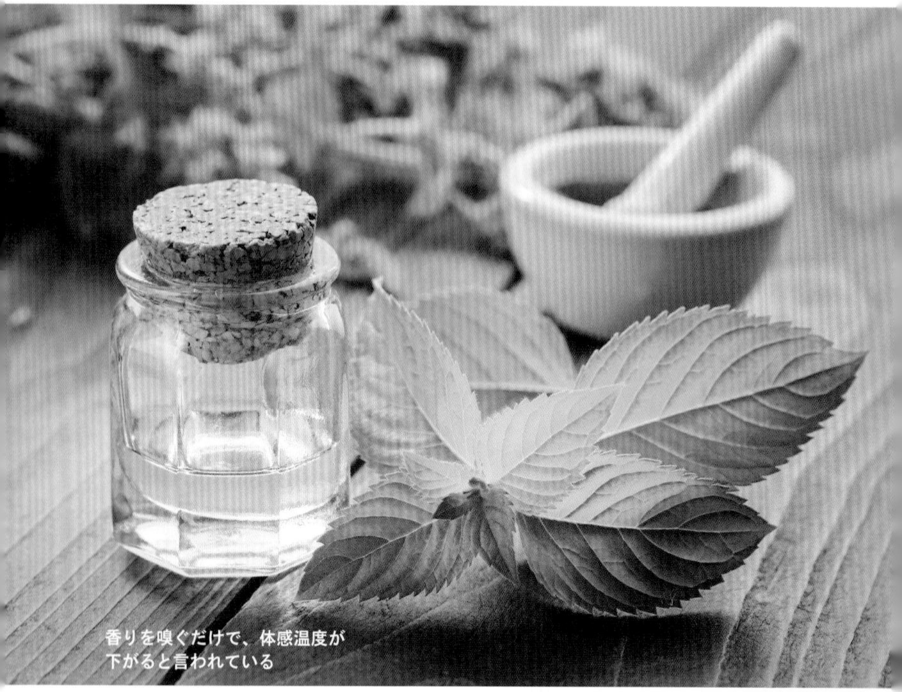

香りを嗅ぐだけで、体感温度が
下がると言われている

食べるとコショウの味？ ペパーミント

シソ科ハッカ属の多年草であるペパーミントは、ミントの代表的な品種の一つで、スペアミントとウォーターミントの交雑種とされています。原産地はヨーロッパですが、雨の多い土地に適合しやすく、多湿な気候であればどこでも生育することから、現在は世界中で栽培されています。地植えにすると、雑草も駆逐して増殖するほど生命力が強いため、自宅で栽培するなら鉢植えがおすすめ。和名の「セイヨウハッカ（西洋薄荷）」の他、食べるとコショウのようにピリッとした味がすることから、「コショウハッカ（胡椒薄荷）」とも呼ばれています。ヨーロッパやアラビア半島では、古代から食用、薬

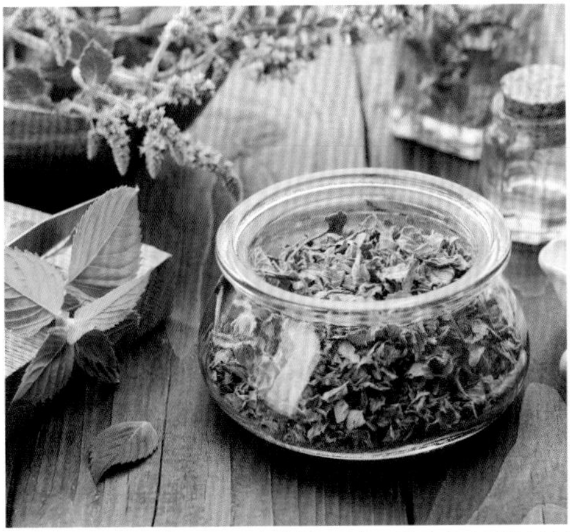
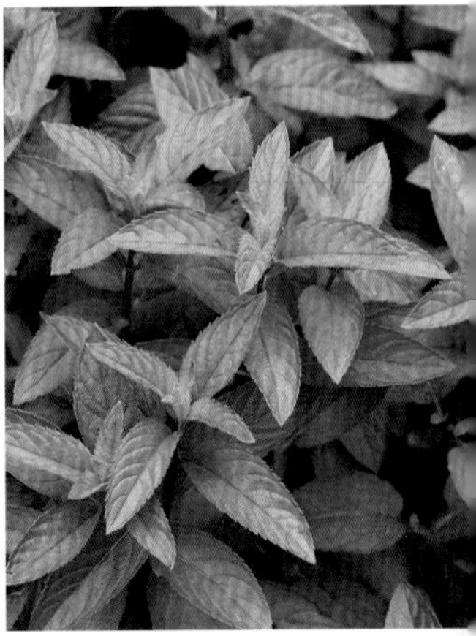

【左】ドライハーブは小さな巾着袋に入れて防虫剤や消臭剤としても使える　【右】スペアミントとウォーターミントの交雑種のペパーミント

用、香料として使われており、古代ローマ人は宴会の際、ペパーミントで編んだ冠をかぶって悪酔いを防いでいたそうです。現在は、ハーブティーや料理、チョコレートやアイスクリームのフレーバーとしても欠かせない他、リップクリームや歯磨き粉などの香料としても定番。また、鎮痛・鎮痒・冷却・防腐といった効果から、湿布や軟膏(なんこう)など、医療分野でもよく使われます。

学名	*Mentha piperita*
分類	シソ科
抽出部位	葉
抽出方法	水蒸気蒸留法
香り	ハーブ系
揮発速度	トップノート
効果	鎮痛作用、抗菌作用、消臭作用、防虫作用、体温調整作用、リフレッシュ効果など

水蒸気蒸留法で葉から抽出される精油は、清涼感を出すメントールを50〜60%含み、スーッと鼻通りが良くなるような香り。アレルギーや風邪による鼻づまりや鼻炎にも効果が期待できる他、消臭・抗菌作用もあるため、ディフューザーやスプレーを使ってキッチンや衣類、玄関などに香りを付けるのもおすすめです。

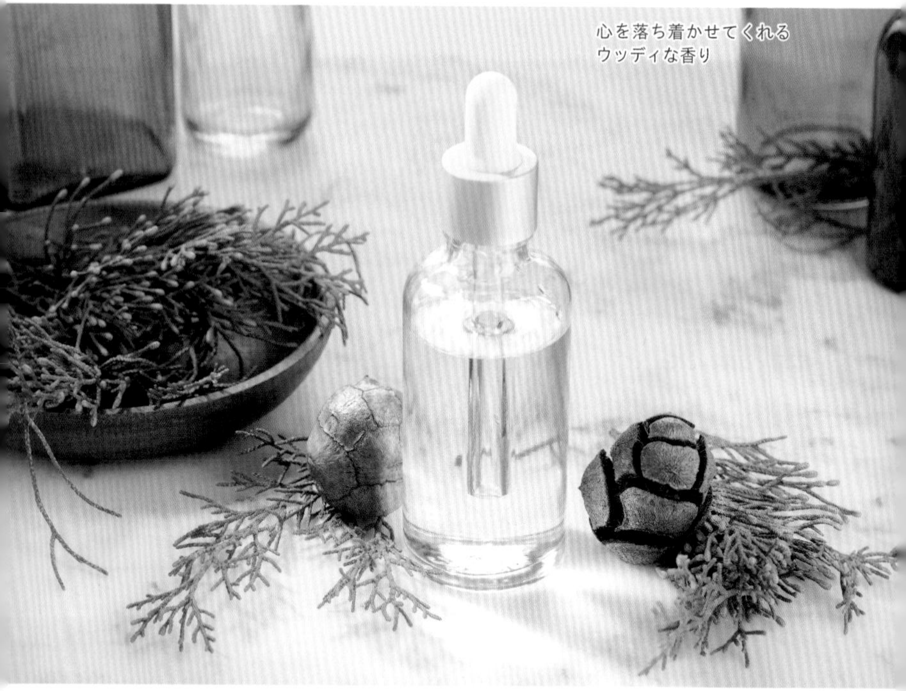

「死」と関連付けられてきたサイプレス

サイプレスは地中海沿岸が原産で、25〜45mもの背丈に成長する常緑針葉樹です。ヒノキの近縁種で、和名は「セイヨウヒノキ」。樹齢は50〜60年ほどで、年間を通して枯れないことから、学名の一部である「sempervirens」は「永遠に生きる」という意味を持っています。害虫がつきにくく建材にも使用されているほか、腐敗しにくいため彫刻にも使われます。学名とは反対に、「死」と関連付けられている植物で、古代エジプトやギリシャ、ローマでは、寺院などに植えられていた他、お葬式やお墓に使われていました。キリストの十字架もサイプレスだと言い伝えられているなど、古くから神聖な木として

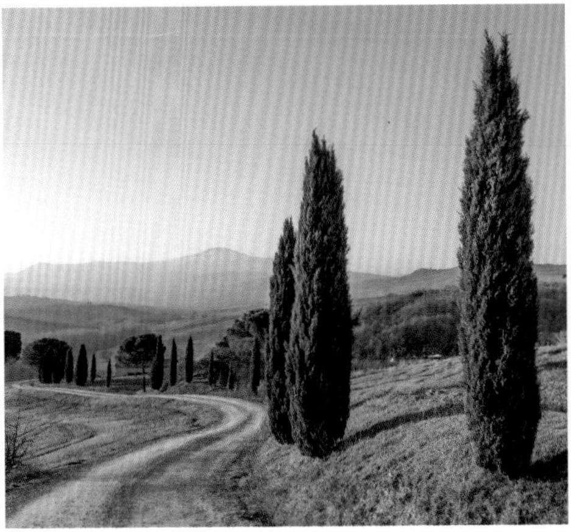

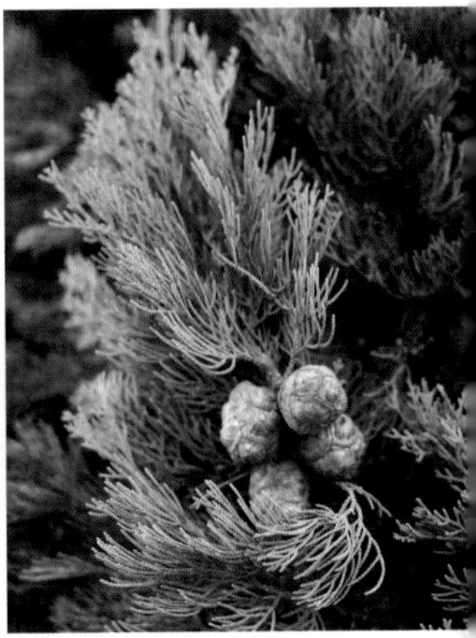

【左】サイプレスの並木道が続く田舎の風景 【右】鈴なりに実がなる様子。葉と球果から精油が抽出される

学名	*Cupressus sempervirens*
分類	ヒノキ科
抽出部位	葉、球果
抽出方法	水蒸気蒸留法
香り	樹木系
揮発速度	ミドルノート
効果	鎮静作用、女性ホルモン調整作用、むくみの改善・緩和、皮脂抑制作用、ニキビ肌の改善、消臭作用、呼吸器系の不調改善など

重宝されてきました。画家のゴッホは晩年にサイプレスをテーマにした絵を数多く残しており、傑作「糸杉」は、彼が入院していた病室から見えた景色だそうです。

精油は、水蒸気蒸留法で葉と球果*から抽出されます。森林浴をしているような気分になれるウッディな香りで、心拍数や呼吸を落ち着かせ、咳やぜんそくなどの気管支の不調改善に期待できます。消臭・制汗作用により、デオドラントケアに使用できる他、収れん作用によりニキビや脂性肌の改善にも有効です。また、老廃物の排出、むくみやセルライトを除去する作用もあるとされ、マッサージオイルにもおすすめ。他にも、ホルモンバランスを整え、生理不順、PMS、更年期障害などの女性特有の不調にもよいとされています。

＊球果…裸子植物のマツ科、スギ科、ヒノキ科などの針葉樹がつける実のこと

08 TEA TREE - ティーツリー -

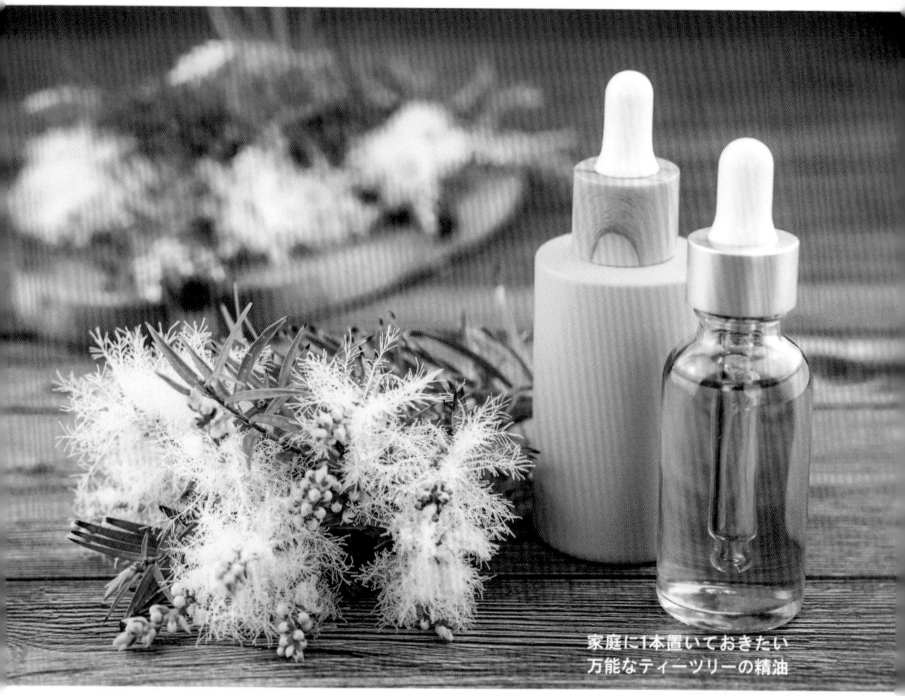

家庭に1本置いておきたい
万能なティーツリーの精油

アボリジニの伝統薬、ティーツリー

オーストラリア原産のティーツリーは、樹高約8mのフトモモ科の常緑樹です。18世紀、イギリスの探検家ジェームズ・クックがオーストラリア大陸に上陸した時、先住民のアボリジニがティーツリーの葉のお茶でもてなしたことから、「お茶の木」を意味する名前が付けられたといわれています。

精油は、水蒸気蒸留法で葉から抽出されます。すっきりとした爽快な香りが特徴で、空気の浄化、掃除・洗濯、リフレッシュなど、さまざまな場面で使うことができます。中でも消臭効果に優れているため、夏場の体臭対策として、汗拭き用のハンカチやタオルなどに

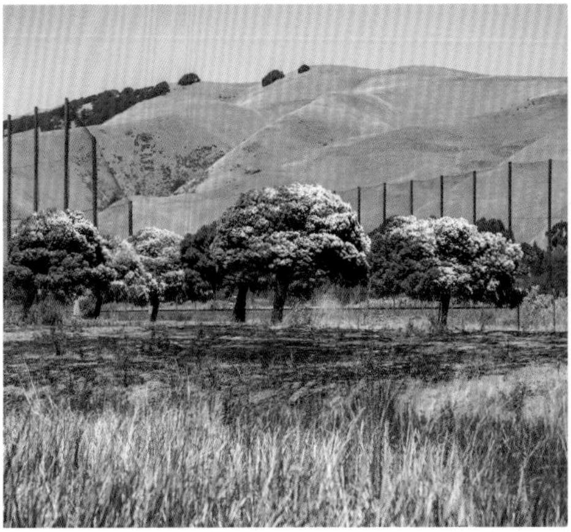
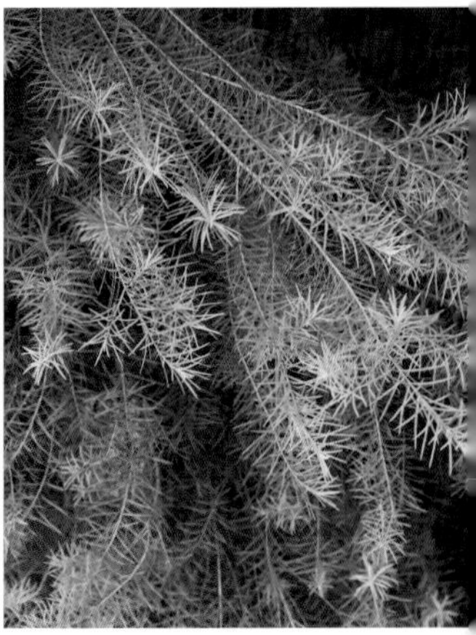

【左】常緑高木のティーツリーは初夏になると羽毛状の白い花を咲かせる　【右】柑橘のような爽やかな香りが楽しめるティーツリーは、比較的容易に栽培できる

数滴垂らしておくと、嫌な臭いを防いでくれます。また、抗ウイルス、抗菌・抗真菌作用を持つ成分、テルピネン-4-オールを豊富に含むため、感染症対策としてもおすすめ。2009年に発生した新型インフルエンザA（H1N1）に対して、ウイルスの増殖を大きく抑制したという報告もあります。特に、オーストラリア産のティーツリーには高い抗菌作用があるとされ、先住民アボリジニは、擦りつぶした葉を感染症や傷などに対する万能薬として利用していた他、第二次世界大戦中、オーストラリア軍の応急処置キットには必ずティーツリーオイルが入っていたそうです。ニキビなどの肌荒れを抑え、肌を柔らかく保つ効果があることから、クリームやせっけんなど、さまざまな製品に利用されています。

学名	*Melaleuca alternifolia*
分類	フトモモ科
抽出部位	葉
抽出方法	水蒸気蒸留法
香り	樹木系
揮発速度	トップノート
効果	鎮痛作用、抗菌・抗真菌作用、抗ウイルス作用、消臭作用、イボ・水虫の緩和、口内炎の改善、ニキビの改善など

09 PINE -パイン-

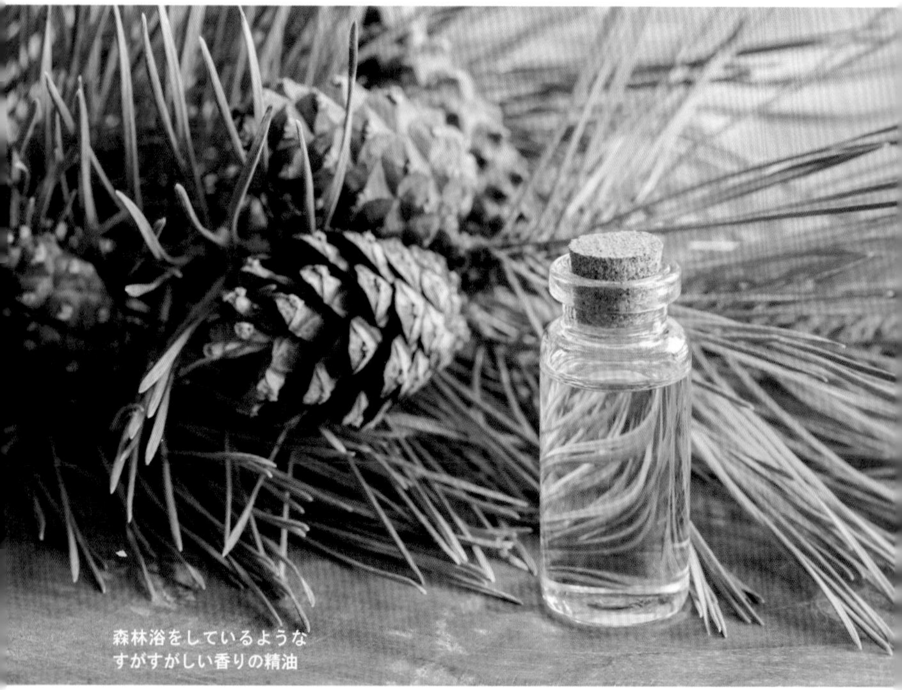
森林浴をしているような
すがすがしい香りの精油

日本でもおなじみの松、パイン

マツ科マツ属の針葉樹パインは、樹高40m、周囲1m、樹齢500年近くに達するものもある巨大な木。北半球に広く分布し、100以上の種類がありますが、最も一般的で使いやすい種は、和名で「ヨーロッパアカマツ(学名Pinus sylvestris)」と呼ばれる樹木です。古代から世界各地の文化と関わりが深く、魂を浄化する儀式など、神聖なものとして宗教的に使われることもありました。殺菌・消毒作用があることから、古代ローマではパインの針葉から抽出した成分を、外傷薬や皮膚薬として利用していたそう。また、可燃性の樹脂を多く含むため、松明(たいまつ)や燃料としても活用されてきました。

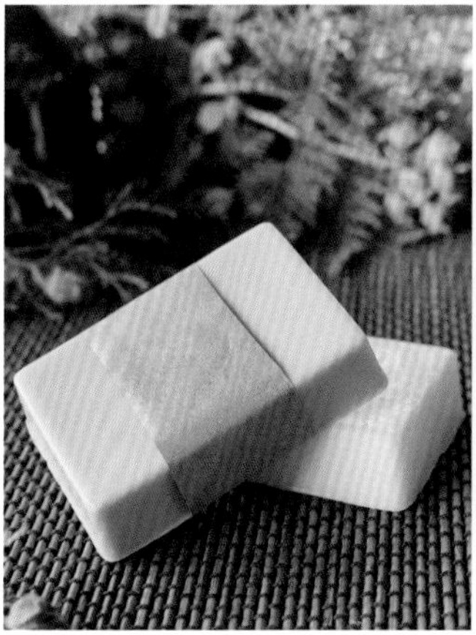

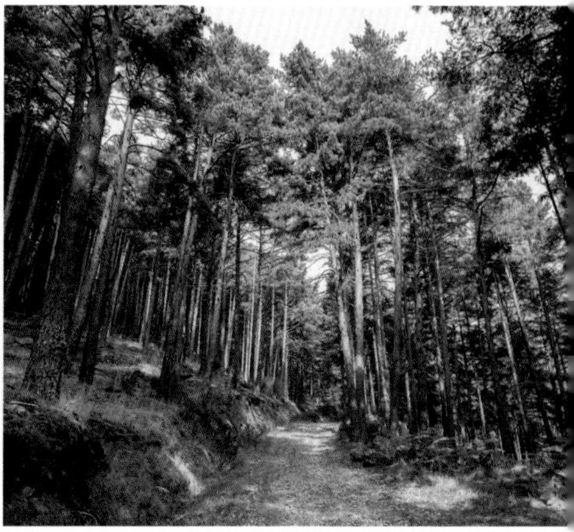

【左】パインの香りはせっけんや入浴剤などさまざまな商品に使われている　【右】スペインのヨーロッパアカマツの森。日本では関東より北に植えられている

学名	*Pinus sylvestris*
分類	マツ科
抽出部位	針葉、球果など
抽出方法	水蒸気蒸留法
香り	樹木系
揮発速度	ミドルノート
効果	殺菌作用、消毒作用、鎮痛作用、抗菌作用、消臭作用、抗炎症作用、防虫作用、鎮静作用、呼吸器系の不調改善など

精油は、針葉や球果などから水蒸気蒸留法によって抽出されます。抗菌性に優れた成分モノテルペンを高濃度で含むことから、呼吸器系のトラブル改善に使われる他、針葉樹の多くに含まれる成分α-ピネンにより、森の中にいるような凛とした香りが神経系の興奮を落ち着かせてくれるリラックス効果も期待できます。現在は、精油の中でも生産量が多く、殺菌剤、洗浄剤、殺虫剤、塗料、製紙工業と幅広く利用されており、特に入浴剤やせっけんなどの香料として人気があります。家庭で利用する場合は、アロマディフューザーやスプレーで空間に芳香させて使用するのがおすすめ。精油を含ませたティッシュやコットンをクローゼットに入れておけば、衣類の防虫剤としても活用できます。

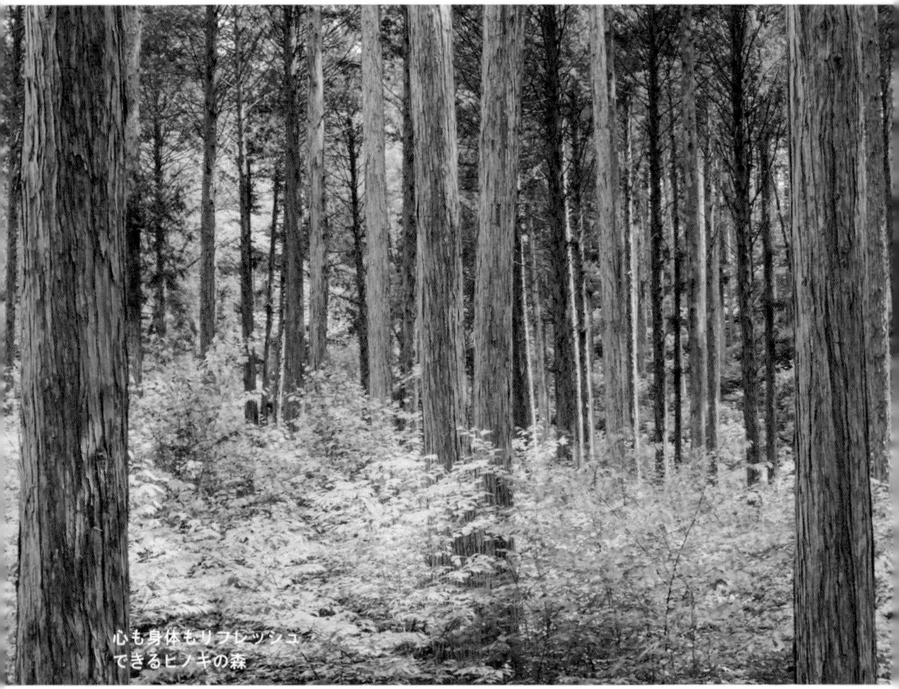

『日本書紀』にも登場するヒノキ

ヒノキは樹高30〜40mの常緑針葉樹で、自生しているのは日本と台湾のみといわれています。日本では古くから建材として広く利用された結果、奈良時代からその枯渇が問題となっていたため、明治時代に植林が始まり、現在では全国に植林地があります。花粉症の原因となることから、一部では厄介者扱いもされますが、日本人の生活に根付いている重要な樹木です。『日本書紀』に「ヒノキは宮殿に使うように」という記述があるように、昔から神聖で高貴なものとして扱われてきました。耐久性にも優れ、ヒノキで建てられた法隆寺や薬師寺の塔は、1300年経った今も現存しています。

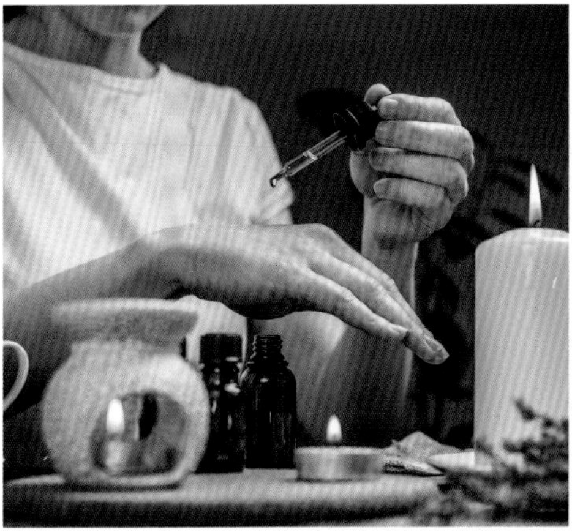

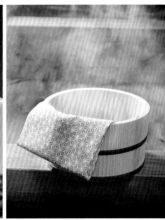

【左】植物油で希釈してマッサージすれば冷え性やむくみの改善に効果的　【右】さまざまなリラックス効果が期待できるヒノキ風呂

学名	*Chamaecyparis obtuse*
分類	ヒノキ科
抽出部位	木、枝、葉
抽出方法	水蒸気蒸留法
香り	樹木系
揮発速度	ベースノート
効果	抗菌作用、リフレッシュ効果、鎮静作用、血行促進作用、抗炎症作用、防虫作用、消臭作用、皮膚再生作用など

精油は水蒸気蒸留法で抽出されます。抽出部位によって香りが異なり、木部の精油はウッディ、枝葉の精油はフレッシュな印象が強いとされています。森林浴をしているような香りがサイプレス(P.26)と似ていることから、英語名で「Japanese cypress(日本のサイプレス)」とも呼ばれ、男性や年配の方にも受け入れられやすい香りです。モノテルペン類とセスキテルペン類の2つの成分をバランス良く含むため、リフレッシュ効果とリラックス効果を併せ持ち、疲労感やストレスを和らげてくれます。この他、冷え・むくみを解消する血行促進作用や、皮膚の炎症を抑えて肌を再生してくれる効果、衣類に付くダニなどを防ぐ防虫作用といった効果があり、入浴剤、芳香剤、せっけん、防虫剤などに使われています。

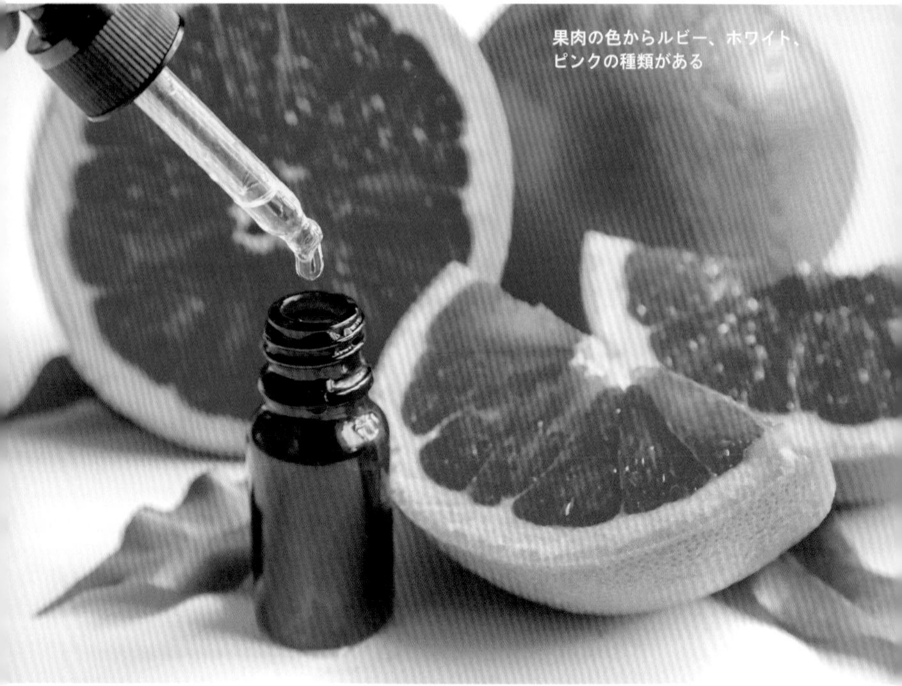
果肉の色からルビー、ホワイト、
ピンクの種類がある

グレープフルーツの学名「paradisi」は「楽園」

グレープフルーツの木はミカン科の樹高10mほどの中高木で、ブンタンとオレンジの自然交配種です。ブドウの房のように果実が実るため、グレープフルーツと呼ばれるようになりました。学名の「paradisi」は「楽園」という意味で、楽園のような幸福感を感じさせる香りのため名付けられました。18世紀にバルバドスで最初に発見され、現在は中国、アメリカ、ベトナムなどで栽培されています。

精油は果皮の深い部分に含まれており、圧搾法で抽出しますが、他の柑橘類よりも採取率が低いため、やや高価なオイルです。「禁じられたフルーツ」、「天国のシトラス」と呼ばれるなど、フレッシュで

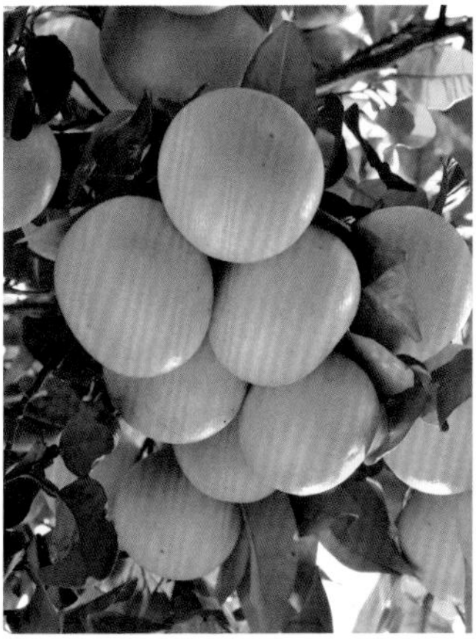

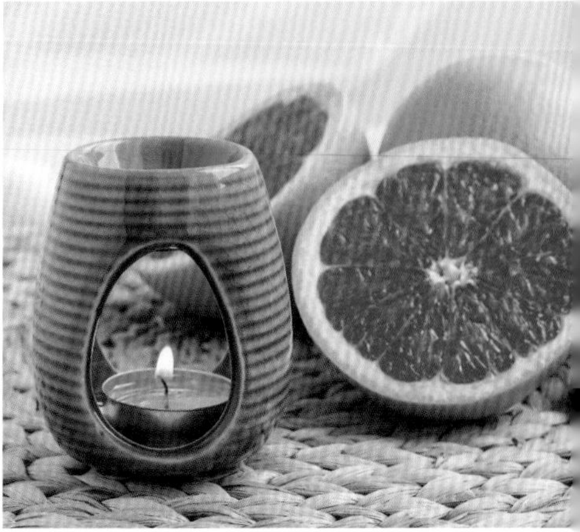

【左】ブドウの房のように木に実るグレープフルーツ 【右】フレッシュで爽やかな香りは、気分を明るくリフレッシュしてくれる

学名	*Citrus × paradisi*
分類	ミカン科
抽出部位	果皮
抽出方法	圧搾法
香り	柑橘系
揮発速度	トップノート
効果	脂肪燃焼作用、血行促進作用、セルライトの改善、ニキビ肌の改善、消臭作用など ※光毒性あり

爽やかな香りが気分を高めてくれます。化粧品や香水などの香り付けにも使用され、比較的安価で手に入りやすく、年齢や性別を問わず好まれています。

主成分のリモネンやヌートカトンには、交感神経を活発にする効果が期待できます。この他、代謝・脂肪燃焼・血行・老廃物排出の促進に役立つため、むくみやセルライトが気になる人におすすめ。余分な皮脂の分泌を抑えてくれる作用があり、ニキビや毛穴の開きの改善が期待できます。また、リモネンの効果により、油汚れの除去や拭き掃除にも役立ちます。なお、精油をつけた部分を紫外線に当てると、シミや赤み、腫れなどの症状が出る場合もあるので、使用直後は紫外線に当たらないように注意しましょう。

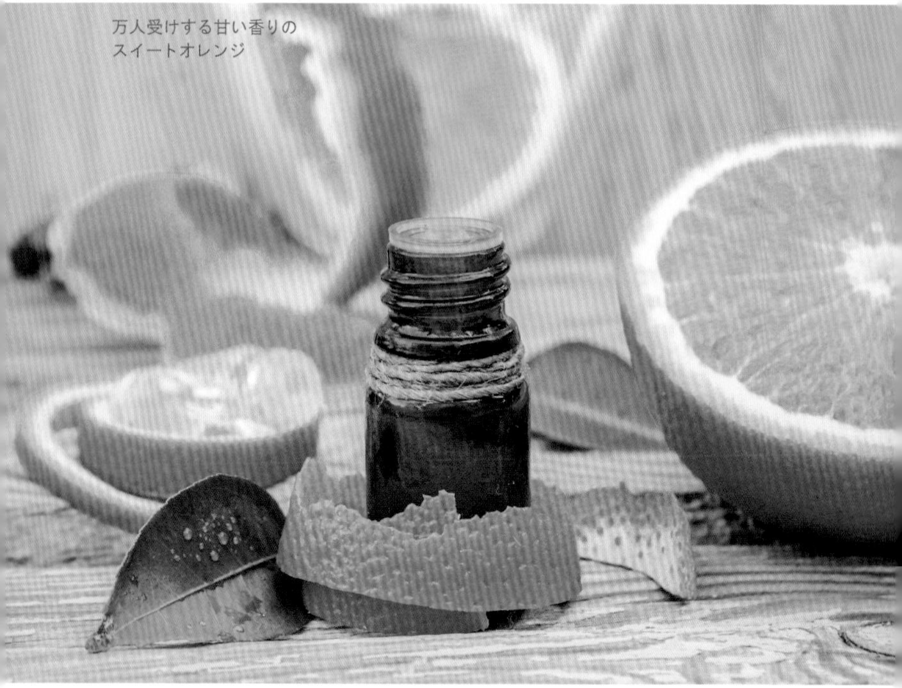

「無垢」「多産」を象徴する果実、スイートオレンジ

インド・アッサム地方が原産のスイートオレンジはオレンジの中でも広く栽培されている種類の一つで、普段私たちが食べているオレンジのこと。お菓子や飲料類、入浴剤など、さまざまなシーンでなじみのある香りで、広い世代に人気があります。ヨーロッパでは古くから「無垢（むく）」「多産」を象徴する果実、幸せを運ぶシンボルとされ、ギリシャ神話「パリスの審判」の中で、女神アフロディーテに黄金のリンゴがささげられる場面があり、その黄金のリンゴがオレンジのことではないかといわれています。

果皮から圧搾法で抽出される精油は、甘みのあるみずみずしさの

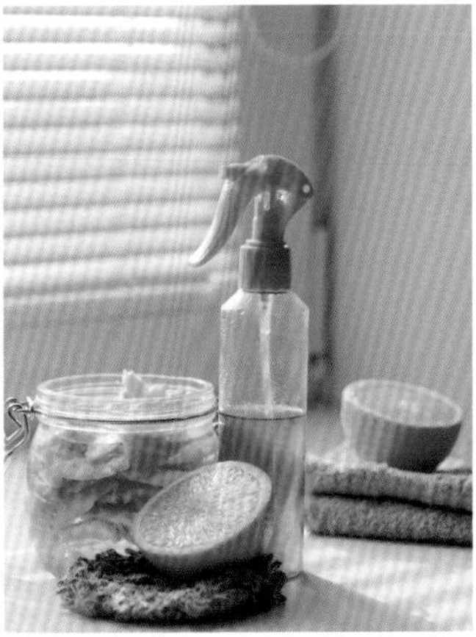
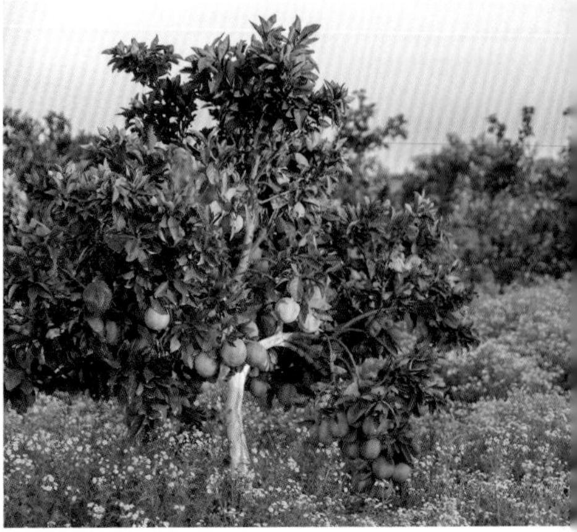

【左】掃除にも活躍してくれるスイートオレンジ　【右】たくさんのオレンジが木に実る様子

学名	*Citrus sinensis*
分類	ミカン科
抽出部位	果皮
抽出方法	圧搾法
香り	柑橘系
揮発速度	トップノート
効果	抗菌作用、食欲増進作用、保湿作用、頭皮の皮脂バランス調整、空気清浄作用、鎮静作用、血行促進作用など ※光毒性あり

中に、少し青みや苦味を感じる柑橘系の香り。リラックス効果のあるリモネンが含まれており、落ち込んだ気分を晴れやかにし、ストレスやイライラを和らげるのに役立つ他、ストレスによる胃痛や下痢の緩和、不安や緊張からくる不眠症状を軽減します。また、消化器系の働きを活性化させることで食欲増進を促す、血行を促進させて老廃物の排出をサポートする、頭皮を清潔にする、などの効果も。芳香浴やアロマディフューザー、スキンケア、マッサージオイルとして使うのがおすすめで、ラベンダーやマジョラムとブレンドすると、相乗効果が期待できます。殺菌効果や汚れを落とす働きもあるので、水にオイルを数滴混ぜてスプレーボトルに入れ、部屋の掃除に使うと、部屋中に爽やかな香りが広がります。

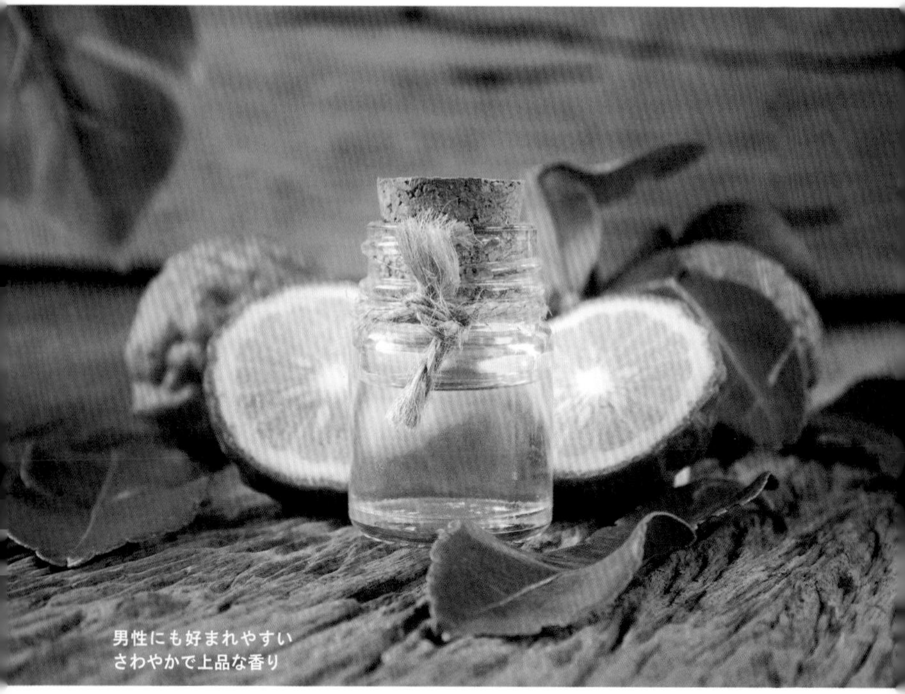
男性にも好まれやすい
さわやかで上品な香り

アールグレイの香り付け、ベルガモット

ベルガモットは、ミカン科ミカン属の常緑低木樹。樹高2～5mで、4～5月ごろに白い花を咲かせます。16世紀にコロンブスがカナリア諸島で発見し、スペインやイタリアに伝わりました。名前の由来については、最初に栽培されたイタリアの都市ベルガモにちなんだとする説など、諸説あります。現在の主産地はイタリア南部のカラブリア州で、果実は苦味が強く食用には向かないため、精油を採取する目的で生産されています。イタリアでは古くから外傷などの民間治療薬として使われていた他、ナポレオンは体臭を隠すため、ベルガモット入りの香水を愛用していたのだとか。また、ベルガモット

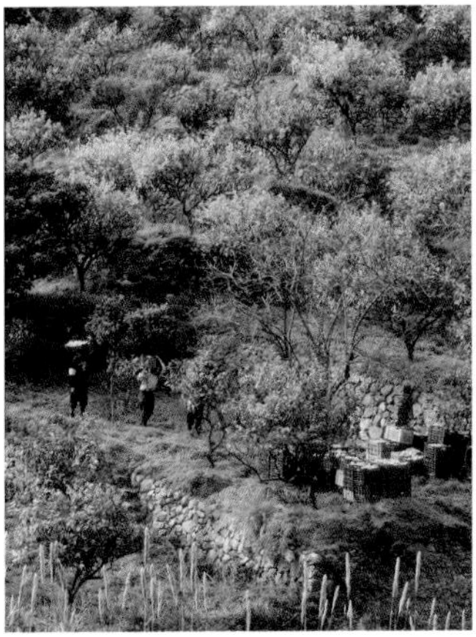
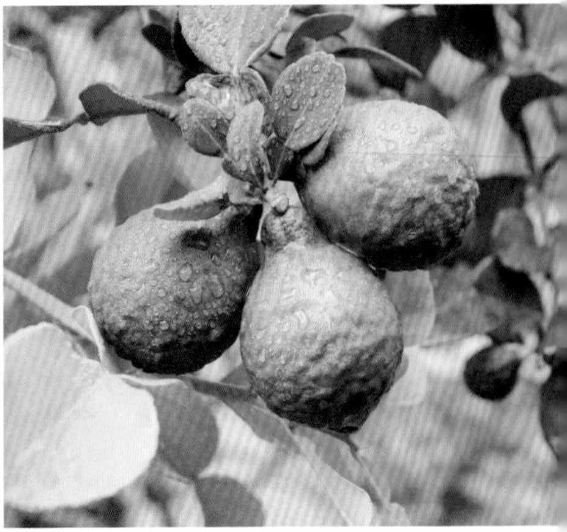

【左】イタリアの広大な畑でベルガモットを収穫する様子　【右】木に実るベルガモット。苦みが強いため、食用には適さない

学名	*Citrus bergamia*
分類	ミカン科
抽出部位	果皮
抽出方法	圧搾法、水蒸気蒸留法
香り	柑橘系
揮発速度	トップノート
効果	抗うつ作用、鎮静作用、殺菌作用、消毒作用、ニキビ肌の改善、乾癬・湿疹の改善など ※光毒性あり

はオーデコロンの語源ともなった世界最古の香水「ケルンの水」のベースにもなっており、現在も多くの香水にブレンドされています。この他にも、イギリスを代表する紅茶アールグレイは、ベルガモットで香り付けされていることで有名です。

果皮から主に圧搾法で抽出される精油は、フローラルな甘さの中に、ミカンとレモンの中間のような柑橘系の爽やかさを併せ持つ香り。ラベンダーと同様、酢酸リナリルやリナロールなど、鎮静作用のある成分を多く含むことから、神経系をリラックスさせる効果があります。誘眠作用もあるため、バスオイルやバスソルトにして入浴時に使うのもおすすめ。また、自律神経を整えて精神疲労を緩和する効果もあり、「天然の抗うつ剤」ともいわれています。

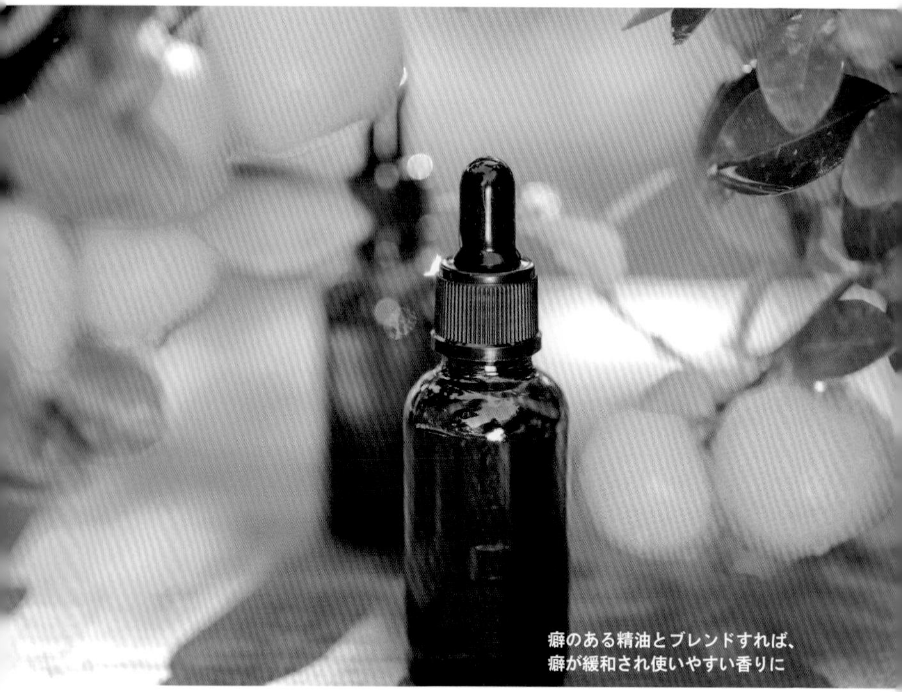
癖のある精油とブレンドすれば、
癖が緩和され使いやすい香りに

清朝皇帝に捧げられていたマンダリン

ミカン科の常緑低木であるマンダリン。原産地のインド・アッサム地方から、交雑を繰り返しつつ世界中に広まったと考えられています。マンダリンという名前の由来は、かつて官服の色から「マンダリン」と呼ばれていた清朝の官吏が、敬意や忠誠を示す証としてこの果実を皇帝に献上していたからだとする説があります。中国では伝統的に実りと幸福のシンボルとされ、旧正月には欠かせない存在である他、果皮を乾燥させた「陳皮」は、健胃や発汗、咳止めの漢方薬として利用されてきました。ヨーロッパには19世紀初頭に伝わり、柑橘系の精油としては珍しく光毒性がないため、子どもや妊婦

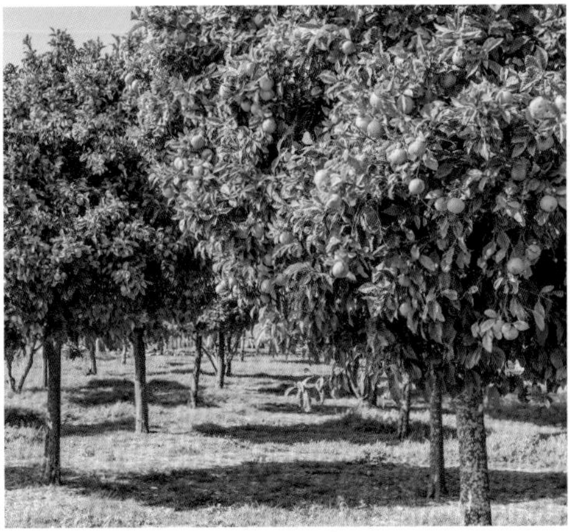

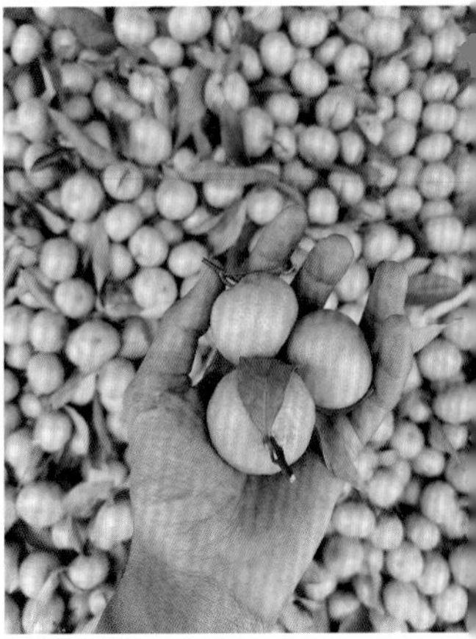

【左】スペインのマンダリン畑 【右】日本でよく食べられている温州みかんと大きさもほとんど同じぐらいのマンダリン

学名	*Citrus reticulata*
分類	ミカン科
抽出部位	果皮
抽出方法	圧搾法
香り	柑橘系
揮発速度	トップ〜ミドルノート
効果	消化促進作用、細胞促進作用、皮膚軟化作用、鎮静作用、抗炎症作用、鎮痛作用、消化器系のトラブル改善、食欲増進作用など

でも安全に使用できるとして、「子どものための精油」とも呼ばれています。

精油は、果皮から圧搾法で抽出されます。老若男女どの年代にも好まれる甘くフルーティーな香りで、香水や化粧品などに活用されています。特に、モノテルペン類の成分リモネンを多く含むため、鎮静・抗炎症・鎮痛などの効果が期待できます。また、皮膚の軟化作用により、肌を柔らかくして乾燥やひび割れを防いでくれる他、細胞の成長促進作用により、日焼けや外傷、やけどによる肌の炎症を和らげてくれる効果も。さらに、食欲増進作用や代謝活性作用により、腹痛や下痢などの消化器系の不調にも有効とされています。シール剥がしやクレヨン・油性ペンの汚れ落とし、油汚れの掃除などにもおすすめです。

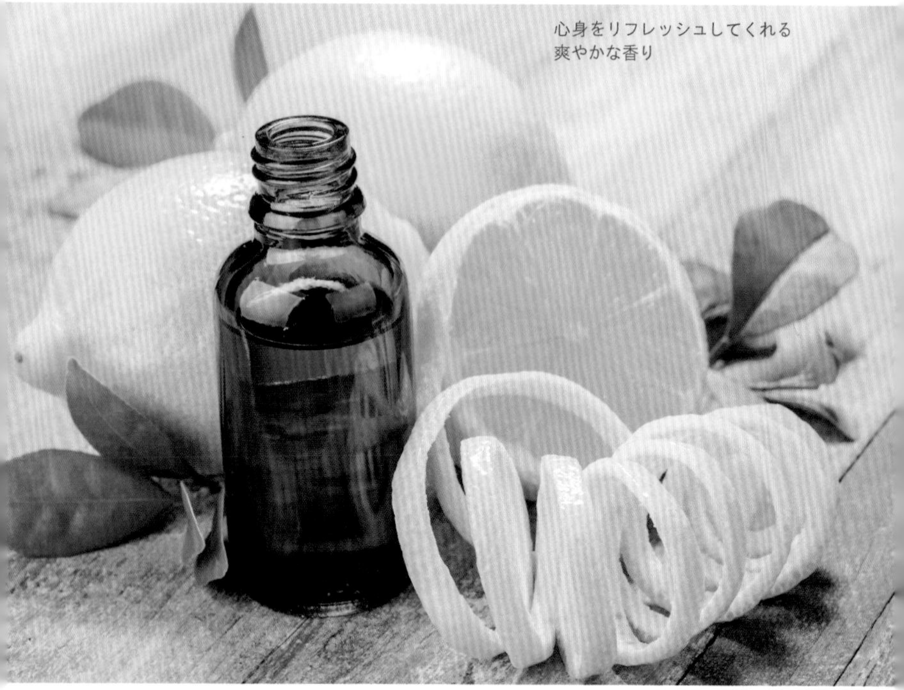
心身をリフレッシュしてくれる
爽やかな香り

レモンは十字軍によってヨーロッパへ伝わった？

インドのヒマラヤ山麓を原産とする常緑低木、レモン。古代エジプトでは肉や魚の防腐剤や食中毒の解毒剤として使われた他、古代ローマでは富の象徴として用いられたそうです。11〜13世紀、十字軍によってスペインへと持ち込まれると、地中海地域で栽培が始まりました。当時は高級品で、中世の絵画には高級感や富の象徴という位置付けで、好んで描かれています。その後、17世紀にイタリアでレモン農園が作られたことで供給量が増え、広く親しまれるようになりました。万能薬としても人々の生活に取り入れられており、現在も一部の国では咳止め薬や湿布薬の成分として配合されています。

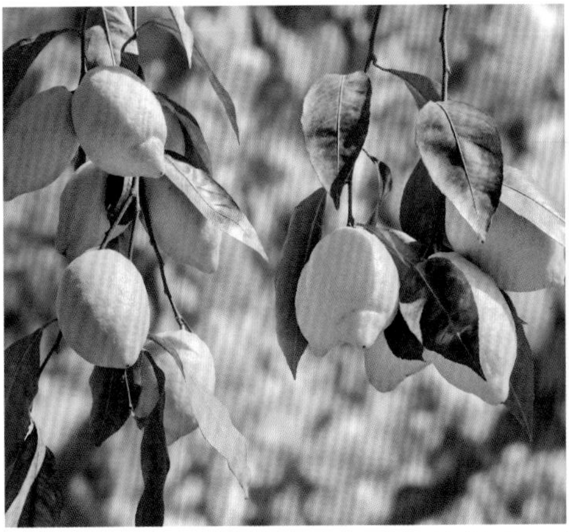
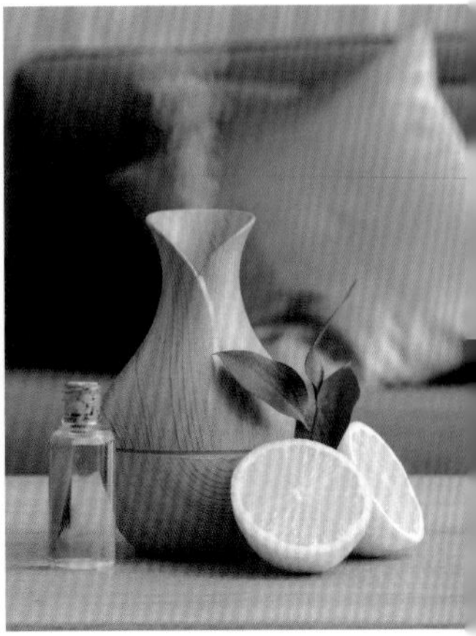

【左】ベランダや庭でも比較的かんたんに栽培できるレモン 【右】レモンの爽やかな香りは集中力を高めたり、空気を浄化してくれる

果皮から圧搾法で抽出される精油は、爽やかなシトラス系の香り。ある実験では、レモンの香りのする部屋でタイピングを行うとミスの発生率が半分近くに低下するという結果が報告されており、デスクワーク時の集中力低下を防ぐ効果が期待できます。また、主成分のリモネンは、消化吸収促進や胃粘膜保護など、消化器系のサポートに役立ちます。さらに、血液・リンパ液の循環を助ける効果が期待できるため、下肢静脈瘤やセルライトの予防・解消にマッサージオイルとして用いられる他、抗酸化物質やビタミンC、抗菌作用を持つ成分が含まれるため、ニキビケアにも利用されます。ただし、皮膚トラブルの原因になる光毒性があるため、使用後は紫外線に当たらないよう注意しましょう。

学名	***Citrus limon***
分類	ミカン科
抽出部位	果皮
抽出方法	圧搾法
香り	柑橘系
揮発速度	トップノート
効果	抗菌作用、殺菌消毒作用、抗ウイルス作用、血行促進作用、洗浄作用、リフレッシュ効果など ※光毒性あり

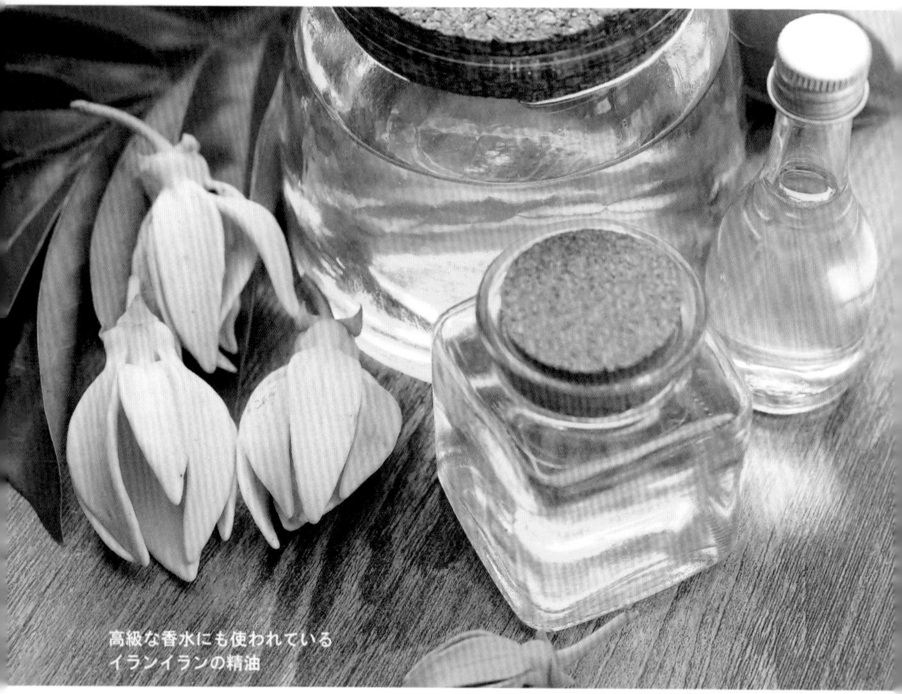

高級な香水にも使われている
イランイランの精油

グレードによって使い方が変わるイランイラン

イランイランは、高さ20mにもなる熱帯地方の常緑高木で、カールした黄色の花びらが垂れ下がるようにして咲きます。咲き始めの花は緑色ですが、成熟すると鮮やかな黄色になります。産地はフィリピン、レユニオン島、マダガスカル、コモロなどで、マダガスカルでは女性が花を摘みやすいよう約2mの高さに主枝や幹を折り曲げているそうです。「イランイラン」という名前は、タガログ語で「花の中の花」という意味。気分を高揚させせる香りのため、インドネシアでは、新婚初夜のベッドにイランイランの花をまいておくという風習があったほか、クレオパトラも、ベッドの足元に置いていたと

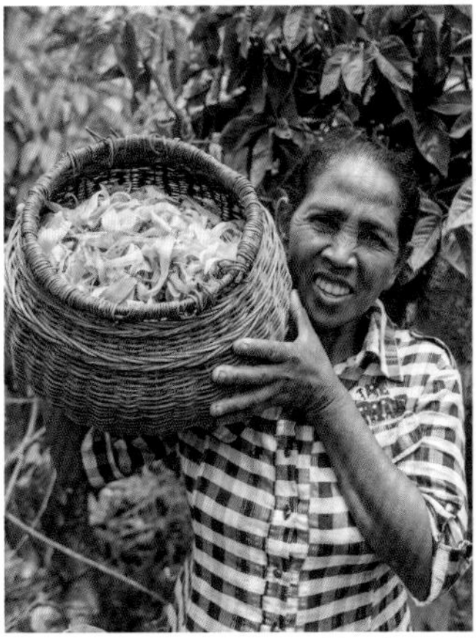

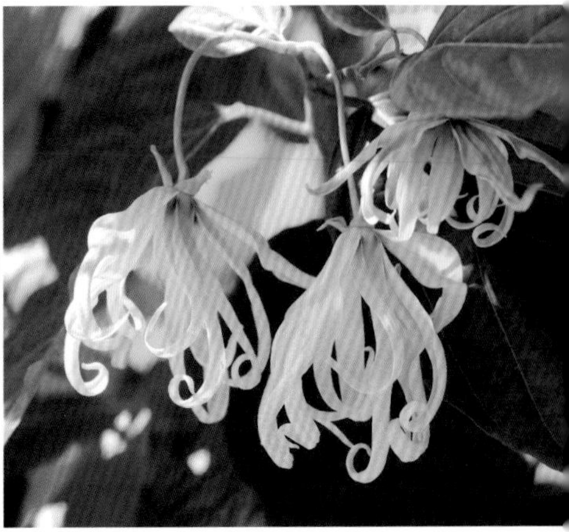

【左】イランイランの花を収穫する様子　【右】イランイランの花は、咲き始めは緑色で成熟すると鮮やかな黄色になる

いうエピソードがあります。フランスでは香水の歴史においても欠かせない香りで、エクストラ、1st、2nd、3rd、コンプリートの各グレードによって成分や香りが異なります。最初に抽出されるエクストラは、最高級で少量しか採れないため、香水などに使用されます。3rdは、保湿作用に優れているためスキンケア製品に利用され、コンプリートは、全てのグレードをミックスしたものです。グレードを問わず香りが強いため、少量から使用した方がよいでしょう。

精油は、フローラルでエキゾチックな甘い香り。ホルモンバランス調整作用があり、更年期障害やPMSなど、女性特有の症状の緩和に役立ちます。シワの改善や脱毛予防、髪の成長促進、頭皮の皮脂バランス調整にも有効といわれています。

学名	*Cananga odorata*
分類	バンレイシ科
抽出部位	花
抽出方法	水蒸気蒸留法
香り	オリエンタル系
揮発速度	エクストラ、1st、コンプリート（ベースノート） 2nd、3rd（ミドルノート）
効果	抗うつ作用、鎮静作用、女性ホルモン調整作用、脱毛予防、頭皮の皮脂バランス調整、保湿作用など

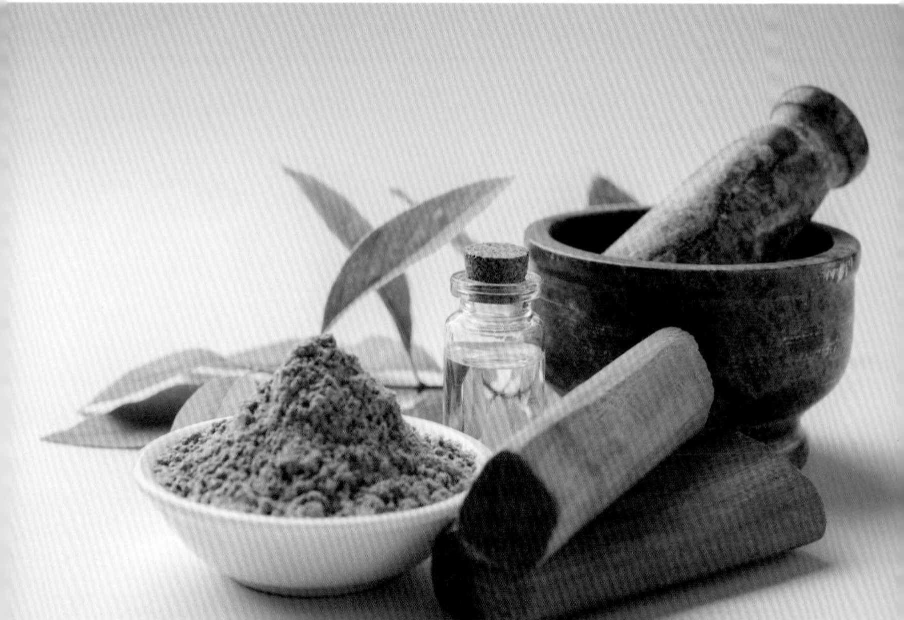

サンダルウッドの精油は
薬用としても広く使われている

アジア圏で好まれる上質な芳香のサンダルウッド

日本では「ビャクダン(白檀)」の名で親しまれているサンダルウッド。仏教と関わりが深く、昔からお墓参りやお葬式などに使われてきました。熱を加えなくても十分に芳香を放つため、仏像や仏具、扇子などに用いられます。日本には、仏教とともに中国から伝来したとされています。特有の香りを放つようになるまで30年以上の期間が必要で、より上質な芳香を得るには80年以上かかるともいわれています。原産国のインドでは、サンダルウッドの伐採が国家機関により管理されており、伐採したら植樹が義務付けられているのです。現在インドでは、お香や精油の生産など、限られた用途にのみ使用

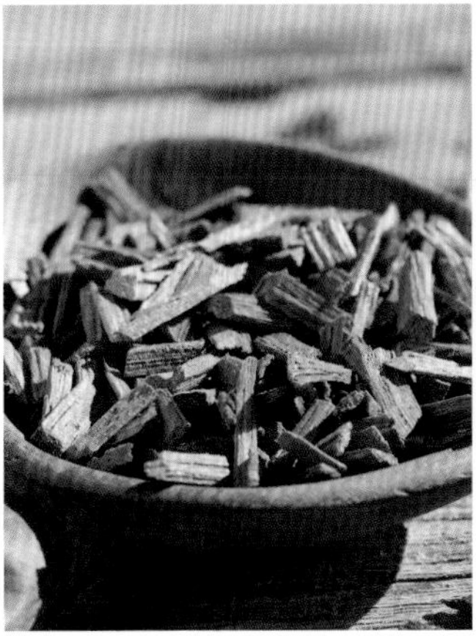
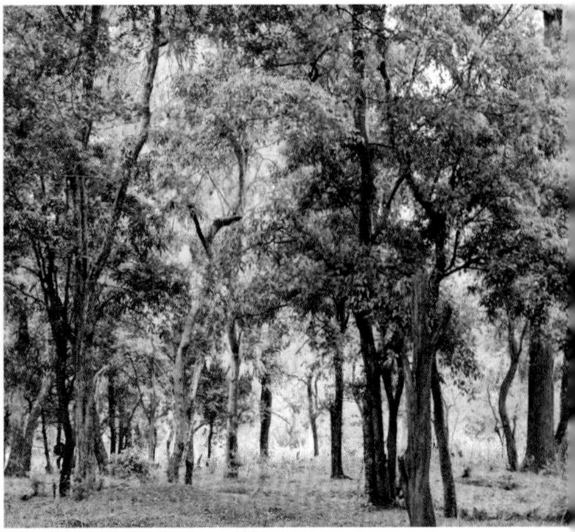

【左】加熱をしなくても香りを楽しめるウッドチップ　【右】インド南部マイスールのサンダルウッドが最も高品質とされている

されています。代用として、市場にはオーストラリア産のものが多く出回り、香水業界ではよく「偽和（ぎわ）（精油に安価な別の精油や合成物質を混ぜること）」が行われることがあります。

ウッディでエキゾチックな香りの精油は、心材*から抽出されます。リラックス効果が高く、神経系の興奮を冷まし、頭痛や不眠症などに効果的。不安やストレスを和らげ、心を落ち着かせてくれます。持続性があるので、寝具や衣類にスプレーしたり、ディフューザーで香りを拡散させたりするのもおすすめ。主成分のサンタロールには、殺菌作用や利尿作用があり、アーユルヴェーダなどの伝統的な医療の他、インドや中国では宗教儀式において、重要な香料として使用されています。

学名	*Santalum album*
分類	ビャクダン科
抽出部位	心材
抽出方法	水蒸気蒸留法
香り	オリエンタル系
揮発速度	ベースノート
効果	抗菌作用、利尿作用、乾燥肌・老化肌への保湿作用、鎮静作用など

＊心材…木の幹の内部の色が濃い部分を心材、その周囲の淡い色の部分を辺材という

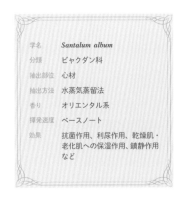

FRANKINCENSE - フランキンセンス -

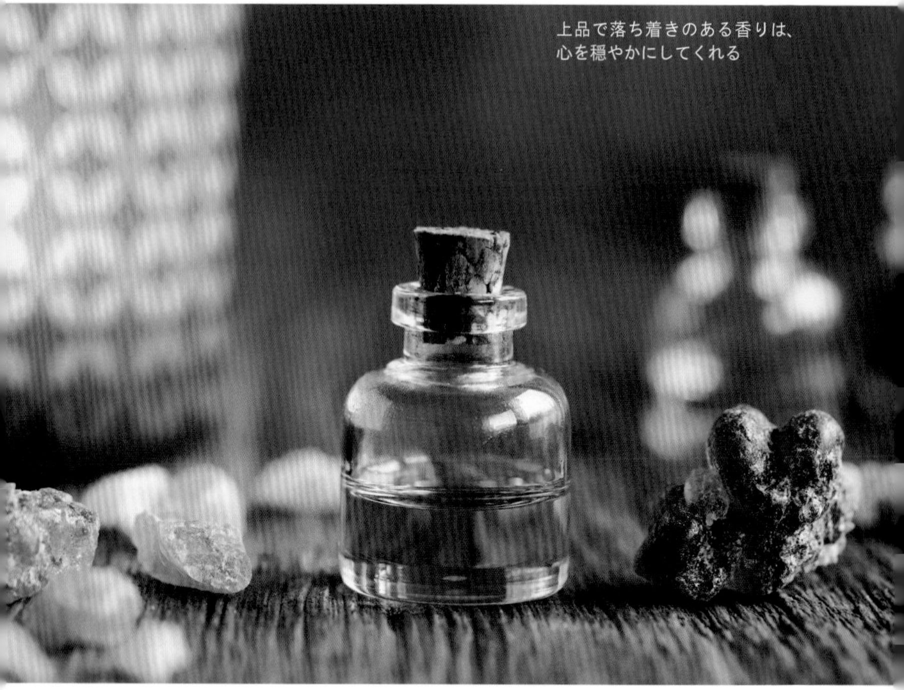
上品で落ち着きのある香りは、
心を穏やかにしてくれる

宗教儀式に使われてきた神聖なフランキンセンス

フランキンセンスとは、ムクロジ目カンラン科ボスウェリア属の樹木の樹液が固形化した、樹脂のこと。牛乳のような色と香りから「乳香」とも呼ばれる他、ラテン語で「レバノンのオイル」を意味する「オリバナム」とも呼ばれます。樹高3〜7mの常緑低木樹で、アラビア半島南部や東アフリカ、インドなどの乾燥地域に自生します。特にオマーン産は最も品質がよいとされ、紀元前からフランキンセンスの貿易で栄えた地域は、「乳香の土地」として世界遺産に登録されています。古代エジプトなどでは、神に捧げる神聖な香りとして宗教儀式に使われていたといい、キリスト教の『新約聖書』には、東方

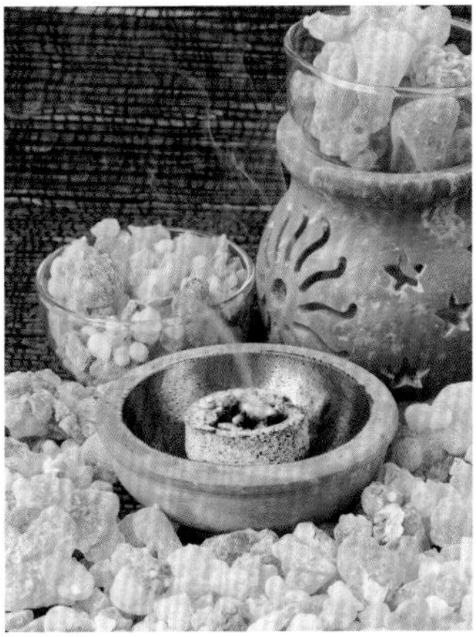
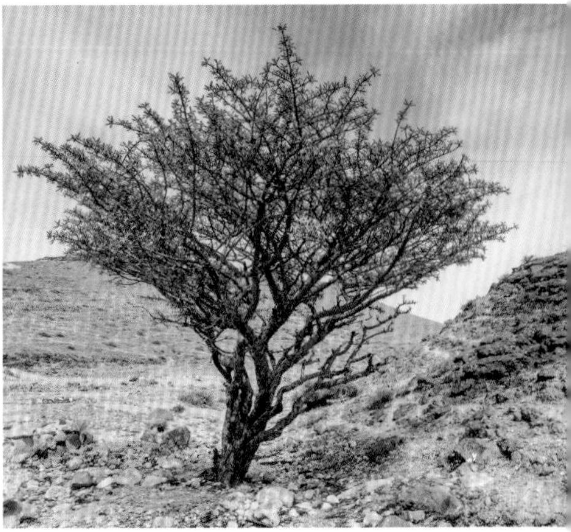

【左】部屋を浄化してくれるフランキンセンスのお香　【右】フランキンセンスの木。近年は害虫や乱獲などにより急速に減少している

の三博士がイエス・キリストの誕生を祝う品として、黄金、ミルラ(P.172)と共に捧げたという逸話が記されています。つまり、黄金と並ぶほど価値のあるものでした。

樹皮を傷付けると、内側に蓄えられている樹液が出てきます。この樹液が固形化した樹脂を水蒸気蒸留することでスパイシーで奥深いウッディな香りの精油が抽出できます。優れた皮膚再生作用があり、乾燥や肌荒れなどにも効果があるため、「若返りのオイル」ともいわれ、クレオパトラがフェイシャルパックに使っていたという記録も。また、咳や気管支の炎症など、呼吸器系の不調改善にも効果が期待できる他、南アラビア地域では、リラクゼーションのために樹脂をガムのように噛む習慣もあるそうです。

学名	*Boswellia carterii*
分類	カンラン科
抽出部位	樹脂
抽出方法	水蒸気蒸留法
香り	樹脂系
揮発速度	ベースノート
効果	皮膚再生作用、抗炎症作用、鎮痛作用、抗うつ作用、去痰作用、呼吸器系の不調改善など

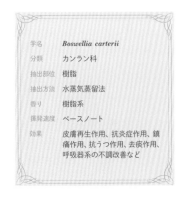

Column 01

アロマオイルとエッセンシャルオイルの違いについて

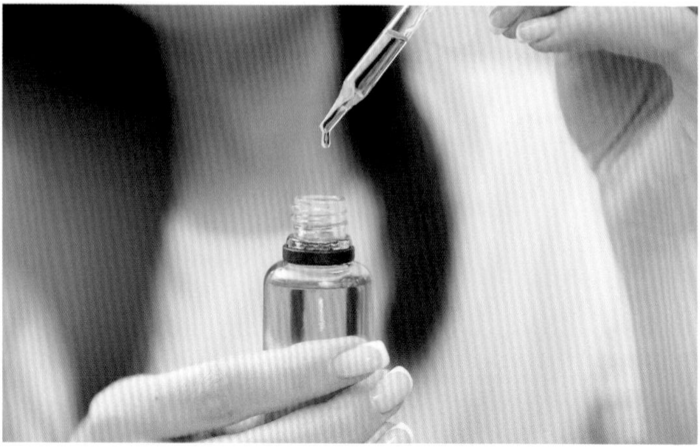

エッセンシャルオイルの和名は精油

エッセンシャルオイルは、植物から抽出された天然由来の原液のこと。アロマオイルは、エッセンシャルオイルに香料、キャリアオイル、無水エタノールなどが添加されている製品です。エッセンシャルオイルは原液(原料)で、アロマオイルは製品(加工品)ということになります。

紫外線、熱、温度で成分が変化するため、遮光性のガラス容器に入っている

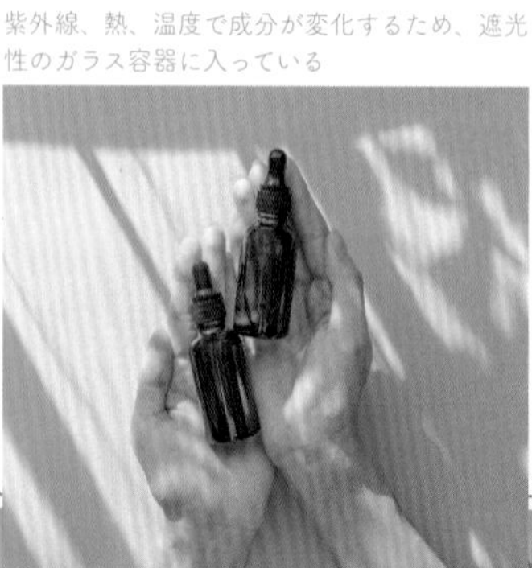

オイルの癒しや効果を楽しむなら、最初はアロマオイルから試すことが無難かもしれません。あなただけのオイルをブレンドしたいなら、不純物が少ないエッセンシャルオイルが適しています。試行錯誤もまた楽しいものです。また、エッセンシャルオイルを知ることで、アロマオイル選びにも役立ちます。

エッセンシャルオイルはアロマオイルに比べると高価ですが、原液100%なのでより大きな効果が期待できます。香りを楽しむだけでなく、適度に希釈すればマッサージやスキンケアにも使えます。

Chapter 2

リラックスタイムに使いたい
エッセンシャルオイル

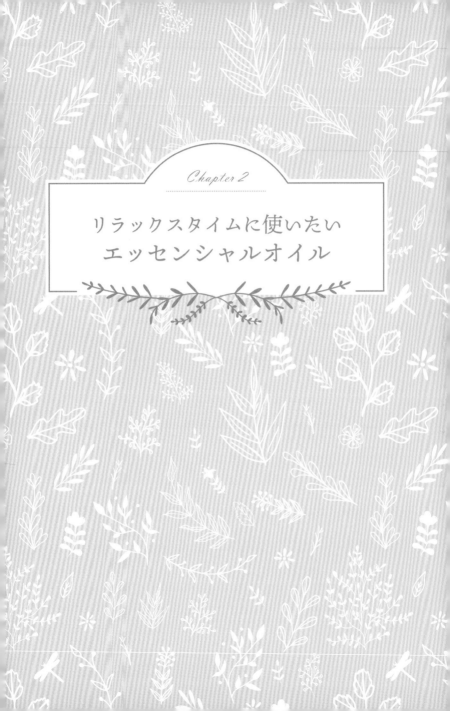

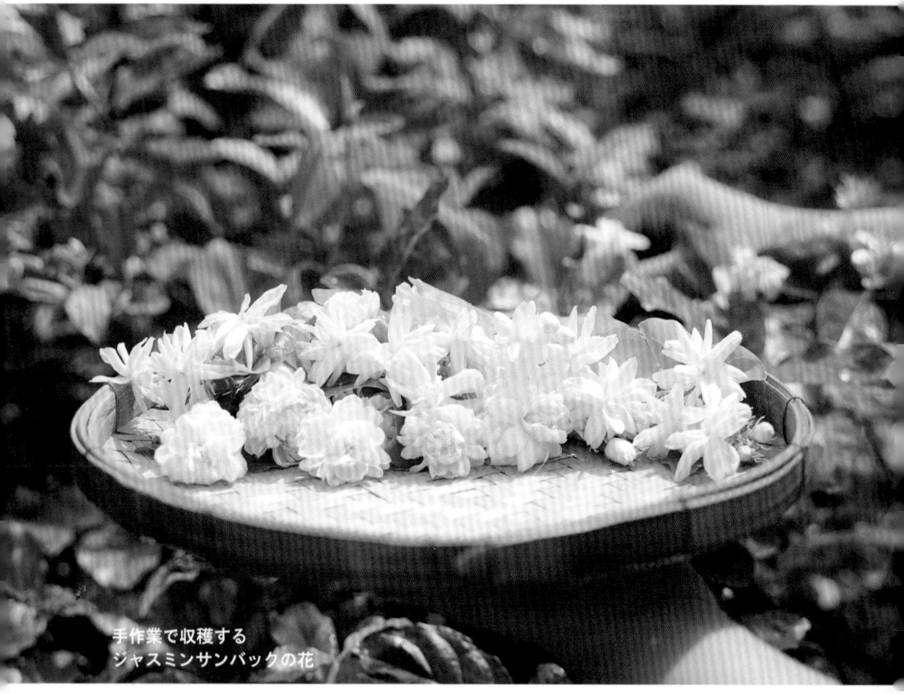

手作業で収穫する
ジャスミンサンバックの花

仏教との関わりが深いジャスミンサンバック

ジャスミンの一種であるジャスミンサンバックは、インド、スリランカ、イラン、東南アジアに自生するモクセイ科の常緑低木。英名では「アラビアジャスミン」、和名では「マツリカ(茉莉花)」として知られます。一般的にジャスミンというと、熱帯アジア原産の「ジャスミン」(P.14)を指す場合が多いですが、ジャスミンサンバックも人気が高く、インドネシアとフィリピンでは国花として、「サンパギータ」と呼ばれ親しまれています。また、仏教と関わりが深く、純白の花はブッダの歯にも例えられる他、その香りは仏の住む国に香ると考えられています。

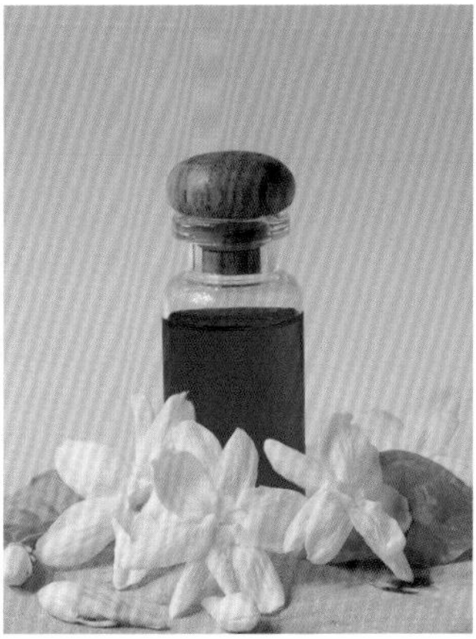
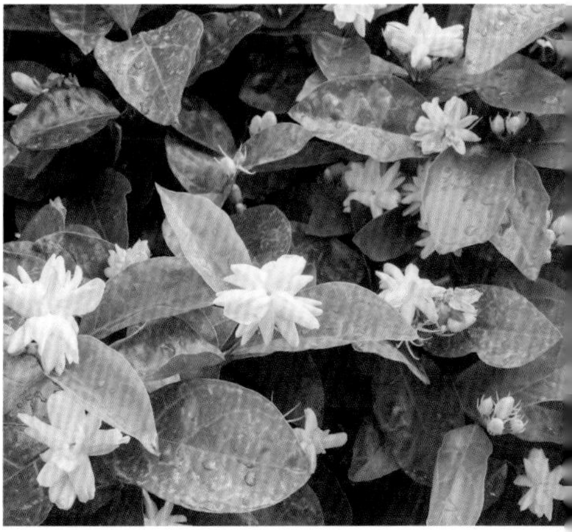

【左】ジャスミンよりも甘くてフレッシュな香りの精油　【右】自生地の熱帯アジアでは地植えで栽培され一年中花を咲かせる

学名	*Jasminum sambac*
分類	モクセイ科
抽出部位	花
抽出方法	溶剤抽出法
香り	フローラル系
揮発速度	ミドル〜ベースノート
効果	抗うつ作用、鎮静作用、女性ホルモン調整作用、分娩促進作用、皮膚強壮作用、毛髪強壮作用など

精油が含まれる花は夜に咲くため、日の出前の深夜〜早朝にかけて、花を傷つけないよう手摘みで収穫されます。また、花に含まれる精油成分は熱に弱いことから、水蒸気蒸留法ではなく溶剤抽出法で抽出しますが、約1tの花から約1kgしか採れないため、大変貴重な精油です。なじみ深い官能的な香りはジャスミンと同じですが、ジャスミンと比べて動物臭を放つ成分インドールの含有量が少ないため、みずみずしく爽やかな香りが特徴です。ホルモンバランスを整える作用があるとされ、生理痛や生理不順、PMSなどの女性特有の不調や、出産時の分娩促進に効果が期待できます。また、リラックス効果が期待できるため、フレグランスや芳香浴として使うのがおすすめです。

20 ST. JOHN'S WORT - セントジョーンズワート -

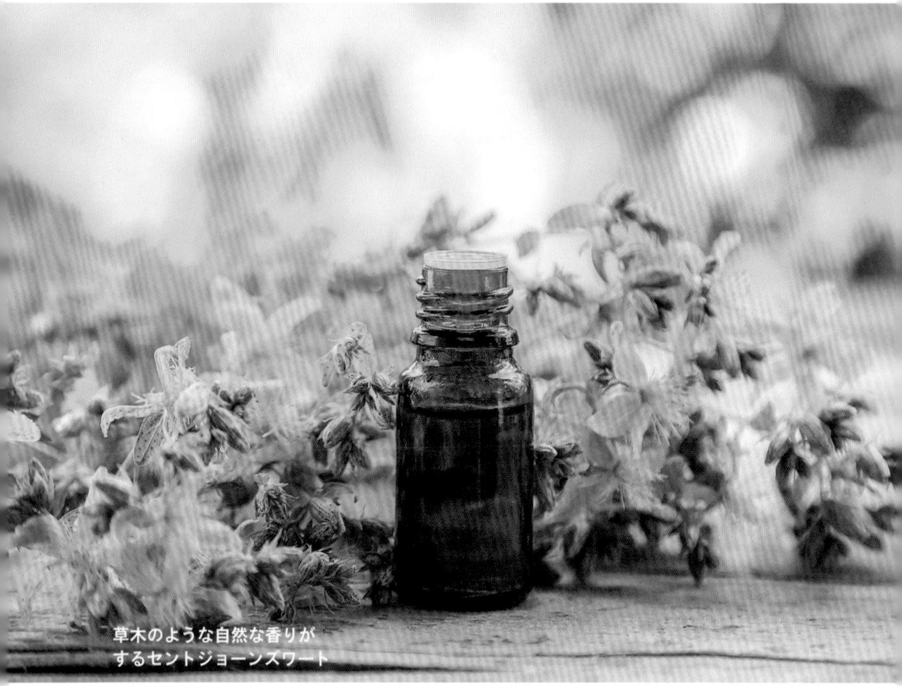

草木のような自然な香りがするセントジョーンズワート

聖ヨハネの草、セントジョーンズワート

オトギリソウ科の多年草セントジョーンズワート。ヨーロッパ～中央アジアを原産とし、別名で「ハイペリカム」、「セイヨウオトギリ（西洋弟切）」ともいいます。ヨーロッパでは紀元前から薬草として民間療法などに用いられており、中世には「悪霊を追い払う薬草」として、精神・神経性疾患の治療に使用されたそうです。「聖ヨハネの草」を意味する名前は、聖ヨハネの日である6月24日頃に黄色い花を咲かせることに由来すると考えられており、葉や花にある黒い斑点（油点）から出る赤い色素は、聖ヨハネが斬首された時に流れた血の象徴とされています。

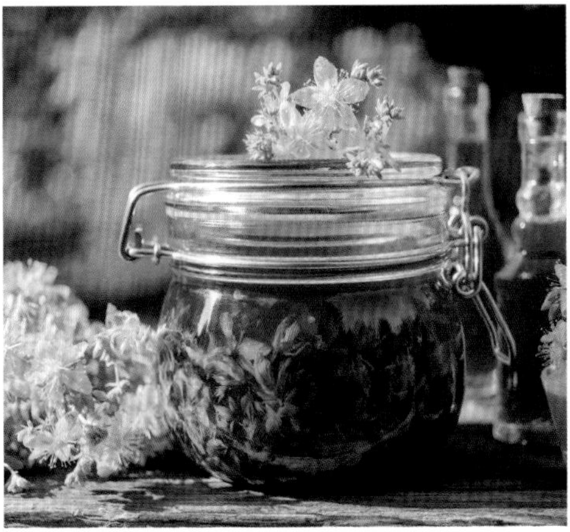
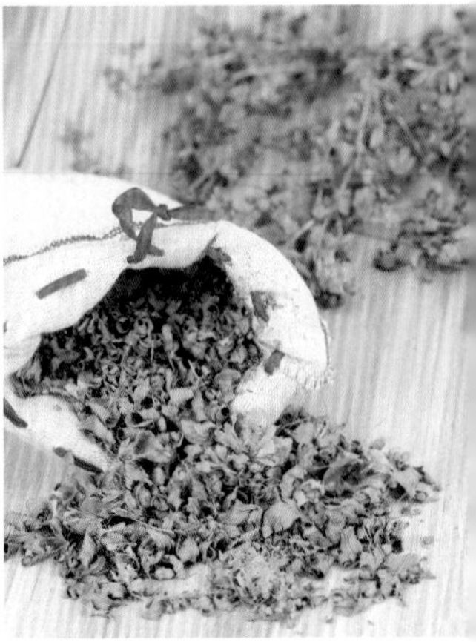

【左】花をオイルに浸して作るセントジョーンズワートオイル。時間が経つにつれオイルが赤くなっていく　【右】乾燥させてハーブティーとしても用いられる

学名	***Hypericum perforatum***
分類	オトギリソウ科
抽出部位	花、全草
抽出方法	水蒸気蒸留法
香り	フローラル系
揮発速度	ミドル～ベースノート
効果	抗うつ作用、鎮痙作用、鎮静作用、鎮痛作用、保湿作用、抗炎症作用、女性ホルモン調整作用など ※光毒性あり

精油は、水蒸気蒸留法によって花や全草から抽出されます。針葉樹などと同じ芳香成分α-ピネンが含まれているため、心地よい森林のような香りが特徴。植物には珍しいヒペリシンという成分も含まれており、神経伝達物質であるセロトニンの濃度を上げ、精神を落ち着かせる効果があります。ハーブ療法の先進国ドイツでは、抗うつ薬よりも効果があるとして医師から処方されることも。乾燥肌や肌荒れ、ひび割れ、炎症、湿疹など肌のトラブルにも有効な他、肩凝りなど体の凝りの改善効果、筋肉痛の予防効果もあるので、運動の前後のマッサージに使用するのもおすすめです。なお、海外の民間療法では精油を直接飲む方法もありますが、日本では認められていないため、サプリメントを利用します。

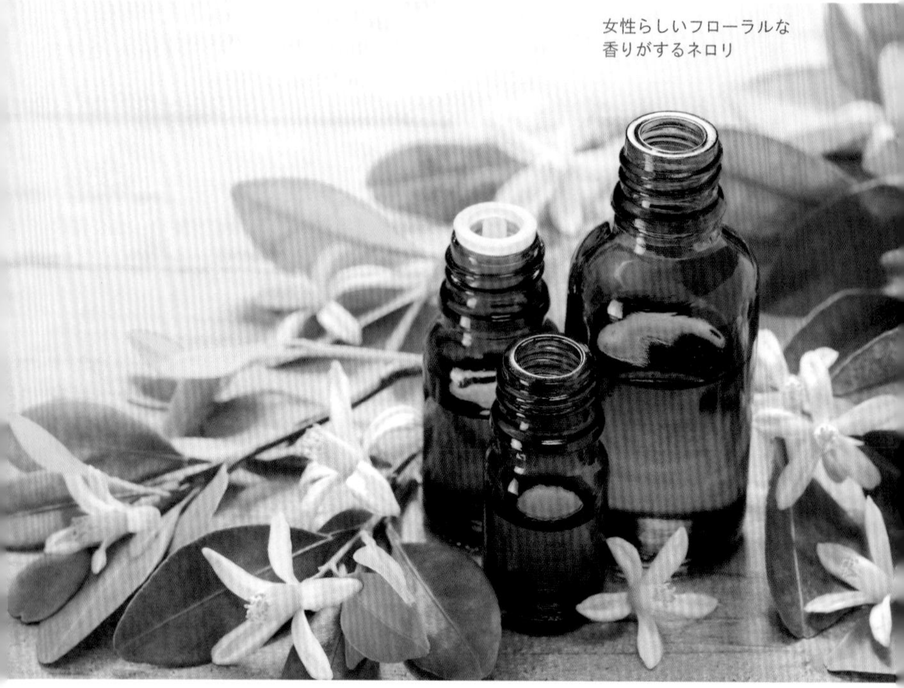

女性らしいフローラルな
香りがするネロリ

公妃が愛した高級な香り、ネロリ

ネロリとは、インドやヒマラヤを原産とするミカン科ミカン属の常緑樹、ビターオレンジ(ダイダイ・橙)の花から抽出される精油のこと。ちなみに、枝と葉からはプチグレン(P.106)、果皮からはビターオレンジの精油が採れます。ビターオレンジが花を咲かせるまでには4年ほどかかる上、約5日間と短い開花期間に花を一つずつ手摘みで収穫します。精油は約1tの花から約1kgしか抽出できないため、大変貴重で高価な精油です。17世紀イタリアのネロラ公国公妃アンナ・マリアがネロリの香りを愛用していたことが名前の由来とされ、ナポレオンも愛用した世界初の香水「ケルンの水」のベース

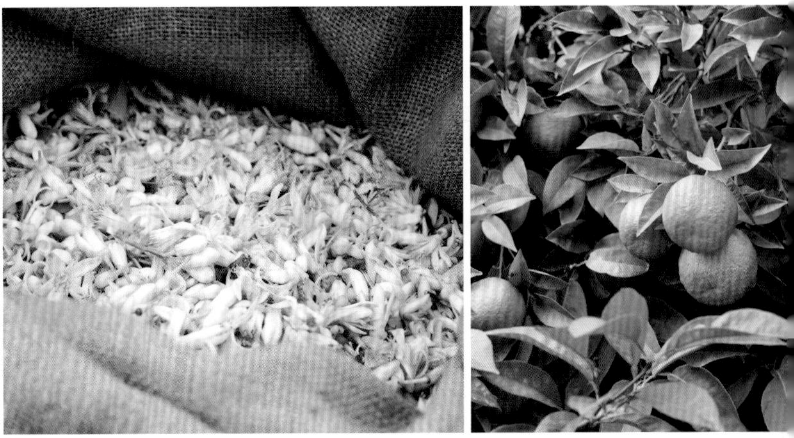

【左】強い香りを持つビターオレンジの花　【右】果実は冬に橙黄色になる。収穫せずに残しておくと緑色に戻るのが特徴

としても有名。中国では12世紀頃から水蒸気蒸留法による精油の抽出が行われており、入浴剤として利用されていた他、地中海周辺の北アフリカ諸国でも、古くから家庭でビターオレンジの花を蒸留する習慣があったそうです。

精油は水蒸気蒸留法で抽出されますが、溶剤抽出法で抽出された精油はオレンジフラワー・アブソリュートと呼ばれます。また、ビターオレンジ以外の柑橘類から抽出した精油も「ネロリ」と呼ぶことがありますが、その際はネロリ・ビガラードと呼ばれます。柑橘系の爽やかさとフローラルで優雅な香りは、性別や世代を問わず人気があり、アロマグッズや化粧品、フレグランスなどに使われます。保湿効果が高く、シワやたるみにも効果的です。

学名	***Citrus aurantium***
分類	ミカン科
抽出部位	花
抽出方法	水蒸気蒸留法
香り	フローラル系
揮発速度	ミドルノート
効果	鎮静作用、女性ホルモン調整作用、保湿作用、皮膚再生作用、自律神経調整作用など

22

ROSE -ローズ-

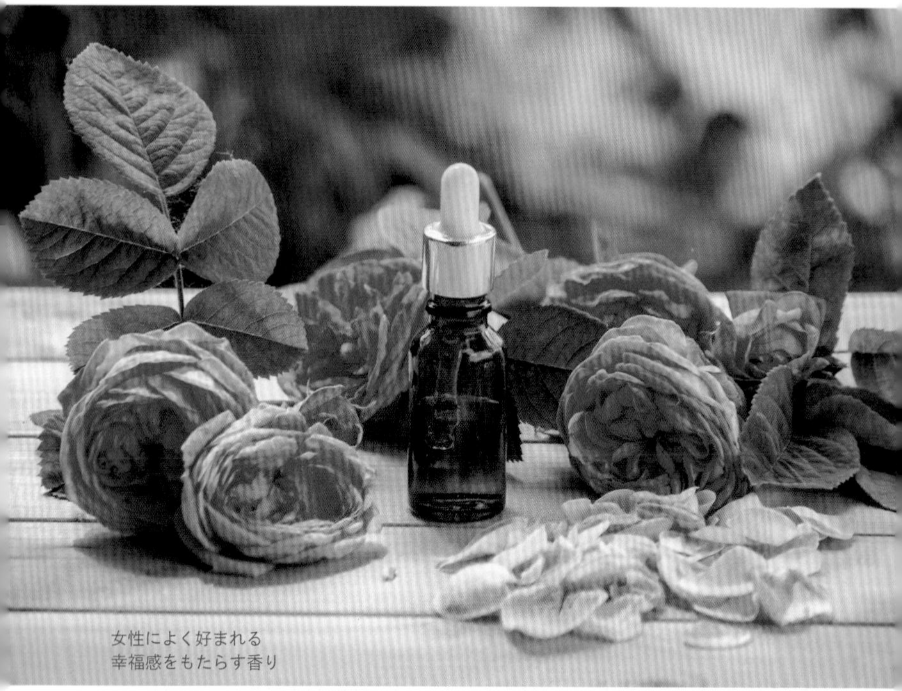

女性によく好まれる
幸福感をもたらす香り

人々を惑わす香り、ローズ

「花の女王」や「香りの女王」とも称されるバラ科の植物、ローズ。日本では、「いばら」がなまって変化した「バラ(薔薇)」として親しまれています。人間との関わりは人類最古の文明、古代メソポタミアにさかのぼり、当時の英雄譚(たん)『ギルガメッシュ叙事詩』にも記述があります。ローズに関する神話も、古代ギリシャやローマ、エジプト、イスラム世界などに多く存在しており、儀式用、薬用、香料用、化粧用と、多岐にわたり使われていました。その美しさや香りから、中世ヨーロッパでは「人々を惑わすもの」として、カトリック教会にタブー視されていたそうです。

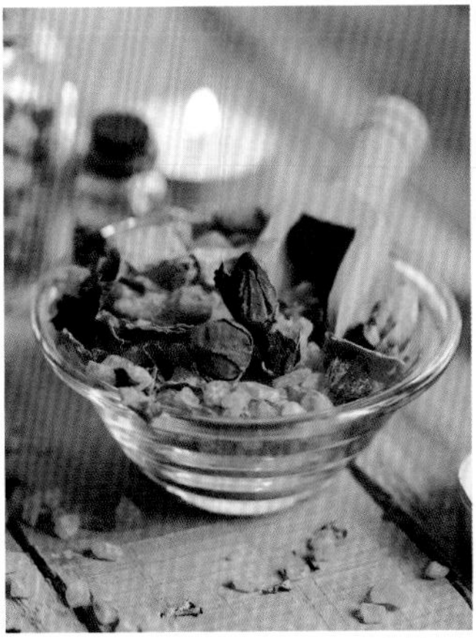
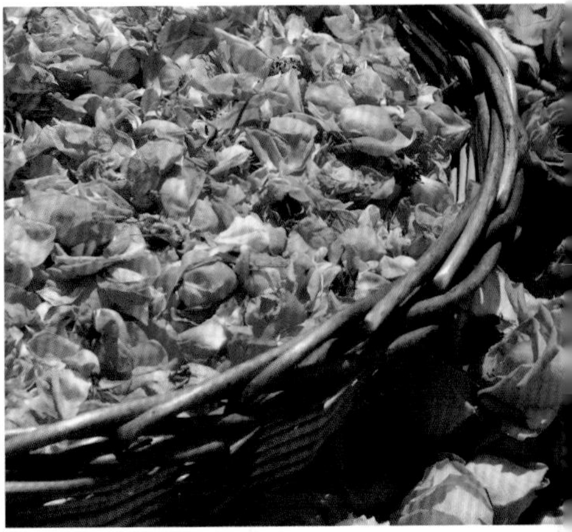

【左】ローズの香りはバスソルトや化粧品など、さまざまな用途に使われている　【右】花弁から溶剤を使って抽出する

学名	*Rosa centifolia*
分類	バラ科
抽出部位	花
抽出方法	揮発性有機溶剤抽出法
香り	フローラル系
揮発速度	ミドル～ベースノート
効果	鎮静作用、抗菌作用、抗うつ作用、子宮強壮作用、生理促進作用、保湿作用、女性ホルモン調整作用など

精油は花から抽出され、揮発性有機溶剤抽出法で得られる精油をローズアブソリュート、水蒸気蒸留法で得られる精油をローズオットーと呼びます。厳密には、品種や産地、香りの強さ、成分の含有量なども異なります。ローズアブソリュートには、モロッコとフランスが主産地の「キャベッジローズ」という品種が使われます。橙褐色で粘り気があり、特有の香り成分フェニルエチルアルコールの含有率がローズオットーよりも高く、より濃厚なローズの香りが特徴。そのため、香りを楽しむ香水や芳香浴などに向いています。また、モノテルペンアルコール類という成分により、鎮静作用や抗うつ作用などが期待できる他、ホルモンバランス調整作用や子宮強壮作用もあり、女性特有の不調にもおすすめです。

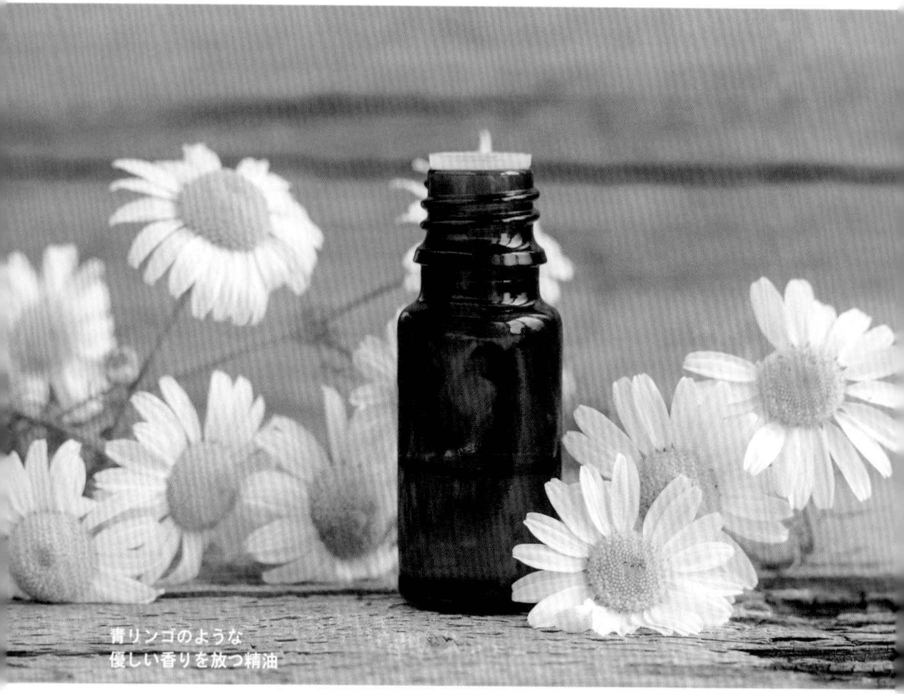

青リンゴのような
優しい香りを放つ精油

植物のお医者さん、ローマンカモミール

カモミールには「ローマンカモミール」と「ジャーマンカモミール(P.130)」の2種があり、よく似ていますが、違う植物です。ローマンカモミールは、ヨーロッパを主な産地とするキク科の多年草で、葉からリンゴに似た香りがすることにちなんで、ギリシャ語で「地上のリンゴ」を意味する名前が付けられました。古代エジプトでは太陽神への捧げ物として珍重されていた他、ヨーロッパではハーブとして古くから親しまれてきました。「植物のお医者さん」と称されるほど優れた薬効を持ち、「医学の父」と呼ばれるヒポクラテスも解熱剤として使用していたそうです。また虫よけ効果もあることから、イ

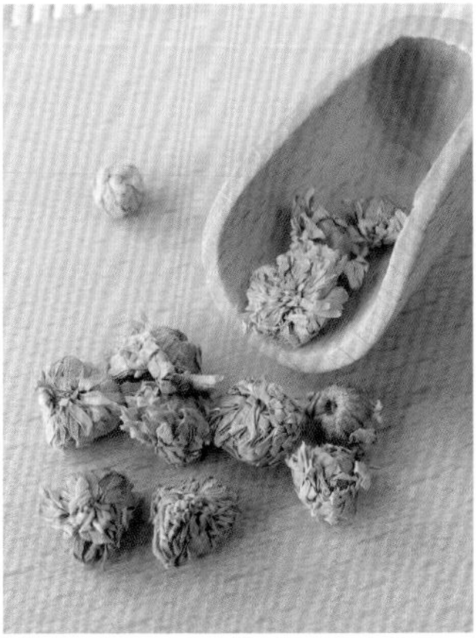

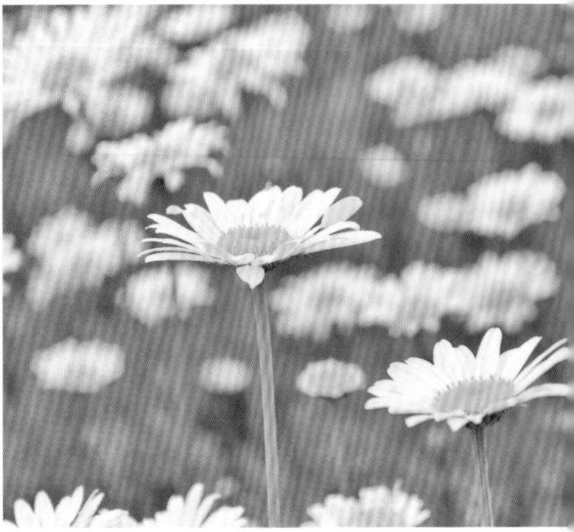

【左】乾燥させたものはハーブティーやコスメ作り、料理にも使える　【右】ジャーマンカモミールに似ているが、黄色い部分の膨らみや花びらの反り返りがない

ギリスでは香りを楽しむ目的も兼ねてカモミールを床にまく習慣もあったといいます。

精油は水蒸気蒸留法によって、花または葉を含む全草から抽出されます。色はかすかな青、もしくは無色で、リンゴのような甘くフルーティーな香りが特徴。ジャーマンカモミールと比べて刺激が少なく、安全性の高い精油です。鎮静作用を持つエステル類を主成分としているため、緊張緩和に効果的で、リラックスしたい時におすすめ。神経の高ぶりを鎮める効果が期待できることから、ストレスで不眠に陥ってしまった時にも有用です。また、呼吸器系のアレルギー症状にも効果的で、花粉症やアレルギー性鼻炎などによる喉や鼻の炎症を抑えてくれます。

学名	***Anthemis nobilis***
分類	キク科
抽出部位	花、葉
抽出方法	水蒸気蒸留法
香り	フローラル系
揮発速度	ミドルノート
効果	抗アレルギー作用、鎮静作用、解熱作用、抗炎症作用、保湿作用、鎮痛作用、防腐作用、アレルギー症状改善など

24 MARJORAM -マジョラム-

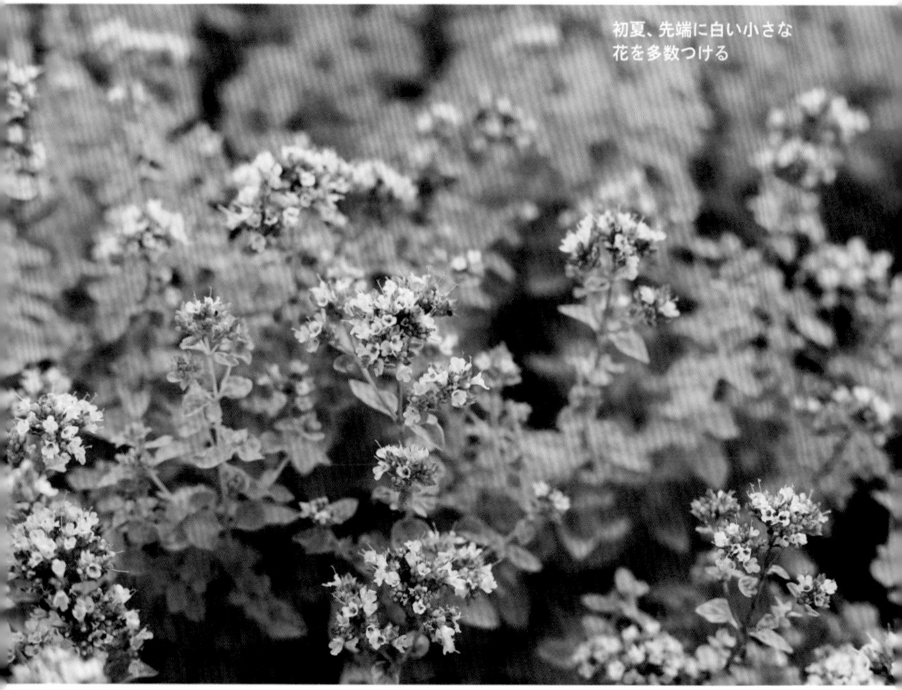

古代ギリシャでは恋愛成就のお守り、マジョラム

地中海沿岸原産のシソ科の多年草、マジョラム。オレガノなどの同属異種と区別するため、スイートマジョラムやノッテッドマジョラムとも呼ばれています。古代ギリシャ時代から薬草として使われてきた歴史があり、寿命を延ばす「長寿のハーブ」として、ラテン語で「より大きい」を意味する「major」が名前の由来だとする説もあります。故人の冥福を祈って、お墓にも植えられていたそう。また、ギリシャ神話の愛と美の女神アフロディーテが作り出した純愛を象徴するハーブといわれ、恋愛成就のお守りに使われた他、結婚した夫婦の頭にマジョラムの花冠を載せる習慣もありました。この他にも、

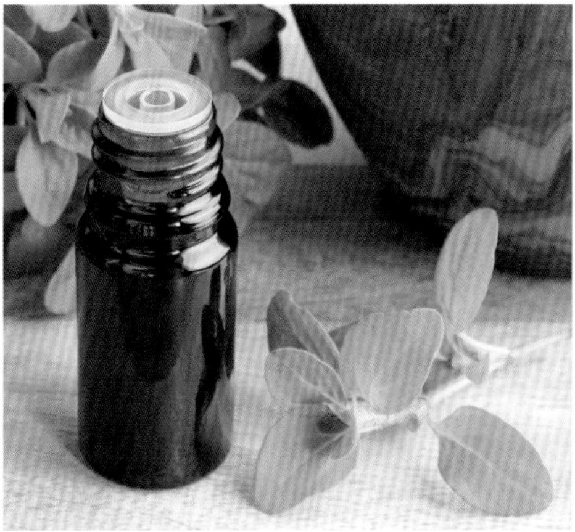

【左】身体を温める作用があり、甘くてややスパイシーな香りはハーブティーのほか、ポプリやサシェに利用できる

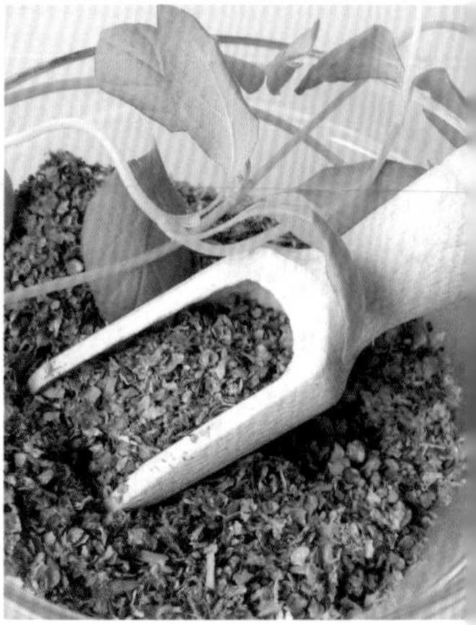

【右】乾燥させたマジョラム

優れた防腐効果から、古代エジプトではミイラ作りに使っていたともいわれています。中世になってローマ人がイギリスにマジョラムを伝えると、ビールの苦み成分として使用された他、魔よけのお守りとして持ち歩かれていたそうです。

水蒸気蒸留法によって全草から抽出される精油は、オレガノとよく似た甘くてややスパイシーな香りが特徴。副交感神経に働きかけて自律神経を整える働きがあり、リラックスしたい時、不安や孤独感を抱えている時などに効果的なことから、「心を温める精油」とも呼ばれています。また、身体を温める作用もあるため、芳香浴や沐浴にもおすすめ。この他にも、血行を促進させる効果が期待できるため、冷えの改善にもよいとされています。

学名	*Origanum majorana*
分類	シソ科
抽出部位	全草
抽出方法	水蒸気蒸留法
香り	ハーブ系
揮発速度	ミドルノート
効果	自律神経調整作用、鎮痛作用、消化促進作用、血行促進作用、体温調節作用、鎮静作用、鎮痙作用など

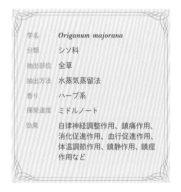

25 CAJEPUT - カユプテ -

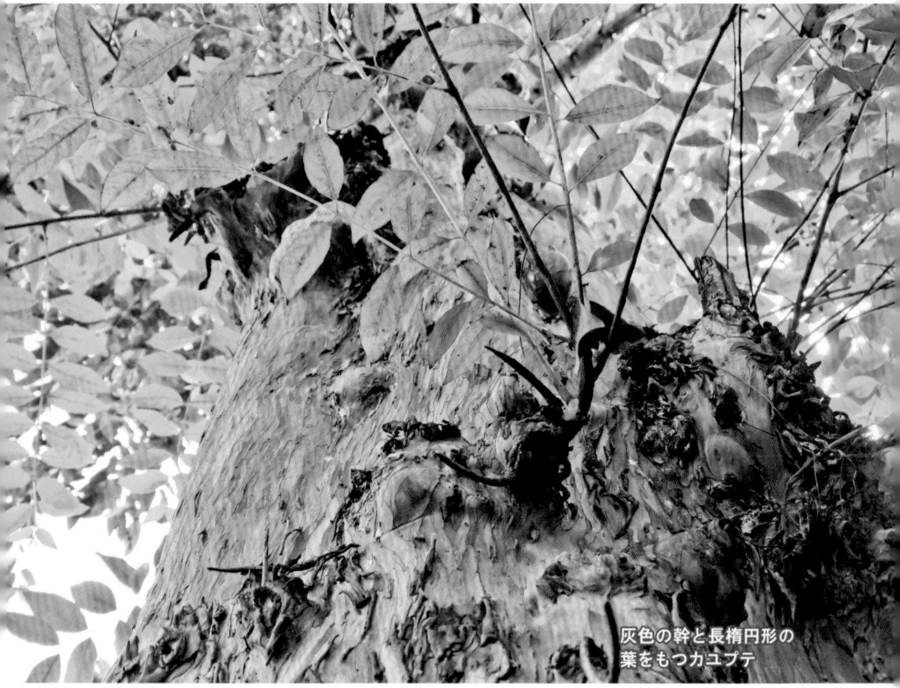

灰色の幹と長楕円形の
葉をもつカユプテ

痛みを緩和する「白い木」、カユプテ

カユプテは、ティーツリー（P.28）やユーカリ（P.200）に似た、同じフトモモ科の樹木。東南アジア～北オーストラリアを原産とし、現在は主に東南アジアで生産されています。伐採しても自力で再生するほど生命力が強く、周囲の植物を駆逐しながら繁殖していくそうです。名前の語源は「白い木」を意味するマレー語「kayu putih（カユプティ）」で、樹皮が白いことに由来しています。

精油は葉と枝から、水蒸気蒸留法によって抽出されます。ティーツリーなどに比べるとマイルドで甘めの香りが特徴で、強い香りが苦手な人にもおすすめ。強い抗菌作用を持つことから、インドネシ

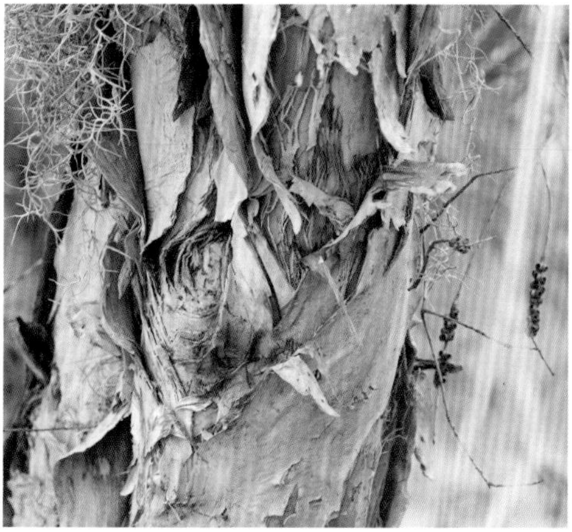
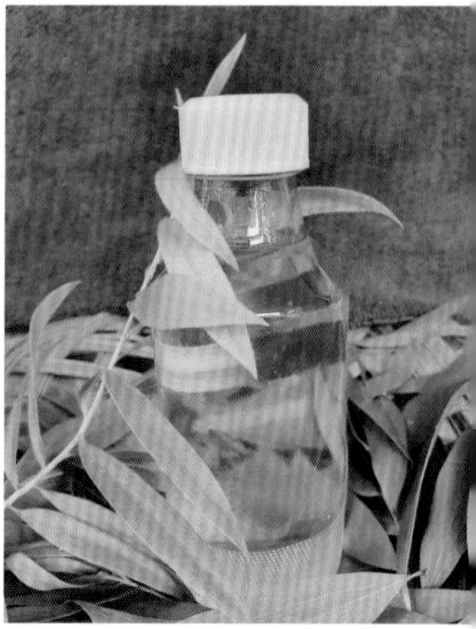

【左】樹皮は柔らかく、紙のように薄く剥脱しやすい　【右】すっきりとした中にソフトな甘さがある香りの精油

学名	*Melaleuca leucadendra*
分類	フトモモ科
抽出部位	葉、枝
抽出方法	水蒸気蒸留法
香り	樹木系
揮発速度	トップノート
効果	抗菌・殺菌作用、止血作用、鎮痛作用、抗ウイルス作用、抗炎症作用、消化器系のトラブル改善、防虫作用、アレルギー症状改善・緩和、空気清浄など

アでは数百年前から精油を抽出して利用していた他、オーストラリアでは先住民のアボリジニが痛みの治療に、ヨーロッパではリウマチやコレラの治療に用いられていたそうです。現在でも、頭痛・偏頭痛・筋肉痛・関節痛・神経痛・生理痛など、あらゆる痛みの緩和に取り入れられている他、傷の治りを早めて修復を促す働きもあるため、傷ややけどの痕・妊娠線のケアなどにも用いられています。また、花粉症やアレルギー性鼻炎など、アレルギー症状への効果も注目されています。ちなみに、シンガポール土産として有名な「タイガーバーム」、インドネシアの万能オイル「ミニャックテロン」などにも配合されています。空気清浄を兼ねたルームフレグランスとして使用するのがおすすめです。

26 CEDARWOOD -シダーウッド-

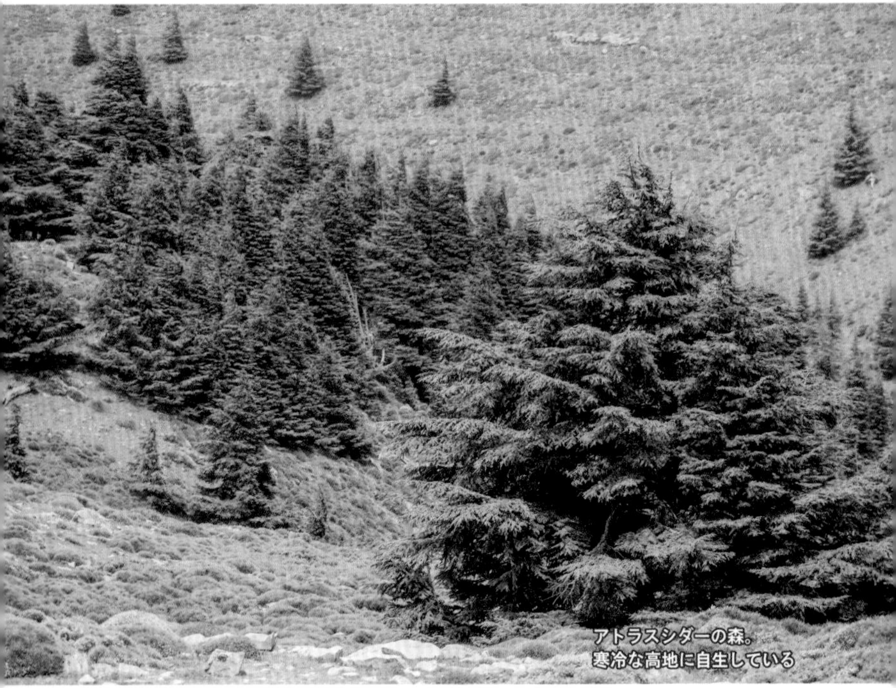

アトラスシダーの森。
寒冷な高地に自生している

神聖な樹木として扱われてきたシダーウッド

シダーウッドとは、植物学上のいくつかの科に属する樹木を指した総称で、代表的なものとしては、北アフリカのアトラス山脈を原産とするマツ科の「シダーウッド・アトラス（ホワイトシダー）」や、北アメリカを原産とするヒノキ科の「シダーウッド・バージニア（レッドシダー）」があります。古代イスラエル王国の王ソロモンの神殿の建材に使われていたという伝説もある他、古代エジプトではミイラ作りに、古代ギリシャやローマでは宗教儀式の際の薫香に使われていたなど、古くから偉大な力の象徴や神聖な樹木として扱われてきました。

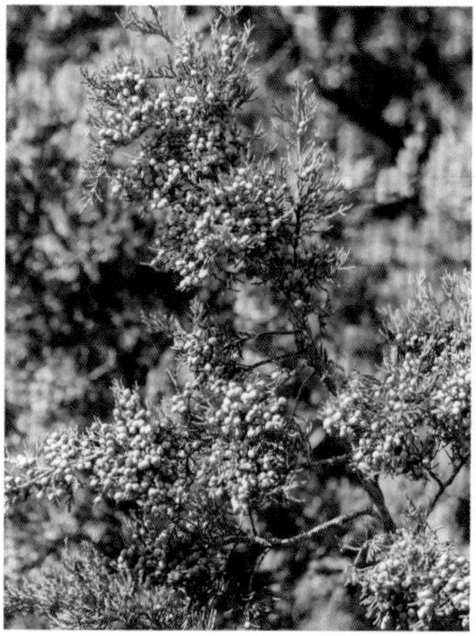
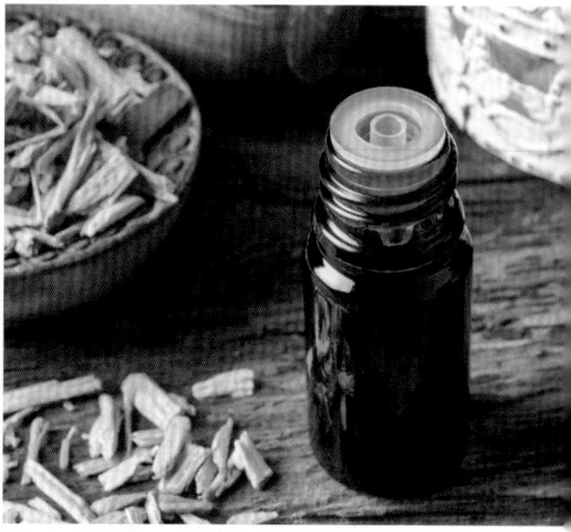

【左】約1cmほどのブドウのような球果をつけるレッドシダー　【右】森の中にいるような気分になれる甘さを含んだ香り

精油は、水蒸気蒸留法によって枝などの木部(心材)部分から抽出されます。温かみのあるウッディな香りが特徴で、マツ科のシダーウッドは甘さの中に木の芳香を持ち、ヒノキ科のシダーウッドはややスパイシーな香りを持つといわれています。男性が好む香りで、男性用化粧品に使用されることが多いのも特徴。主成分のセドロールには鎮静作用があり、気持ちを落ち着かせてくれるため、睡眠の質の向上やリラックス効果が期待できる他、芳香浴やアロマバスとして使えば、森林浴気分も味わえるでしょう。また、マッサージオイルとして使用すればむくみやセルライトの改善に、スキンケアとして使用すればニキビの予防に役立ちます。防腐・防虫効果があるので、靴箱に入れておくのもおすすめです。

学名	*Cedrus atlantica*、*Juniperus virginiana*など
分類	マツ科
抽出部位	木部（心材）
抽出方法	水蒸気蒸留法
香り	樹木系
揮発速度	ベースノート
効果	抗菌・殺菌作用、リンパ循環促進作用、鎮静作用、収れん作用、安眠作用、セルライトの改善、防腐作用、防虫作用など

27 ROSEWOOD - ローズウッド -

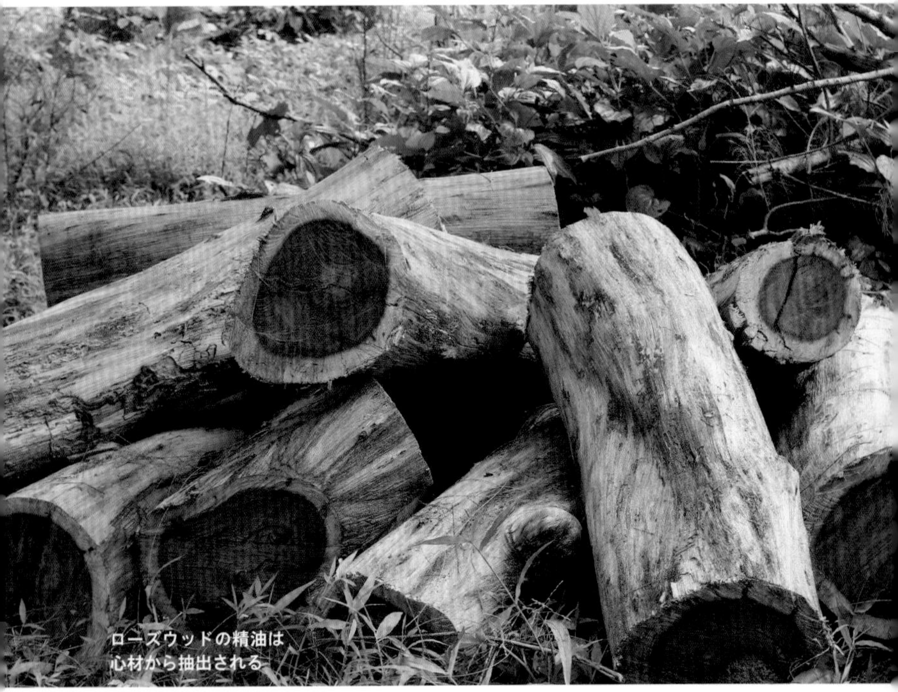

ローズウッドの精油は
心材から抽出される

バラの香りがする木、ローズウッド

南米のアマゾン川流域に自生するローズウッド。ローズとは異なるクスノキ科の樹木ですが、精油からローズのような香りがすることにちなんで名付けられました。樹脂を多く含み、硬く重い材質であることから、腐敗しにくく長持ちするという特徴があります。そのため、精油を得る目的以外にも、フランスなどでは家具や楽器を作る木材として珍重されました。しかし、非常に成長が遅い上、伐採によって数が激減したことから、現在はワシントン条約の規制対象植物に指定されています。また、ブラジル政府は、ローズウッドを1本伐採するごとに1本植樹するという法律を定めて保護してお

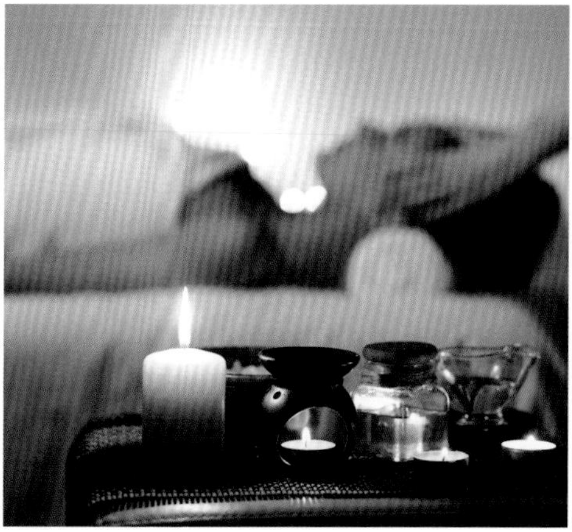
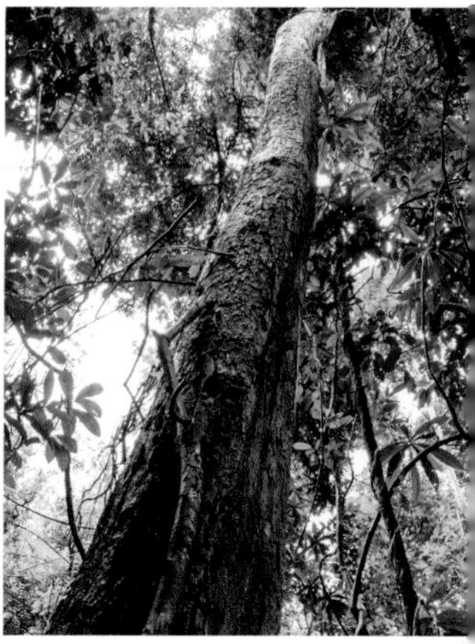

【左】ウッディな香りで希少価値の高い精油 【右】ローズウッドの木材は高級家具や高級楽器に使用されている

学名	*Aniba rosaeodora Ducke*
分類	クスノキ科
抽出部位	木部(心材)
抽出方法	水蒸気蒸留法など
香り	樹木系
揮発速度	ミドルノート
効果	鎮静作用、抗ウイルス作用、抗菌作用、保湿作用、鎮痛作用、強壮作用、ニキビの改善、シワの予防、呼吸器系の不調改善など

り、精油も植林されたものからしか採取できないようになっています。

精油は、チップ状に砕いた木部(心材)から、主に水蒸気蒸留法によって抽出されます。葉からも精油が抽出されますが、香りに雑味が多いため、木部の代用品として用いられます。ウッディでローズに似た甘い香りから、主に香水や化粧品の原料として利用されています。主成分のリナロールには、メンタルバランスを整える効果が期待できる他、シミやシワ、ニキビ、湿疹といった肌の悩みにもおすすめ。ボディクリームに混ぜて使えば、妊娠線の予防にも有効といわれています。この他、呼吸器系のトラブルにも効果的なため、空気清浄機に数滴混ぜて使えば、リラックス効果も同時に得られて一石二鳥です。

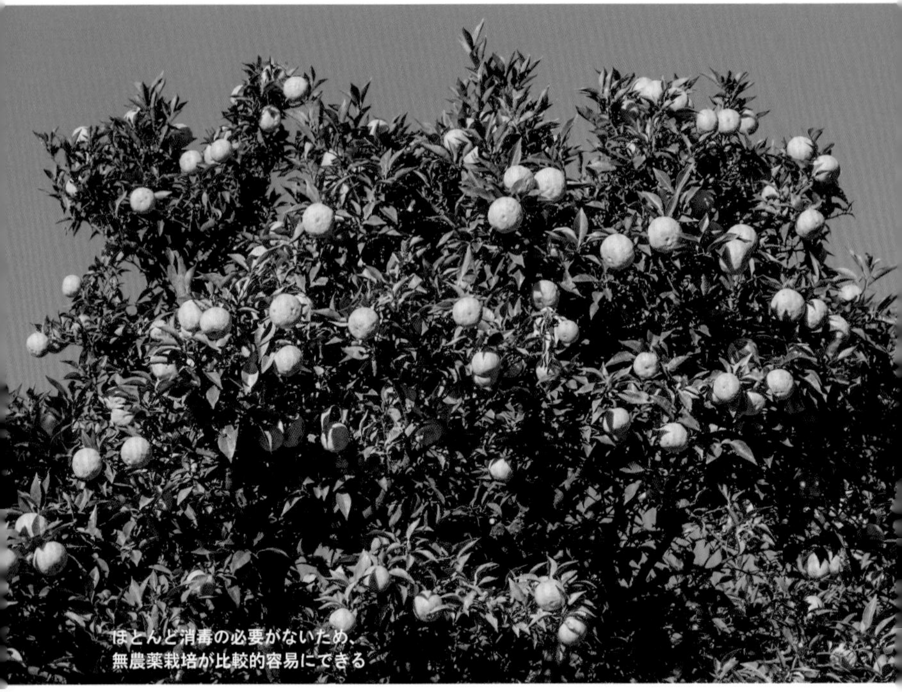

ほとんど消毒の必要がないため、
無農薬栽培が比較的容易にできる

ユズの消費量・生産量は日本が世界一

中国原産の常緑高木、ユズ。日本には平安時代に伝わったとされ、現在は消費量・生産量共に日本が世界一となっています。「桃栗三年、柿八年、柚子の大馬鹿十八年」ともいわれるように、成長が遅いことでも知られ、種子から果実が実るまで一般的に10年以上はかかります。江戸時代に銭湯が登場すると、冬至の日に「柚子湯」に入る習慣ができました。柚子湯に浸かると一年間風邪をひかずに過ごせるという言い伝えがありますが、その効果は研究でも認められており、神経痛や冷え性にも効果があるとされています。食用としても、薬味やジュース、菓子類など、香味や酸味を加える調味料として、日

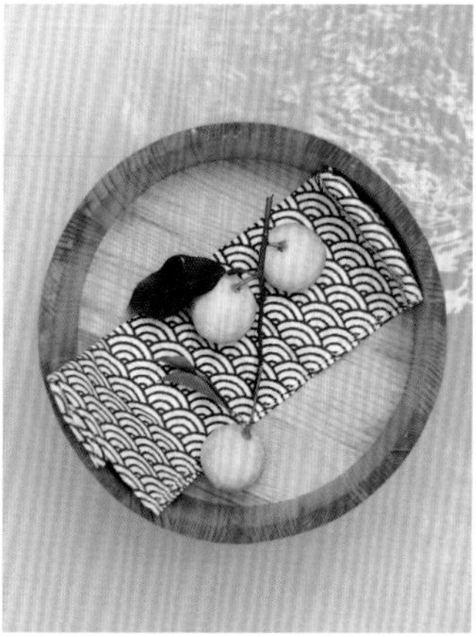

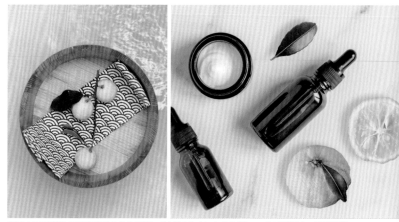

【左】血行促進効果が期待できる柚子湯にもリラックスタイムにも使用できる　【右】日本人になじみ深いユズの香りは、気分転換

本の食卓には欠かせない存在になっています。

精油は、ほとんどが圧搾法によって果皮から抽出されますが、圧搾法で採油した場合、光毒性のある場合もあるため注意が必要です。スキンケアに使う場合は、光毒性がなく皮膚刺激の少ない水蒸気蒸留法で抽出された精油がおすすめです。酸味と甘みの中に程よい苦みが加わった香りが特徴で、近年は海外でも人気が高まっています。

学名	*Citrus junos*
分類	ミカン科
抽出部位	果皮
抽出方法	圧搾法、水蒸気蒸留法など
香り	柑橘系
揮発速度	トップノート
効果	血行促進作用、疲労回復作用、殺菌作用、保湿作用、抗炎症作用、頭皮の強壮作用、抗感染作用、自律神経調整作用など ※光毒性あり

芳香成分のリモネンが70%を占めており、自律神経のバランスを整える効果が期待できる他、保湿効果もあるため、化粧水やクリームなどに配合されていることもあります。また、血流促進作用があるため、血行不良による肌のくすみや目の下のクマの解消、頭皮のケアにも効果的です。

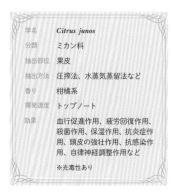

GALBANUM -ガルバナム-

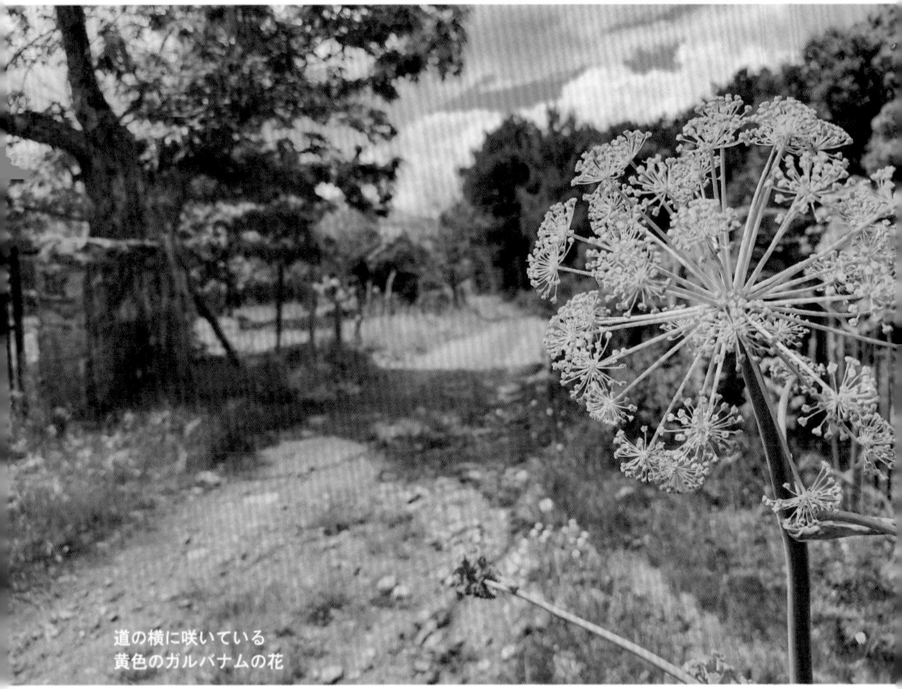

道の横に咲いている
黄色のガルバナムの花

古代エジプトの医学書に登場するガルバナム

セリ科の多年草であるガルバナムは、日本では「楓子香（ふうしこう）」という名前で知られています。中東〜西アジアを原産とし、主にイランやアフガニスタン、トルコなどで栽培されています。

ガルバナムの精油は、切り込みを入れた根茎から染み出る樹脂を水蒸気蒸留することによって得られ、どの精油ともブレンドしやすい、深く澄みきった清涼感のある香りが特徴です。紀元前1550年ごろに書かれた古代エジプトの医学書『エーベルス・パピルス』にも登場するなど、非常に歴史のある精油で、ミイラの防腐剤や化粧品としても使われていました。また、『旧約聖書』にはフランキンセンス

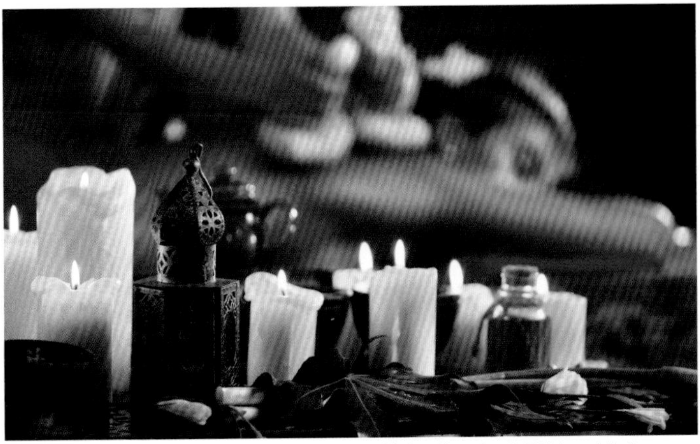
ボディマッサージオイルにも最適なガルバナムの精油は体の巡りを促進してくれる

学名	*Ferula galbaniflua*
分類	セリ科
抽出部位	樹脂
抽出方法	水蒸気蒸留法
香り	オリエンタル系
揮発速度	ミドルノート
効果	抗菌作用、鎮静作用、抗炎症作用、消化器系のトラブル改善、血行促進作用、女性ホルモン調整作用、呼吸器系の不調改善など

(P.48) と混ぜて儀式に使用するという記述の他、自分の楽しみのための使用を禁じるという記述もあり、宗教儀礼において非常に重要視されていたことが分かります。現在は、香水の香りの持続性を助けるための保留剤や、オリエンタルな香りを出すための香料として用いられるなど、香水の材料に欠かせない精油となっています。

効能としては、ニキビや肌荒れなど皮膚の炎症を鎮め、シワや老化肌などのケアにも効果が期待できる他、血行を良くして筋肉をリラックスさせる働きがあることから、マッサージオイルとして使用するのもおすすめです。この他にも、ホルモンバランスの乱れを調整し、呼吸器系の不調にも効果が期待できるといわれています。

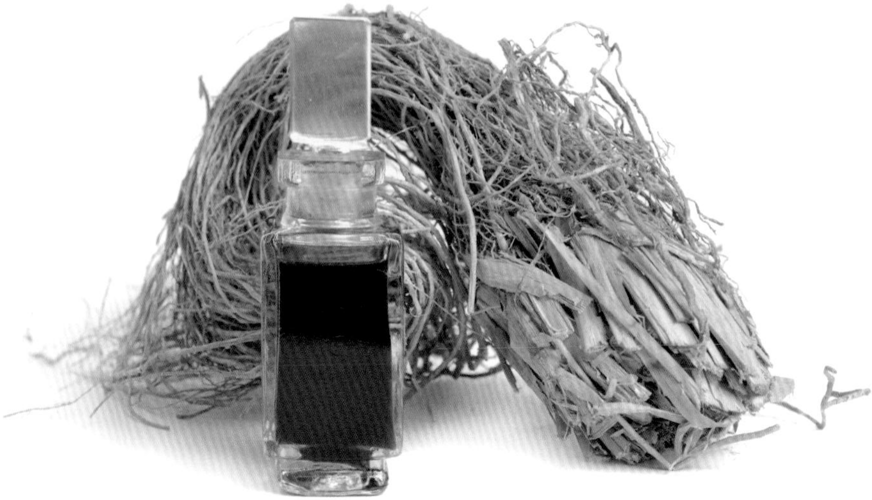

濡れた土壌を想起させる
ような香りを持つ

「静寂の精油」といわれるベチバー

インド原産のベチバーはイネ科の多年草で、イネのように尖った細長い葉とスポンジ状の根が特徴です。地下深くまで網状に根を張り巡らすことから、原産地では土砂崩れを防ぐ目的で栽培されることもあります。名前は、「まさかりで刈る」という意味を持つタミル語「Vetiverr」に由来し、インドでは「香り高い根」を意味する「クス」という別名でも知られています。儀式に使う薫香や伝統医療アーユルヴェーダの治療薬として古くから利用されており、葉や根で天幕などを作って日よけにしたり、粉末状にした根を小袋に入れて虫よけにしたりと、さまざまな用途で用いられたそうです。

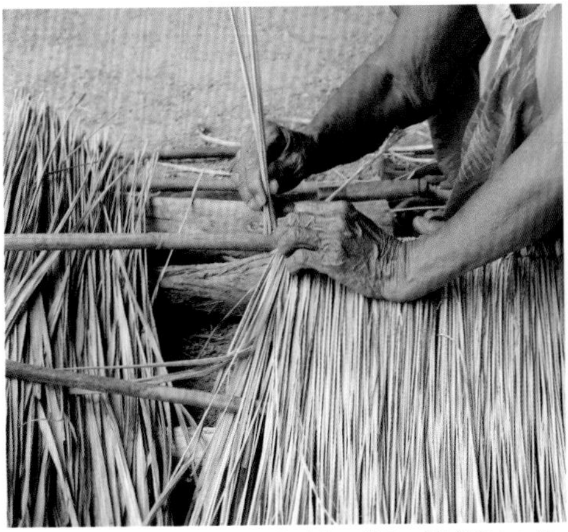
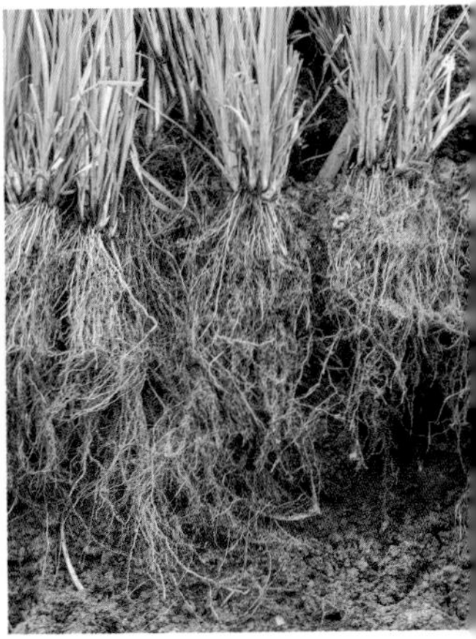

【左】ベチバーの葉で小屋の屋根を作る様子　【右】根はスポンジ状で、地中深くまで張っている

学名	*Chrysopogon zizanioides*
分類	イネ科
抽出部位	根
抽出方法	水蒸気蒸留法
香り	オリエンタル系
揮発速度	ベースノート
効果	鎮静作用、抗炎症作用、保湿作用、鎮痛作用、防虫作用、消臭作用、フケの防止など

精油は、乾燥させ細かく砕いた根から水蒸気蒸留法によって抽出されますが、抽出後に熟成させることで質が良くなり、香りも強くなるという性質を持っています。スモーキーな土の香りを連想させる落ち着いた香りが特徴で、多くの香水に使われています。ベチバーの香りは合成香料では作ることができないといわれているため、近年は特に需要が高まっています。主成分はベチベロール、ベチボン、ベチベロンなどで、中でもベチベロールを多く含むものが上質な精油とされています。優れた鎮静作用から「静寂の精油」と呼ばれる他、スキンケアにも効果的で、肌の乾燥やフケの予防にも効果が期待できます。体を温めて痛みを軽減する効果もあるため、筋肉痛やスポーツ前後のケアにもおすすめです。

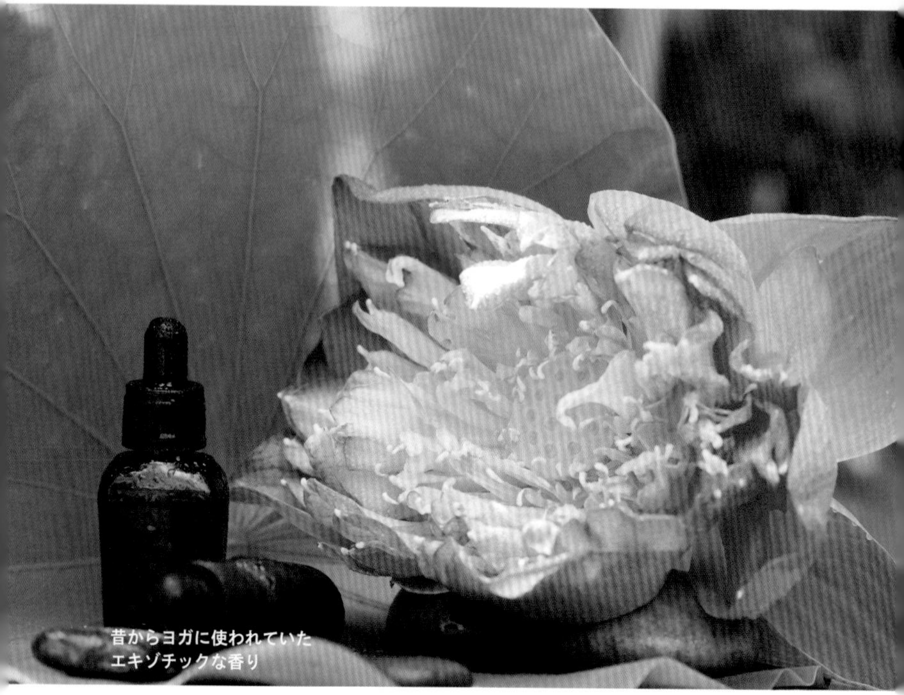
昔からヨガに使われていた
エキゾチックな香り

仏様が鎮座する神聖な花、ロータス

日本では「ハス（蓮）」として知られるロータスは、インド原産のハス科の多年性水生植物。地下茎から茎を伸ばし、水面に葉を出して早朝に花を咲かせます。花の色によって、「ピンクロータス」、「ホワイトロータス」、「ブルーロータス」などに分類されますが、日本ではブルーロータスは「スイレン（睡蓮）」と呼ばれ、スイレン科の別種となります。

ハスは、泥水の中から美しい花を咲かせる姿から、インドではインダス文明の時代から神聖な花として特別視されてきました。ヒンドゥー教では神話や聖典の中に繰り返し象徴的な存在として登場す

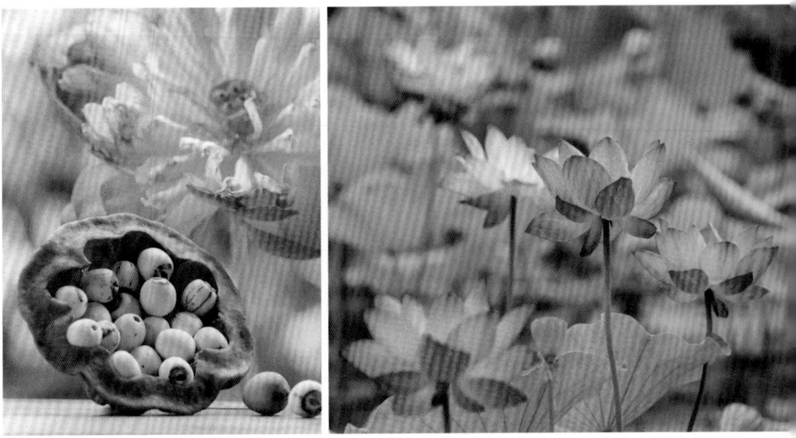

【左】ドングリに似た形の種子は、殻を剥いて乾燥させ「ロータスシード」として販売されている　【右】夏の池に咲くピンクロータス

る他、仏教では仏の智慧や慈悲の象徴とされ、仏が鎮座する花としても知られています。また、スイレンは古代エジプトにおいて、朝に花開き夕方には水の中に沈む習性や放射状に広がった花の形から、太陽を象徴する花として神聖視されていたといいます。ハスもスイレンも、古くから食用や薬用として利用されてきました。

精油は、溶剤抽出法などによって花から抽出されます。甘さと爽やかさを併せ持つ上品な香りが特徴で、希少価値が高いことから、高級な香水の原料として利用されています。芳香浴としての使用がメインになりますが、スキンケアとして使用する際には、水蒸気蒸留法で抽出した精油がおすすめ。心を落ち着かせる効果が期待できることから、瞑想(めいそう)やヨガに使われます。

学名	*Nelumbo nucifera／Nymphaea lotus*
分類	ハス科／スイレン科
抽出部位	花
抽出方法	溶剤抽出法、水蒸気蒸留法
香り	オリエンタル系
揮発速度	ミドルノート
効果	鎮静作用、強心作用、解熱作用、抗うつ作用、収れん作用、抗炎症作用、高揚作用、鎮痛作用など

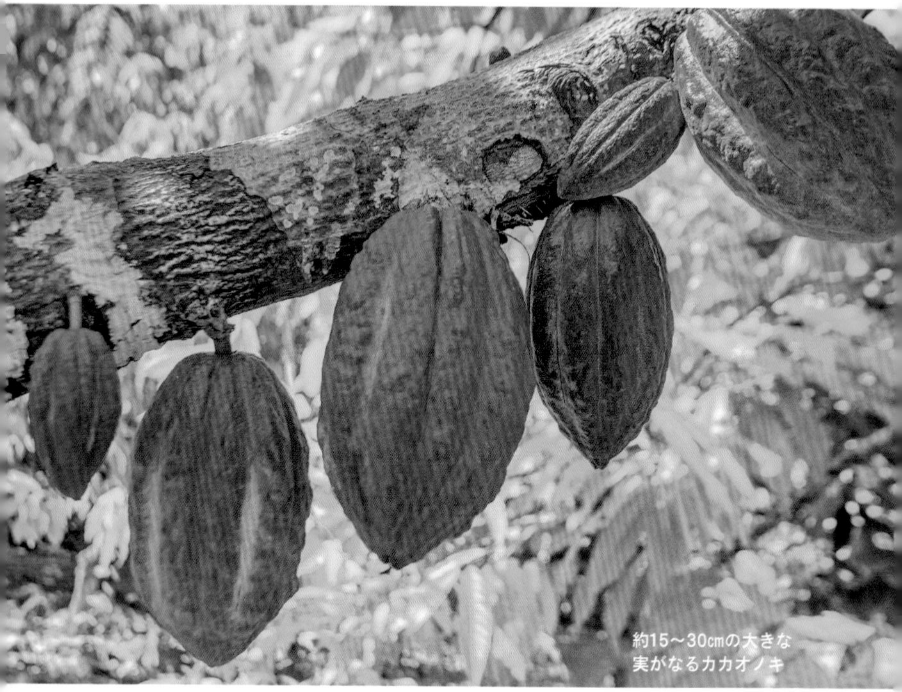

約15～30㎝の大きな
実がなるカカオノキ

アステカ文明では貴重品、カカオ

チョコレートやココアの原料として知られるカカオ。別名「カカオノキ」や「ココアノキ」とも呼ばれるアオイ科の常緑樹で、学名の「Theobroma」はギリシャ語で「神の食べ物」を意味します。メソアメリカを原産とし、紀元前1200年頃のオルメカ文明の時代から食用として栽培されていたことが分かっています。当時、カカオ豆(種子)は王族だけが得られる貴重品で、マヤ文明やアステカ文明では貨幣としても利用されていました。1502年、コロンブスによってスペインに伝わりましたが、利用法が分からず、その価値に気付かれなかったといいます。

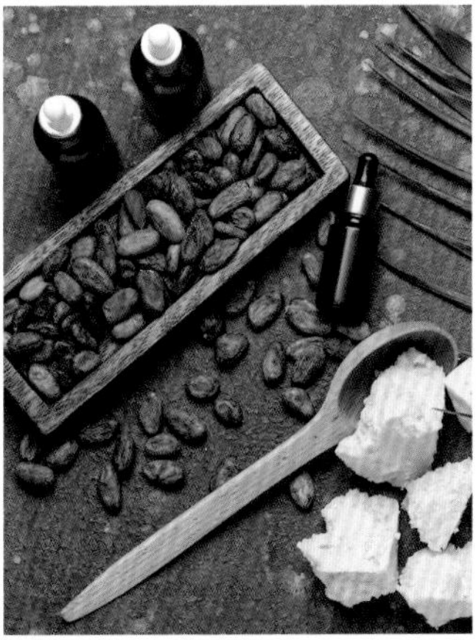
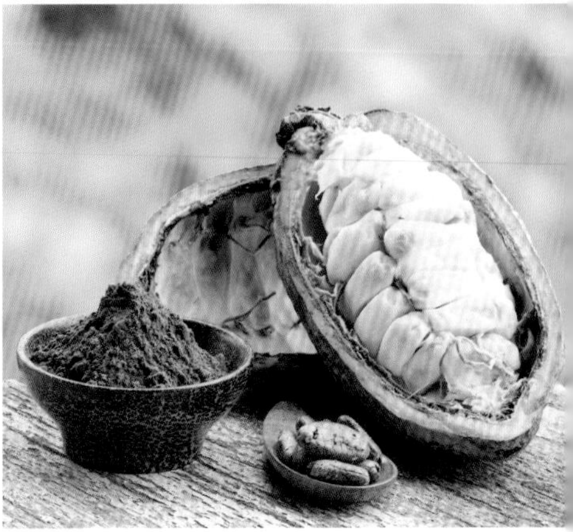

【左】かつてカカオ豆10個でウサギ1羽、100個で奴隷1人が取引されていたという
【右】堅い殻を割ると、パルプと呼ばれる白い果肉に包まれたカカオ豆が入っている

カカオ豆の胚乳部(カカオニブ)を擦りつぶしたカカオマスに高圧をかけると、カカオバターとカカオパウダーに分離します。精油は、このカカオパウダーに溶剤を用いることで抽出されます。ほろ苦いチョコレートのような、ビターな中に甘みのある香りが特徴で、高揚感や多幸感をもたらす脳内ホルモン、エンドルフィンを放出させる働きもあります。ちなみに、チョコレートの食べ過ぎを抑制したいときは、カカオの香りを嗅ぐことで代用できます。また、抗酸化作用に優れたカカオポリフェノールは、生活習慣病予防にも有効とされています。疲労回復やリラックス効果もあるため、芳香浴やフレグランスに使うのもおすすめ。スイートオレンジ(P.36)やマンダリン(P.40)などと相性がよいようです。

学名	*Theobroma cacao*
分類	アオイ科
抽出部位	種子
抽出方法	溶剤抽出法
香り	スパイス系
揮発速度	ベース〜ミドルノート
効果	抗うつ作用、鎮静作用、弛緩作用、抗菌作用、抗酸化作用、血圧降下作用、消化促進作用、疲労回復作用など

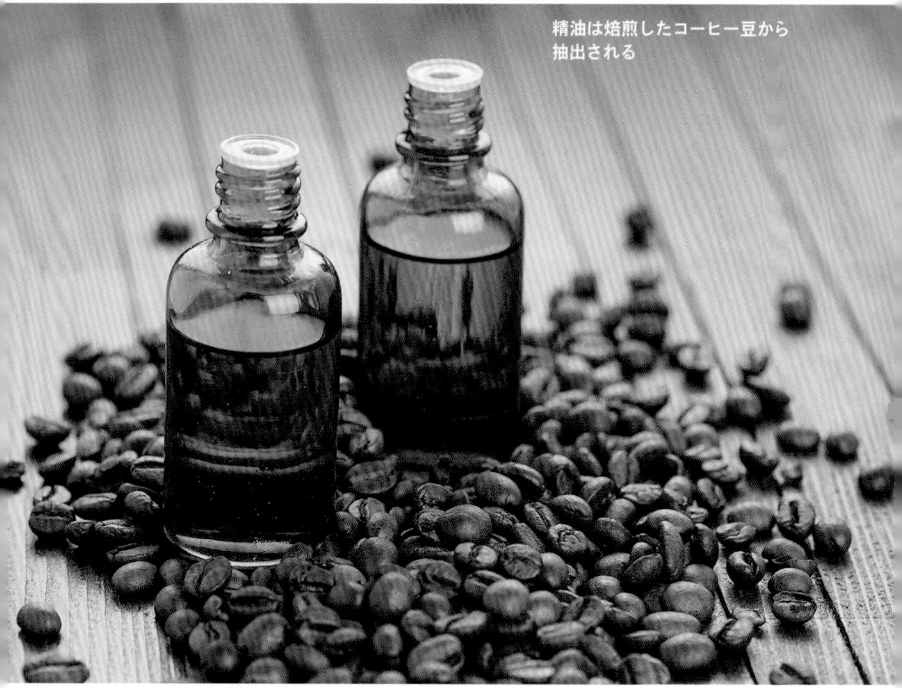

精油は焙煎したコーヒー豆から抽出される

コーヒーは集中力を高めるためのサポーター

果実がコーヒー豆として利用されるコーヒーノキ。アカネ科の常緑低木で、エチオピア南東部のアムハル高原が原産と考えられています。コーヒーの起源説としては、エチオピアのオロモ族が5000年以上前から使用していたコーヒー豆の携帯食「エナジーボール」や、「ヤギ飼いカルディの伝説」などが有名。後者は、エチオピアのヤギ飼いの少年カルディが、放し飼いのヤギが夜になっても興奮して跳び跳ねていることを修道僧に相談したところ、山腹に実る赤いコーヒーの果実が原因だと分かり、それが睡魔に打ち勝つ秘薬として広まったというもの。いずれにせよ、いつから人間がコーヒーを利用

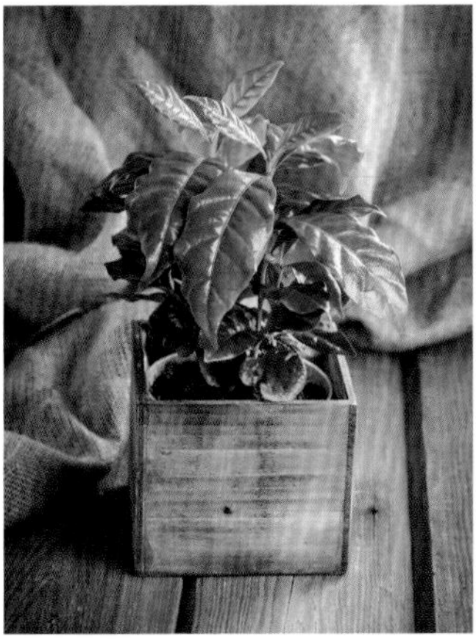

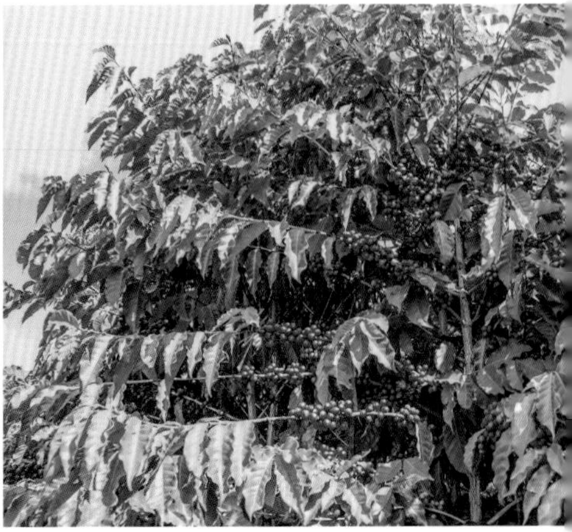

【左】観葉植物としても人気のコーヒーノキ　【右】白くて小さな花が咲いた後に赤いコーヒーの実が実る

していたのか、はっきりとは分かっていません。

現在は、中南米や東南アジア、アフリカ、ハワイ、インドなど、「コーヒーベルト」と呼ばれるエリアが主な生産地となっており、総生産量の約70%を占める「アラビカ種」は、「ロブスタ種」、「リベリカ種」と合わせて「コーヒー3原種」の一つに数えられ、最初に栽培された品種と考えられています。

精油は、主に水蒸気蒸留法によって果実から抽出され、スモーキーで深みのある香りが特徴。精油に限らず、コーヒーの香りを嗅ぐことで、人間がリラックスしている時や集中している時に出る「アルファ波」という脳波が出現することが分かっており、集中できない時などに嗅ぐと、効果が期待できます。

学名	***Coffea arabica***
分類	アカネ科
抽出部位	果実
抽出方法	水蒸気蒸留法など
香り	スパイス系
揮発速度	ミドルノート
効果	刺激作用、食欲増進作用、抗うつ作用、鎮痛作用、皮膚軟化作用、吐き気の緩和、鎮静作用、抗酸化作用など

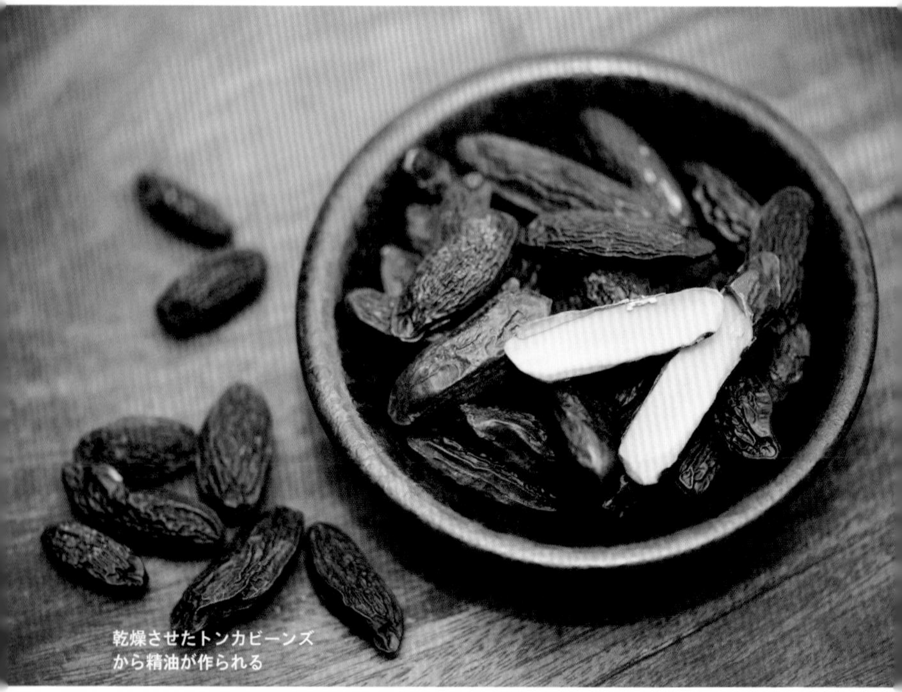

乾燥させたトンカビーンズ
から精油が作られる

桜餅の香り？ トンカビーンズ

中央〜南アメリカ原産のマメ科の樹木、クマル。先住民からは「トンカ」と呼ばれ、その種子は「トンカビーンズ（トンカ豆）」と呼ばれています。また、クマルという名前はフランス領ギアナの先住民の言語に由来し、種子に多く含まれる香り成分「クマリン」はこの名前から付けられました。トンカビーンズの香りに最も近いとされる桜餅にも、このクマリンが多く含まれているそうです。

トンカビーンズは生の状態ではほとんど香りがなく、乾燥させることで独特の強い甘い香りが生まれます。このため、精油も乾燥させた種子から主に溶剤抽出法で抽出されます。伝統的にタバコの香

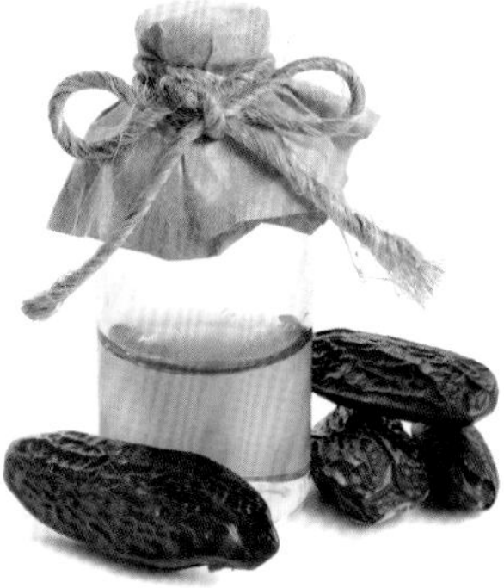
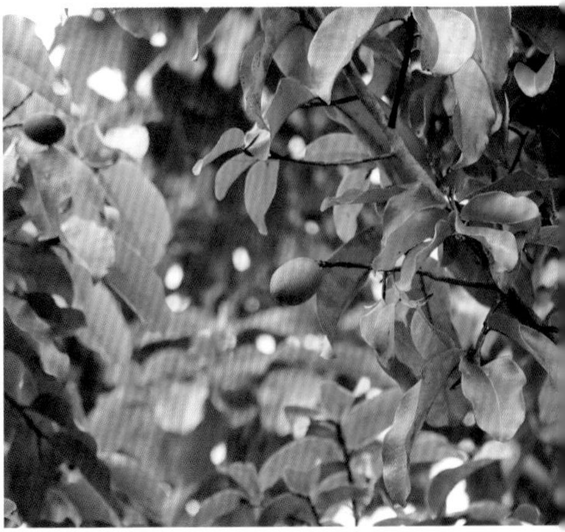

【左】甘い香りの精油は、心を落ち着かせるのに効果的　【右】高さ20～30m、幹の太さは直径1mにもなるクマルの木

り付けとして使われてきましたが、現在は主に香水などの香料として利用されている他、ドイツのクリスマス菓子シュトーレンやラム酒などにも使われています。

クマリンは、女性ホルモンのエストロゲンと似た働きがあるため、生理痛や更年期障害など、ホルモンバランスの乱れによる女性特有の症状を緩和する効果が期待できます。また、殺菌作用や去痰作用、ウイルスや細菌の侵入・増殖を防ぐ効果が期待できるため、風邪やインフルエンザの予防と症状の緩和に役立ちます。この他にも、血液の凝固を防いで血流を改善し、心臓病や心筋梗塞などの予防にも有効とされています。リラックス効果もあり、芳香浴やフレグランスのブレンドとして使うのもおすすめです。

学名	***Dipteryx odorata***
分類	マメ科
抽出部位	種子
抽出方法	溶剤抽出法など
香り	スパイス系
揮発速度	ベースノート
効果	殺菌作用、催淫作用、鎮静作用、去痰作用、殺虫作用、女性ホルモン調整作用、血行促進作用など

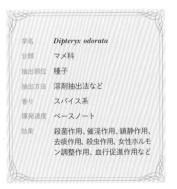

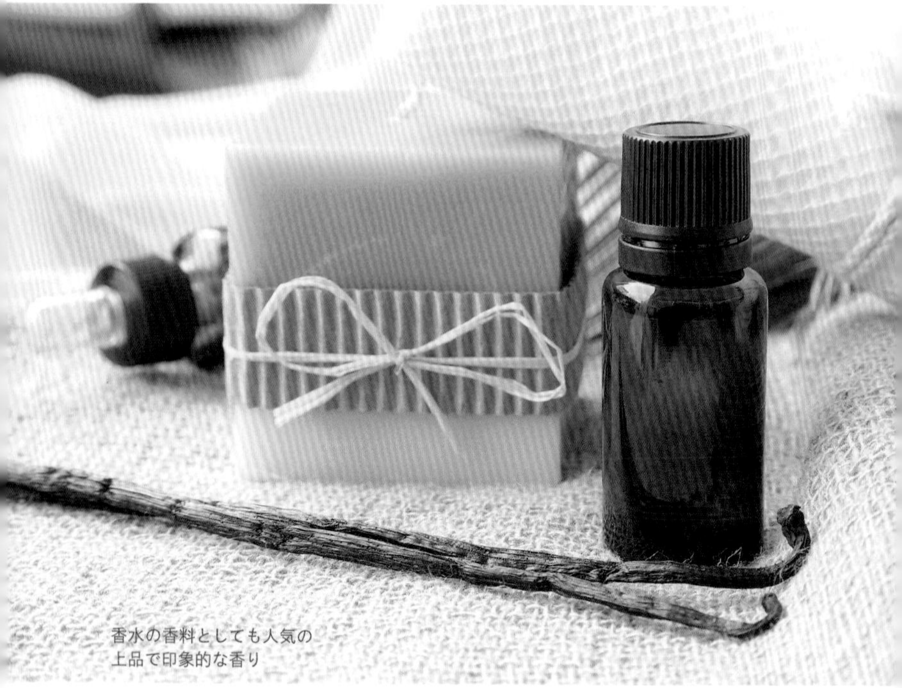
香水の香料としても人気の
上品で印象的な香り

スイーツの香りでおなじみのバニラ

メキシコ、中央アメリカ原産のバニラ。未熟な状態のさやを採取し、数週間かけて発酵・乾燥を繰り返す「キュアリング」を行うことで、特有の成分バニリンの甘い香りが出るようになります。このさやの中にある小さな黒い種子はバニラビーンズ。その成分を抽出し溶剤に溶かしたものはバニラエッセンスやバニラオイルと呼ばれ、菓子類の風味付けなどに用いられます。1874年に人工バニリンの合成に成功しましたが、天然の香りには及ばないことから現在も天然バニラの需要は高く、高価なスパイスとして取引されています。

栽培を始めたのはメキシコのトトナコ族とされ、16世紀にメキシ

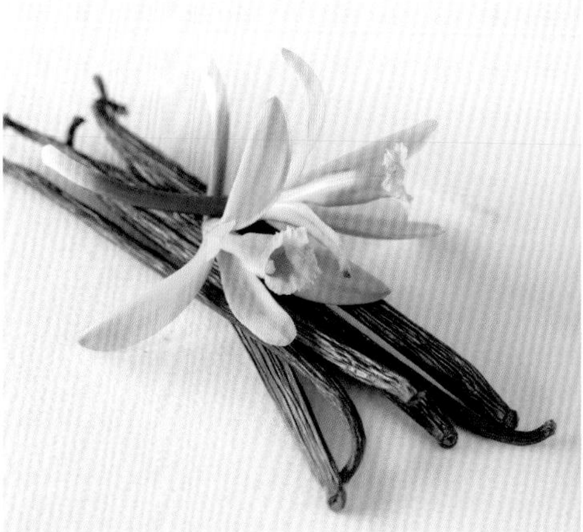

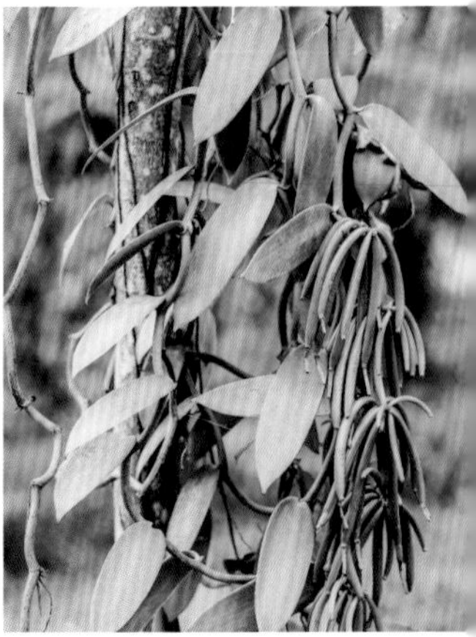

【左】1本数百円もする高価なバニラビーンズ　【右】他の植物に絡みながら成長するつる植物のバニラ

学名	*Vanilla planifolia*
分類	ラン科
抽出部位	種子、さや
抽出方法	溶剤抽出法、水蒸気蒸留法
香り	スパイス系
揮発速度	ベースノート
効果	強壮作用、鎮静作用、生理促進作用、催淫作用、腸内環境調整作用、腸内ガスの排出など

コを征服したスペイン人により、ヨーロッパへ伝わりました。名前は「小さなさや」を意味するスペイン語「vaina（バイナ）」が由来とされます。原産地ではハリナシバチという虫を媒介して受粉しますが、固有種のため、他地域で果実を得ることは長らく不可能とされていました。しかし1841年、フランス領レユニオン島の12歳の奴隷少年エドモン・アルビウスが人工授粉の方法を発見したことで、中央アメリカ以外でも栽培が可能となりました。

精油は、水蒸気蒸留または溶剤抽出法で種子とさやから抽出されます。バニリンやフェランドレン、リナロールを含み、強壮作用やリラックス効果、生理促進、腸内ガスの排出促進などの効果が期待できます。刺激が強いため肌には使用せず、芳香浴で使いましょう。

Column 02

エッセンシャルオイルの分類

　エッセンシャルオイルは、香りの系統で7種類ほどに分類されることが多いです。分類名も統一されているわけではなく、いろいろな名称が使われています。下記は、分類の一例です。

フローラル系	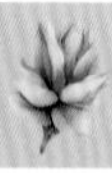	ジャスミン、アイリス、ラベンダー、サフラン、ゼラニウム、ネロリなど花の香り
ハーブ系	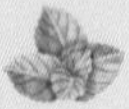	ペパーミント、マジョラム、ローズマリー、イニュラ、オレガノなど清涼感のある香り
樹木系	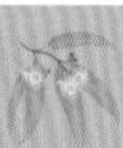	ユーカリ、ヒノキ、スギ、オークモス、マヌカ、バルサムファーなど樹木の香り
柑橘系	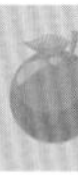	スイートオレンジ、レモン、グレープフルーツ、レモングラスなど誰にでも好かれるミカンの香り
オリエンタル系	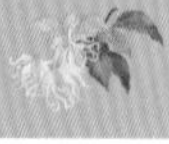	イランイラン、サンダルウッド、ベチバーなどヨーロッパ側から見たアジア的な香り
樹脂系	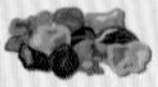	ミルラ、ベンゾイン、フランキンセンス、エレミなど樹木の樹脂から抽出された精油の香り
スパイス系	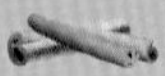	シナモン、ナツメグ、アニス、カルダモンなどスパイシーで独特な香り。個性的とも表現される

Chapter 3

気分転換やリフレッシュに使いたいエッセンシャルオイル

36 YARROW - ヤロウ -

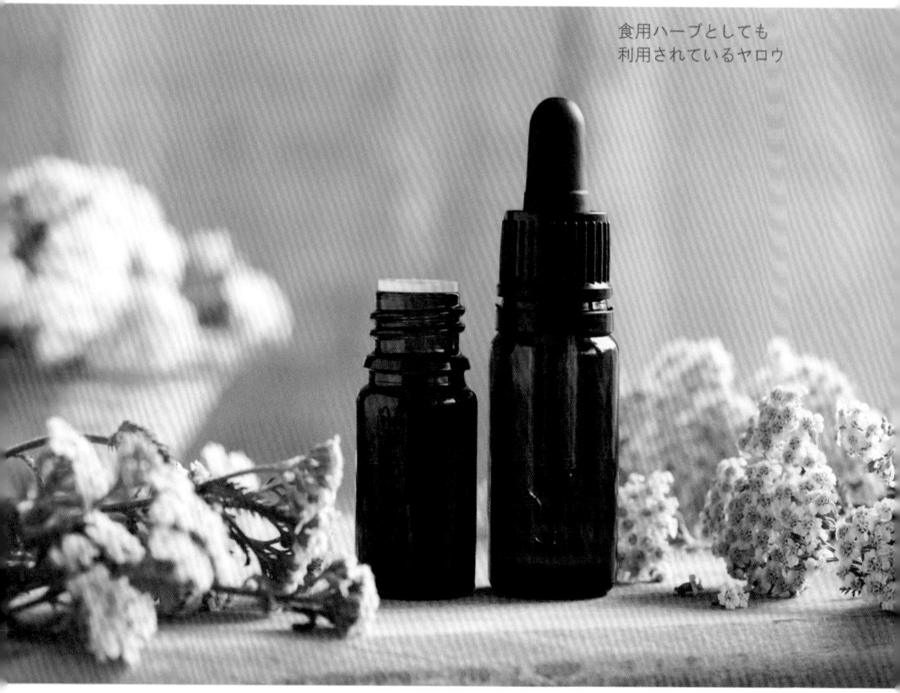

食用ハーブとしても
利用されているヤロウ

「戦士の傷薬」と呼ばれていたヤロウ

ヨーロッパ原産のヤロウは、キク科の多年草。和名の「セイヨウノコギリソウ（西洋鋸草）」は、鳥の羽のように並ぶ葉がノコギリに似ていることが由来です。先史時代からさまざまなケガや病気を和らげる万能薬として利用されてきました。ギリシャ神話では、トロイ戦争の際、英雄アキレスが兵士の傷の手当てに使ったというエピソードがあることから、「戦士の傷薬」と呼ばれていたそうです。また、スコットランドでは悪霊を追い払う力があると信じられていたため、魔よけとして使われました。この他、中国では宗教・呪術的パワーを持つと信じられ、占いの道具として用いられたという歴史

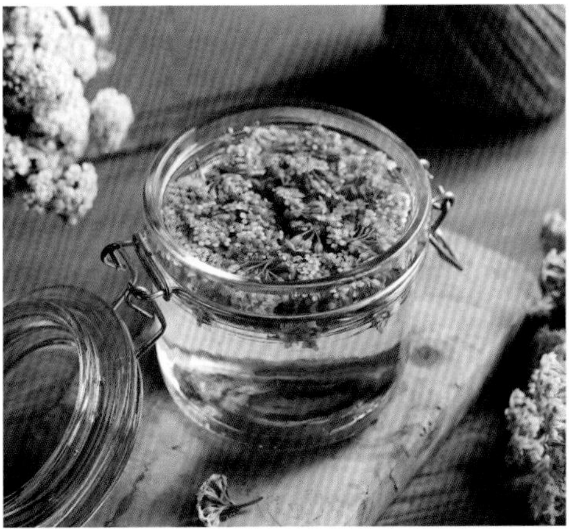

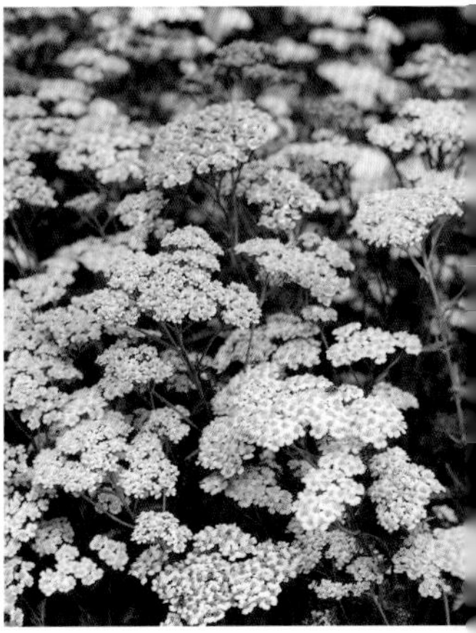

【左】アルコールに漬けたハーブチンキ。ヤロウの成分が溶け出し、化粧水作りなどに利用できる　【右】小花が固まって咲く。細かくギザギザした葉が特徴的

があります。現在も食用ハーブとして利用される他、強壮・発汗・解熱作用などが期待できるとして、民間療法やハーブ療法で用いられています。

精油は、水蒸気蒸留法によって、葉と花から抽出されます。特徴的な濃い青色は、ジャーマンカモミール（P.130）にも含まれるアズレン誘導体という成分によるもの。抗酸化作用や皮膚の炎症軽減効果が期待できる他、収れん作用があり、毛穴の開きやたるみ、脂性肌のケアにも効果的なことから、スキンケア成分として注目されています。香りはハーバル感が濃く好き嫌いが分かれますが、免疫力を高める作用から「心身の強壮剤」とも呼ばれており、ストレス軽減や睡眠サポートに有効です。

学名	*Achillea millefolium*
分類	キク科
抽出部位	葉、花
抽出方法	水蒸気蒸留法
香り	ハーブ系、フローラル系
揮発速度	ミドルノート
効果	抗炎症作用、鎮痛作用、消化促進作用、収れん作用、強壮作用、育毛作用、女性ホルモン調整作用、発汗作用、解熱作用、抗酸化作用、免疫力向上作用など

37 INULA - イニュラ -

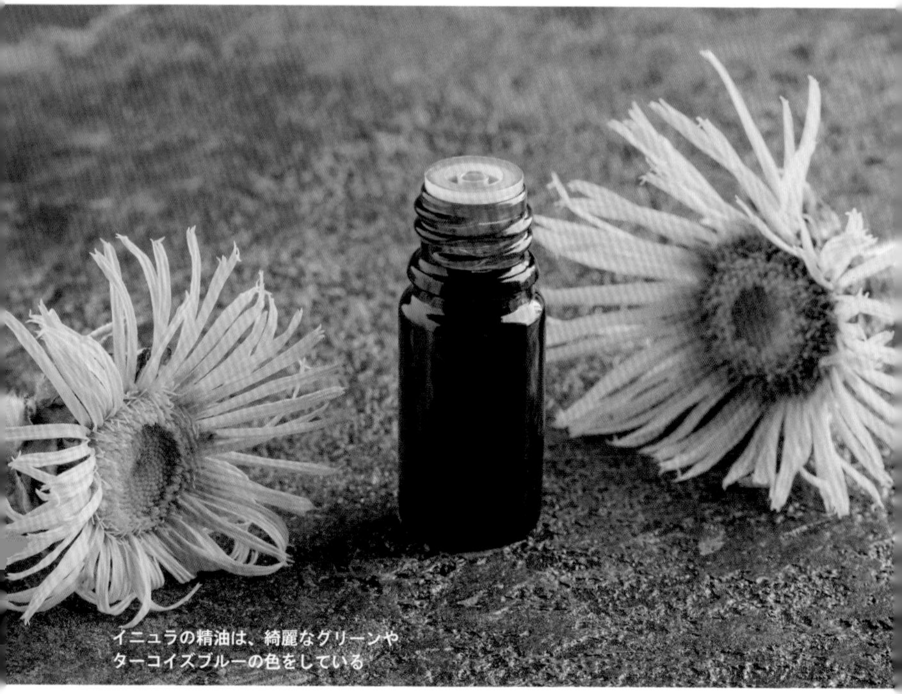

イニュラの精油は、綺麗なグリーンやターコイズブルーの色をしている

鼻づまりなど呼吸器系の不調に効く？ イニュラ

イニュラとは、キク科オグルマ属の多年草で、原産はアジアと考えられています。学名の「graveolens」は「強い香り」という意味で、しっかりとした香りが長く続くことから、精油を抽出する目的で、ギリシャ、ブルガリア、フランスなどで栽培されています。ヨーロッパでは古代ギリシャやローマの時代から薬草として使用されていた、古い歴史のある植物です。

精油は、水蒸気蒸留法によって花、葉、茎など全草から抽出されます。金属による化学変化を起こすため、蒸留に使う器具の素材によって精油の色が変わるという特徴があり、ステンレス製の蒸留器

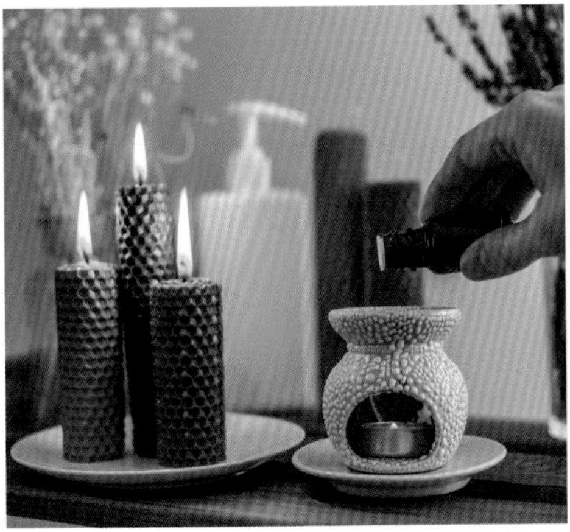
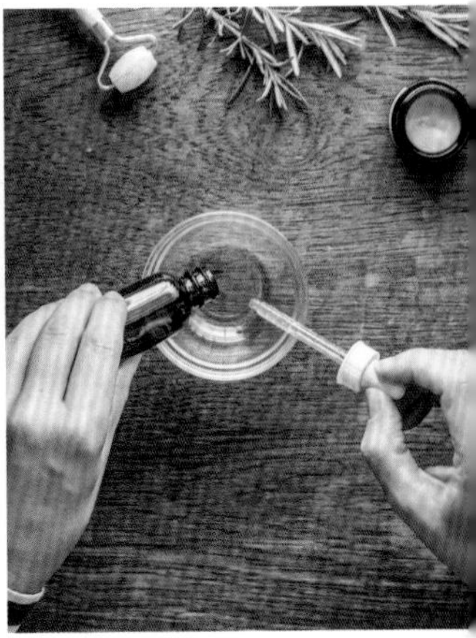

【左】すっきりとした香りはイライラを鎮め、心を落ち着かせてくれる　【右】皮膚刺激を与えることがあるので、入浴剤や肌への使用は植物油などに混ぜて低い濃度で使用する

ならグリーン、銅製の蒸留器ならターコイズブルーになります。薬品のような樟脳の香りとミントのようなハーブの香りを併せ持ちます。成分は産地によって若干異なり、日本で多く流通するフランス産の精油は、酢酸ボルニルとボルネオールが主成分となっています。呼吸器系のトラブルに効果的で、鼻づまりや風邪、花粉症、ぜんそくなどの症状改善に有効とされる他、粘液を溶かす成分が含まれているため、痰切れを良くする効果も期待できます。イヌリンという成分の働きにより、血圧を下げる効果が期待できるため、高血圧の人にも利用されています。この他にも、皮脂を溶解させる働きがあるとして、海外ではニキビ薬に使われることもあります。乳化剤や植物油に混ぜて薄めてから使用しましょう。

学名	*Inula graveolens*
分類	キク科
抽出部位	花、茎、葉
抽出方法	水蒸気蒸留法
香り	ハーブ系
揮発速度	ミドル〜トップノート
効果	抗菌作用、殺菌作用、去痰作用、鎮痙作用、鎮咳作用、抗ウイルス作用、血圧降下作用、抗炎症作用、呼吸器系の不調改善、ニキビの改善など

38 OREGANO - オレガノ -

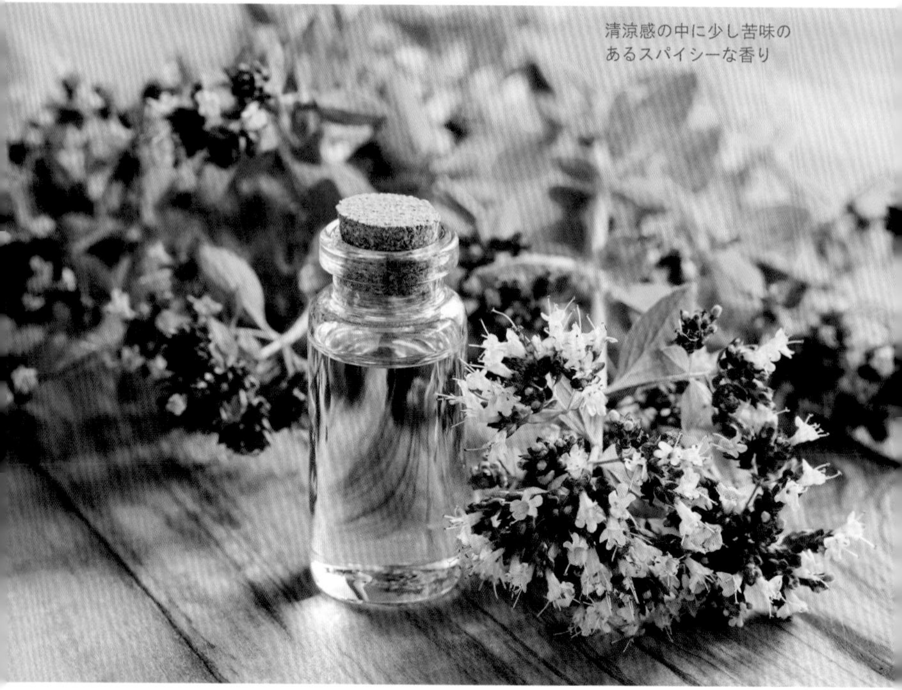

清涼感の中に少し苦味のあるスパイシーな香り

料理に欠かせないスパイス、オレガノ

地中海沿岸を原産とするオレガノ。シソ科ハナハッカ属の多年草で、別名「ワイルド・マジョラム」とも呼ばれ、マジョラム(P.62)の近縁種となります。オレガノを「ワイルド・マジョラム」と呼ぶ場合は、マジョラムは「スイート・マジョラム」と呼んで区別します。「ワイルド」と呼ばれる通り、マジョラムと比べると強く野性的な香りです。名前は「山の喜び」を意味するギリシャ語に由来し、古くから薬用の他、調味料・スパイスなどの食用として珍重されてきました。殺菌・防腐作用に優れ、古代エジプトではミイラ作りに使われた他、古代ギリシャでは医学の父ヒポクラテスが治療薬や消毒薬として治

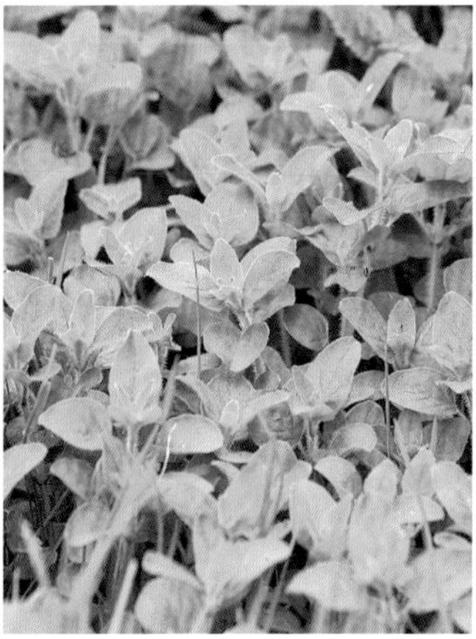
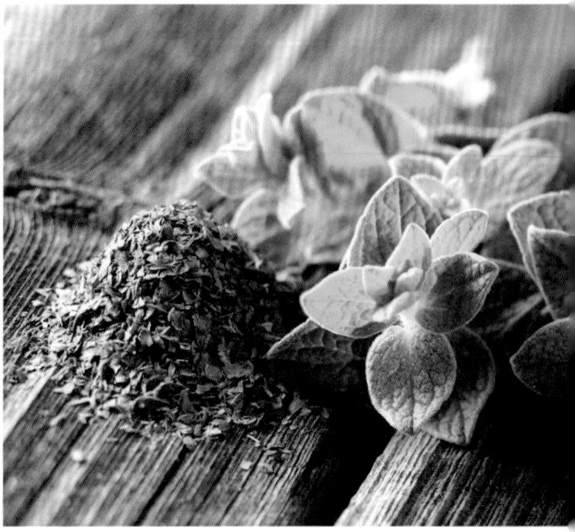

【左】丈夫で生育旺盛なオレガノは、庭やベランダでの栽培も容易　【右】フレッシュよりも乾燥させた方が香りが強くなるオレガノ

療に利用したといわれています。また、古代ローマ時代の世界最古の料理本『アピキウスの料理書』には、ソースを美味しくするスパイスとして記載されています。この他、ヨーロッパではオレガノの葉を家具や床に擦りつけて、家具のつや出しや香り付けに用いたそうです。

精油は、水蒸気蒸留法によって花と葉から抽出されます。スパイスとして使うオレガノよりも、ドライで苦みのある、刺激的な香りがします。抗菌・抗ウイルス作用があるといわれる、カルバクロールやチモールというフェノール類が主成分で、天然の抗生物質として感染症予防などへの有効性が注目されています。肌への刺激が強いため、希釈濃度や用法容量を守りましょう。

学名	*Origanum vulgare*
分類	シソ科
抽出部位	花、葉
抽出方法	水蒸気蒸留法
香り	ハーブ系
揮発速度	ミドルノート
効果	抗菌作用、殺菌作用、鎮痛作用、抗炎症作用、抗ウイルス作用、強壮作用など

SUMMER SAVORY -サマーセイボリー-

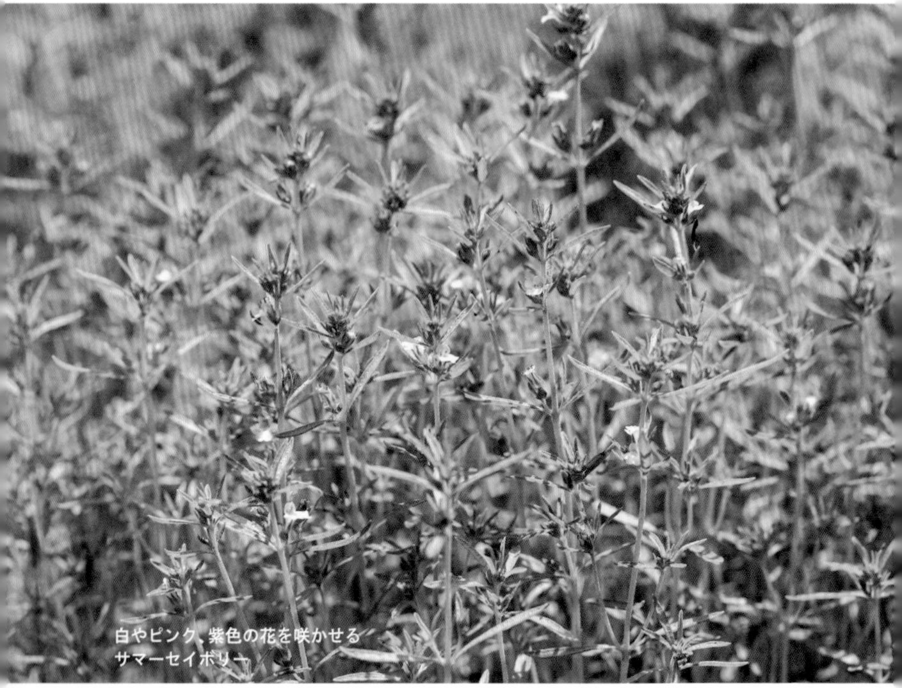
白やピンク、紫色の花を咲かせる
サマーセイボリー

ギリシャ神話が名前の由来、サマーセイボリー

サマーセイボリーは、地中海沿岸を原産とするシソ科キダチハッカ属の植物で、和名では「キダチハッカ（木立薄荷）」といいます。キダチハッカ属を総称して「セイボリー」と呼びますが、代表的なのは一年草の「サマーセイボリー」と、多年草の「ウインターセイボリー」で、芳香が柔らかいサマーセイボリーの方が広く利用されています。属名の「Satureja」は、ギリシャ神話に登場する半人半獣のサテュロスがセイボリーを媚薬として使い、ニンフ（妖精）を追い回したというエピソードに由来しているそう。古代ギリシャ・ローマ時代から健胃・整腸・消化促進作用を持つ薬草や、料理のスパイスとして利

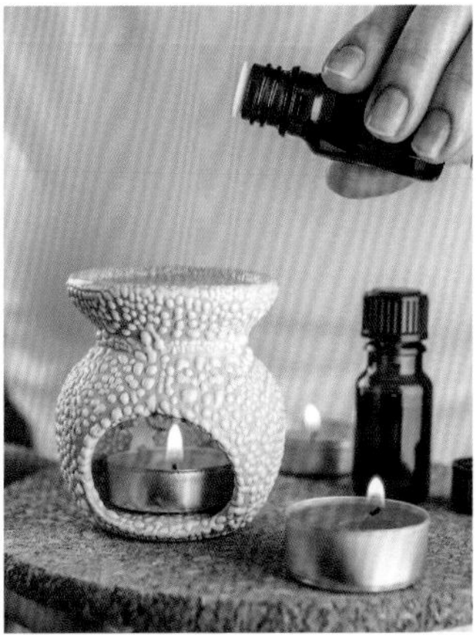

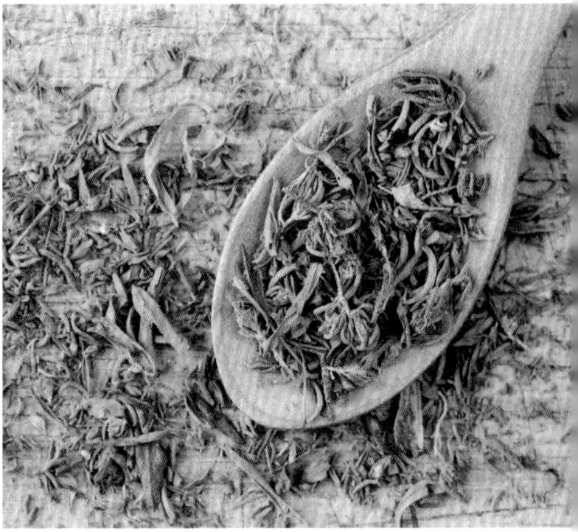

【左】疲れている時に元気になれる香り　【右】乾燥させたサマーセイボリーは料理やハーブティーに使うことができる

学名	*Satureja hortensis*
分類	シソ科
抽出部位	葉、茎
抽出方法	水蒸気蒸留法
香り	ハーブ系
揮発速度	ミドル〜トップノート
効果	強壮作用、抗菌作用、抗真菌作用、抗酸化作用、消化促進作用、健胃作用、血行促進作用、むくみの改善・緩和、呼吸器系の不調改善など

用されてきました。大航海時代には貴重なコショウの代用品として用いられたことから、「ペッパーハーブ」と呼ばれる他、豆料理に使うと、腸内ガスの発生を抑制したり、豆の美味しさを引き出したりする効果があることから、「豆のハーブ」とも呼ばれています。

精油は、水蒸気蒸留法によって葉と茎から抽出されます。ローズマリーやミントに似た爽やかな香りが特徴で、主成分のカルバクロールやチモールは血行促進作用や神経強壮作用などの効果が期待できることから、貧血・冷え性・むくみの緩和に取り入れられています。また、喉の痛み、気管支炎、ぜんそくなどの呼吸器系のトラブルにも効果的なので、ディフューザーやスプレーで部屋全体に散布して使うのがおすすめです。

40 VALERIAN - バレリアン -

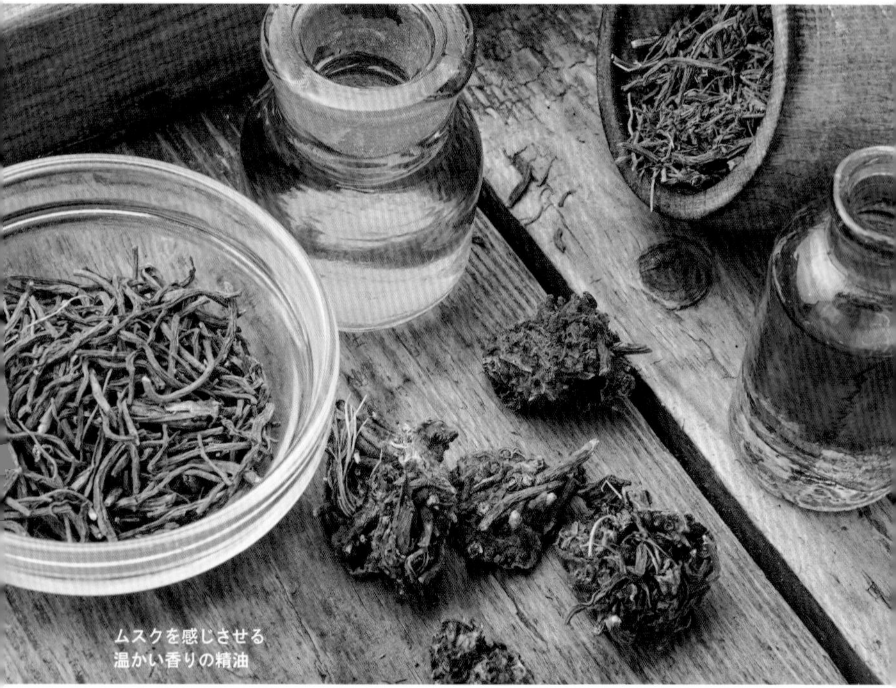

ムスクを感じさせる
温かい香りの精油

「神の睡眠薬」という別名をもつバレリアン

ヨーロッパ〜北アジア原産のバレリアン。オミナエシ科カノコソウ属に分類される多年草で、和名では「セイヨウカノコソウ」と呼ばれています。名前は、「健康になる」「幸福」を意味するラテン語「Valare」に由来しています。別名「神の睡眠薬」とも呼ばれ、古代ギリシャでは精神の高ぶりを抑えて安眠に導く薬草として使われていました。実際に、神経面への働きかけが報告されている酢酸ボルニルやバレレン酸といった成分を含むことから、ドイツでは伝統的医薬品として承認されているなど、現在もメディカルハーブやサプリメントとして広く利用されています。中世ヨーロッパでは加温・通

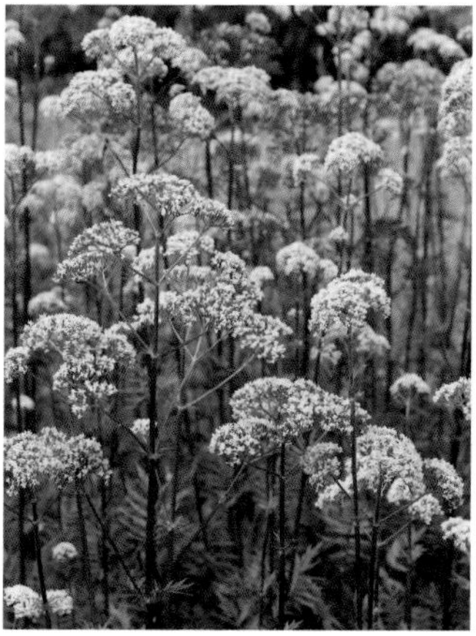

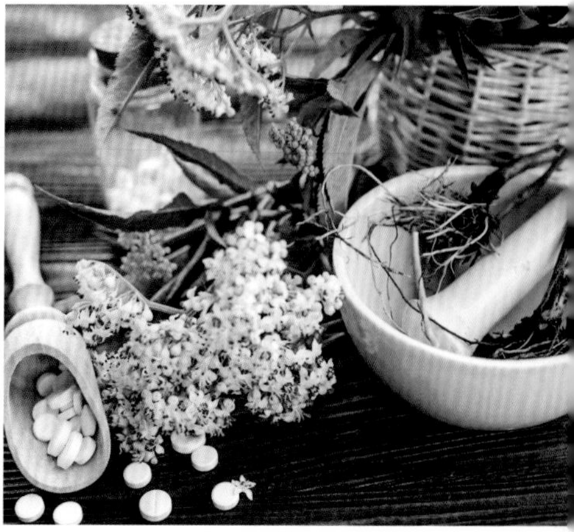

【左】甘い香りを持ち、白色やピンク色の小花を咲かせる　【右】バレリアンのサプリメントも販売されている

経・利尿薬など、さまざまな症状に優れた薬効を持つとして珍重され、修道院でもよく栽培されていました。また、悪魔や呪いを払いのける植物と信じられ、悪魔の仕業だと考えられていた精神疾患などにも用いられたそうです。

精油は、水蒸気蒸留法によって根から抽出されます。ムスクのような土臭い香りが特徴で、好き嫌いがはっきり分かれる香りのため、人によっては悪臭と感じることもあります。このため精油としてはマイナーですが、ネコが非常に好む香りとして知られ、マタタビのようにネコを酔わせる効果があります。効能としては、さまざまな痛みの緩和に有効とされ、神経痛や偏頭痛、肩や首の痛みなどに効果的です。欧米では高い人気があります。

学名	*Valeriana officinalis*
分類	オミナエシ科
抽出部位	根
抽出方法	水蒸気蒸留法
香り	ハーブ系
揮発速度	ベースノート
効果	鎮静作用、安眠作用、鎮痛作用、通経作用、利尿作用など

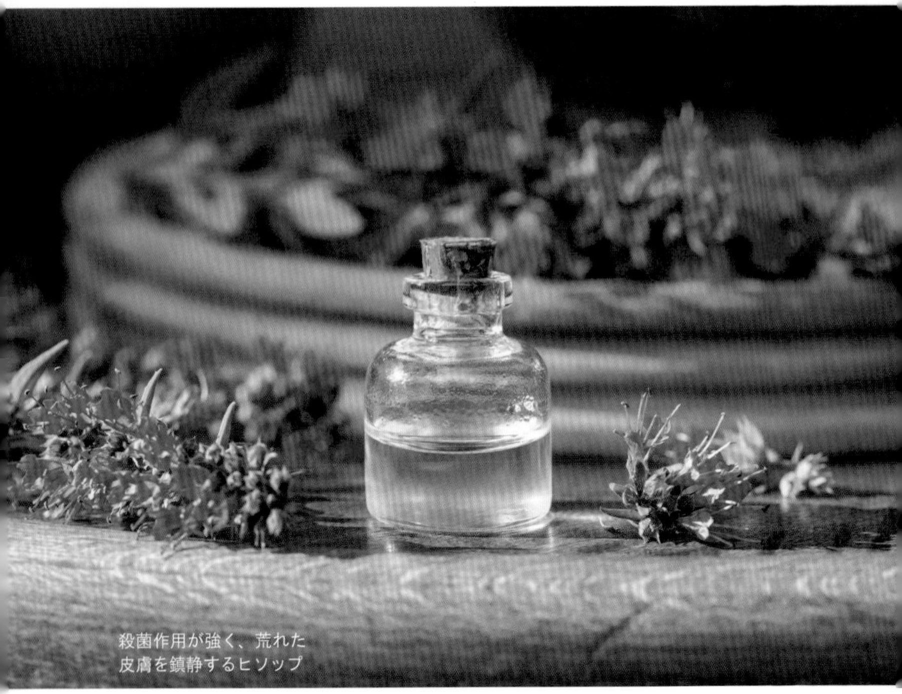

殺菌作用が強く、荒れた
皮膚を鎮静するヒソップ

蜜源植物としても使われてきたヒソップ

シソ科ヤナギハッカ属の多年草であるヒソップ。南ヨーロッパおよびアジアの温帯地域が原産ですが、現在はアメリカやロシアにも自生しています。葉の形が柳に似ており、ハッカのような甘く清涼感のある香りのため、和名では「ヤナギハッカ(柳薄荷)」と呼ばれています。日本ではあまりなじみはありませんが、ヨーロッパ～中東にかけての地域では、古くから香料や薬用、料理やお酒の香り付けとして使われてきた他、花にミツバチが好んで集まることから、養蜂に使う蜜源植物としても利用されたそうです。名前は「聖なるハーブ」を意味するヘブライ語「Ezob(エゾブ)」に由来し、古代から宗

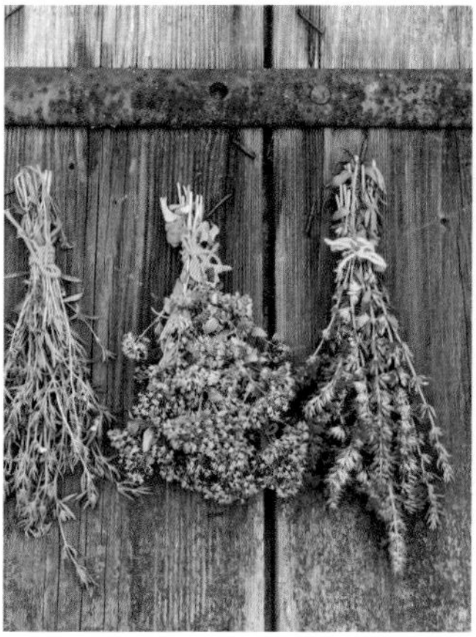
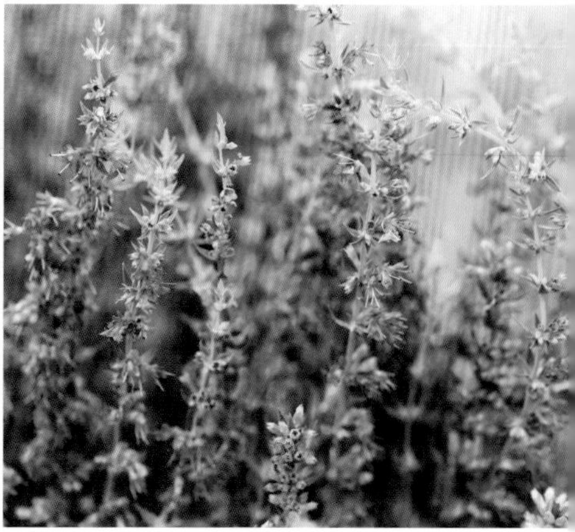

【左】枝の先端にピンク色や青色の穂状の花が咲く　【右】ヤナギのような細長い葉は濃い緑色で艶がある

学名	*Hissopus officinalis*
分類	シソ科
抽出部位	葉、芽
抽出方法	水蒸気蒸留法
香り	ハーブ系
揮発速度	ミドルノート
効果	抗菌作用、殺菌作用、抗感染作用、抗ウイルス作用、去痰作用、消臭作用、抗炎症作用、呼吸器系の不調改善、消化器系のトラブル改善など

教的にも珍重されてきました。銘酒として知られるリキュール「ベネディクティン」は、10世紀にベネディクト会の修道士がヒソップを持ち帰り、リキュールの風味付けとして使うようになったのが始まりです。中世ヨーロッパでは虫よけと芳香剤を兼ねてヒソップを床にまいたり、魔よけとして家の中に吊るしたりしていた他、イギリスのエリザベス朝時代には、ハーブガーデンにヒソップを植えることが流行したといわれています。

精油は、水蒸気蒸留法によって葉や芽から抽出されます。非常に強い殺菌作用を持つため、痰・咳などの呼吸器系の不調や、食欲不振・消化不良などの消化器系の不調改善に効果的とされます。刺激性成分が多く含まれていることから、使用には注意が必要です。

42 OAKMOSS -オークモス-

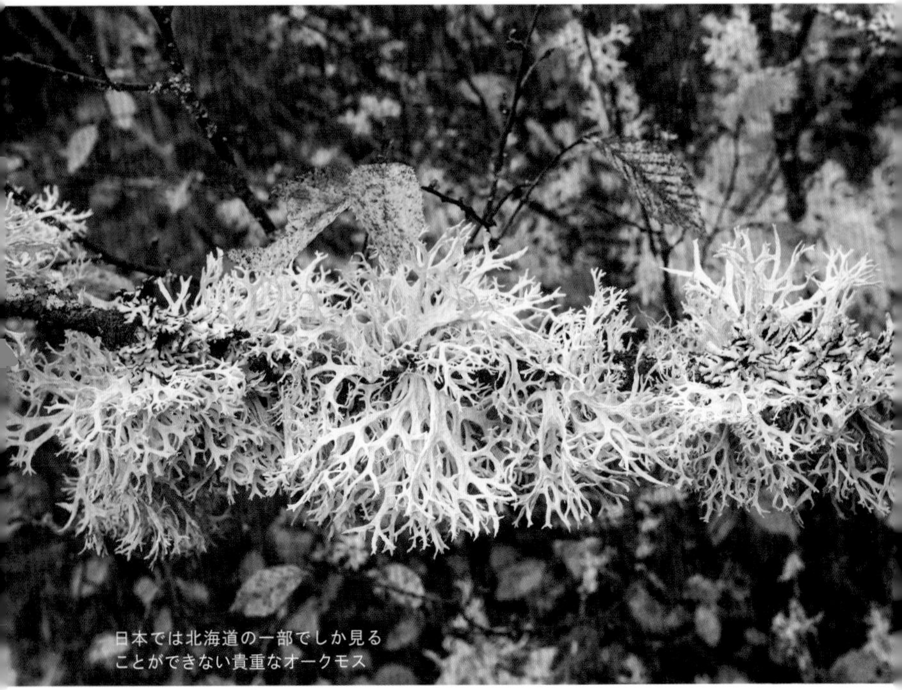

日本では北海道の一部でしか見ることができない貴重なオークモス

あらゆる香料の固定剤、オークモス

ウメノキゴケ科の地衣類であるオークモス。和名では「ツノマタゴケ(角叉苔)」と呼ばれるように、鹿の角のような形が特徴です。名前には「コケ(苔)」と付きますが、厳密には苔類ではなく、菌類と藻類の複合体で、オーク(カシ・樫)などの広葉落葉樹に着床し、木に垂れ下がるようにして成長します。主に、フランスやアメリカ、ブルガリア、ユーゴスラビアなどで採取されており、全草から精油が抽出されます。ヨーロッパでは17世紀にはすでに香料として利用されており、「シプレ調」と呼ばれる独特の香りが、香水に欠かせない必須香料として使われています。また、自然界で最も粘り強い香り

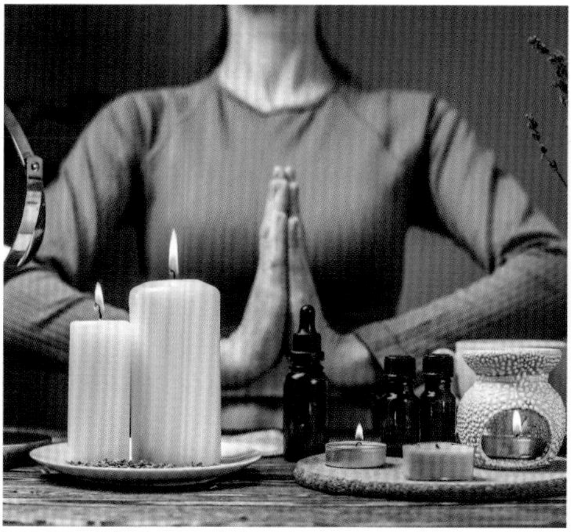
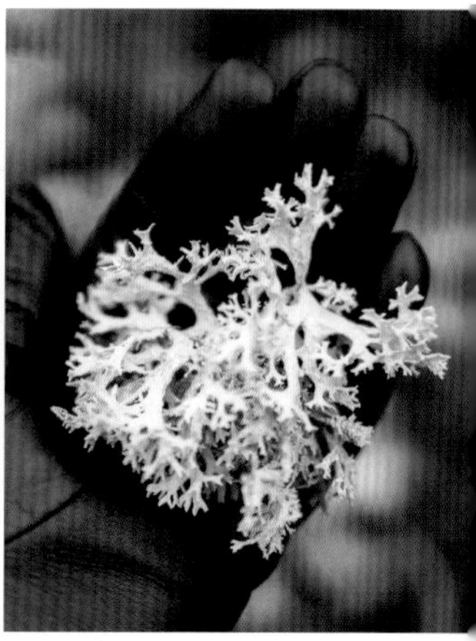

【左】瞑想や休憩時など、落ち着きを取り戻したいときに最適な香り　【右】地衣体の大きさは3～4cmで、樫の木などに着床し枝分かれを繰り返しながら成長する

学名	*Evernia prunastri*
分類	ウメノキゴケ科
抽出部位	全草
抽出方法	溶剤抽出法
香り	樹木系
揮発速度	ベースノート
効果	鎮静作用、催淫作用、殺菌作用、消毒作用、去痰作用、抗炎症作用、呼吸器系の不調改善、創傷治癒作用など

の固定剤の一つといわれ、芳香時間を延ばしたり、香りに深みを与えたりする目的で利用されています。この他、アメリカ先住民のインディアンは、呼吸器系疾患や傷の治療に使用していたそうです。

精油は、収穫したオークモスに水分を加えてから、溶剤抽出法で抽出します。溶剤抽出法(アブソリュート法)で採取されるため、精油の名前には、非常に高い香気を持つ物質であることを示す「アブソリュート」と表記されることが多いです。単独ではコケを思わせる土っぽい強烈な香りですが、ブレンドすると官能的で穏やかな香りに変化します。鎮静作用に優れ、ストレス・不安・プレッシャーなどを取り除くのに役立つことから、就寝前や瞑想時に使用するのがおすすめです。

43 SUGI -スギ-

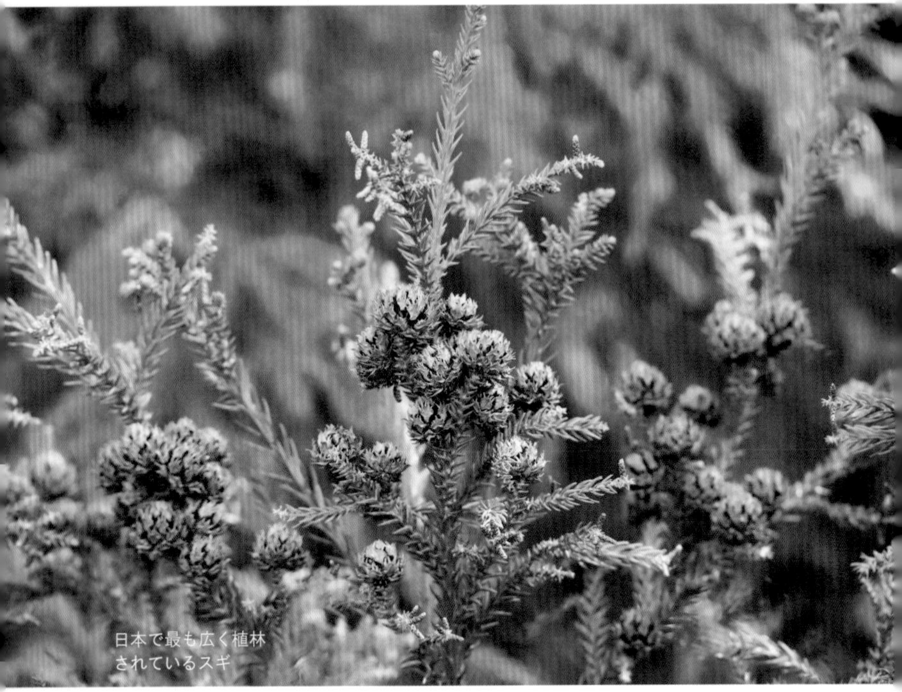

古くから建材に使用されてきたスギ

日本原産のスギ（杉）は、樹高60mほどになるものもあるヒノキ科の常緑針葉樹。名前は、真っすぐの木を意味する「直木（スグキ）」が由来とされます。なお、英語では「ジャパニーズシダー」と呼ばれていますが、シダーウッド（P.66）とは種が異なります。北海道〜屋久島まで、日本の広い範囲に自生しており、屋久杉、吉野杉、小国（おぐに）杉などの地域品種があります。抗菌・防虫・防腐作用に優れることから、昔から住居や家具の材料として使用されてきた他、酒樽にして日本酒の香り付けにも使われてきました。

精油は、水蒸気蒸留法によって葉･枝･木部から抽出されます。抽

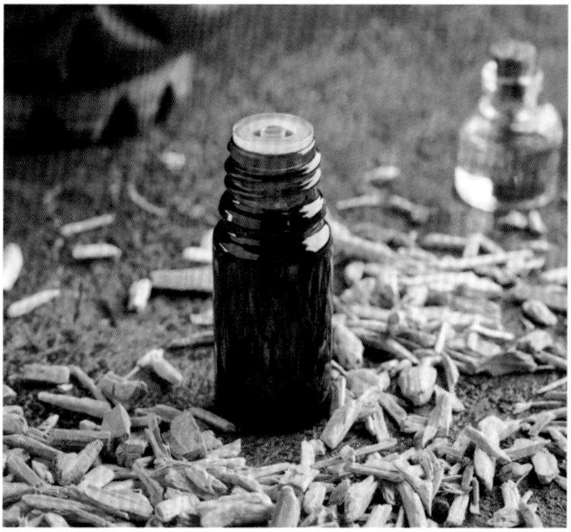

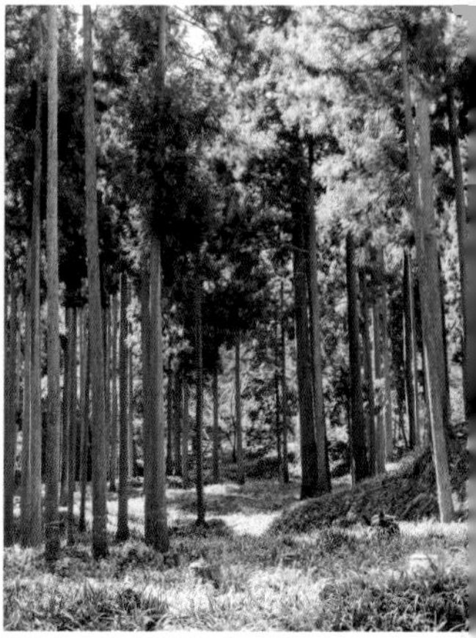

【左】森林浴をしているような作用がある精油　【右】真っすぐ成長する幹が特徴。木目が直線的で加工がしやすい

出部位によって成分の含有比率が異なり、葉の精油には頭をスッキリさせる効果のある低沸点テルペン類が、木部の精油には気分をリラックスさせる効果のある高沸点テルペン類が、それぞれ多く含まれています。森林浴をしているようなすがすがしい香りが特徴で、花粉症の方でも安心して使用できます。ちなみに、スギは花粉症の原因として扱われますが、スギの葉の精油には、花粉症によるアレルギー反応の抑制効果があることが研究で明らかになった他、アトピー性皮膚炎によるかゆみの緩和にも有効とされています。また、主成分のセドロールには、ダニやゴキブリの発生・繁殖を抑制する殺虫・防虫効果の他、吸い込むことで脈拍を下げ、副交感神経を優位にさせることから、安眠効果も期待できます。

学名	*Cryptomeria japonica*
分類	ヒノキ科
抽出部位	葉、枝、木部
抽出方法	水蒸気蒸留法
香り	樹木系
揮発速度	ミドル（〜ベース）ノート
効果	抗菌作用、防腐作用、鎮静作用、鎮咳作用、血圧降下作用、防虫作用、殺虫作用、アレルギー症状緩和、安眠作用など

44 BALSAM FIR - バルサムファー -

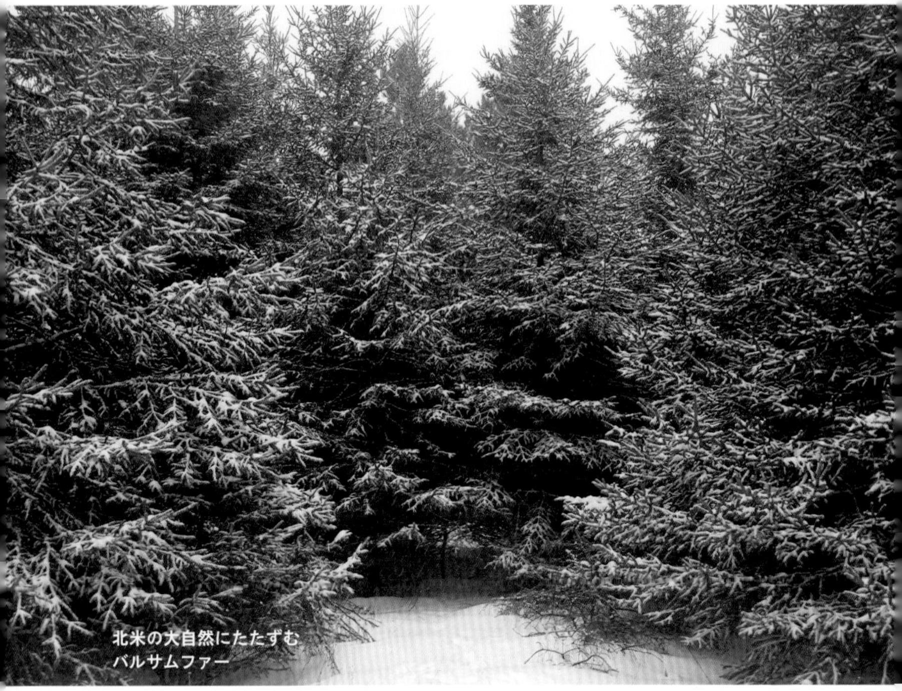

北米の大自然にたたずむ
バルサムファー

男性用のフレグランスに最適、バルサムファー

主に北アメリカに自生するモミ属の常緑針葉樹、バルサムファー。クリスマスツリーとして知られるモミの木の一種で、香りがよいことで有名です。属名の「Abies」は「永遠の命」という意味のラテン語を語源とし、冬でも葉を落とさず、生命力を感じるたたずまいから、希望と堅実さの象徴とされてきました。耐久性に優れているため、家屋や船を造る建材として古くから利用されていた他、アメリカ先住民は、数千年前からやけどやすり傷、切り傷などの外用薬として使用していたそうです。合成樹脂が定着する以前は、光学ガラスやレンズの接着剤としても用いられていました。ちなみに、聖書に登場

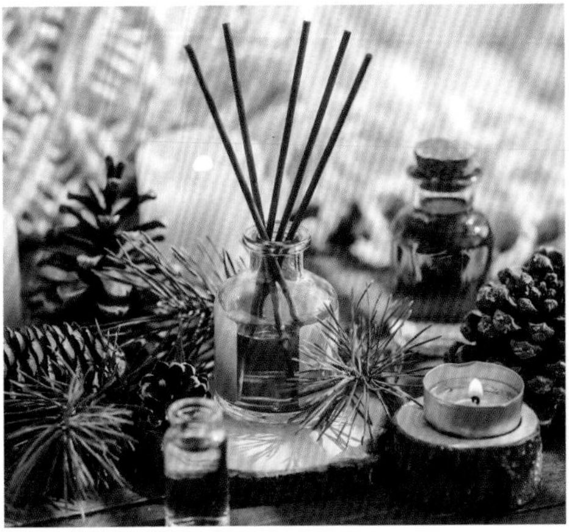

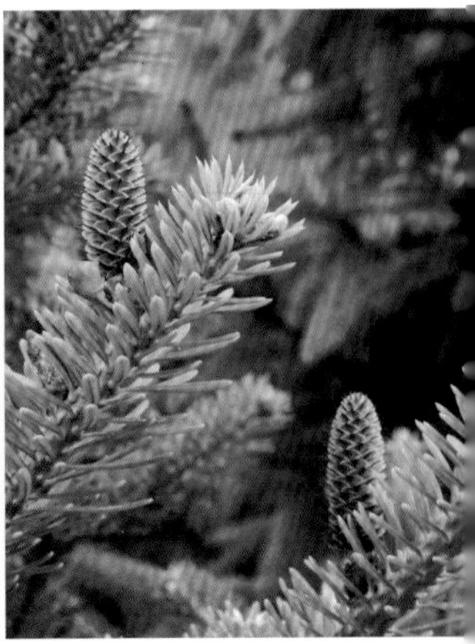

【左】免疫向上と抗菌に優れている精油で、マイルドな森の香りがする　【右】平らで針のような葉。球果を上向きにつける

する「ギリアド・バルサム」という名前の木として紹介されることもありますが、別種とする説が有力です。

精油は水蒸気蒸留法によって抽出され、枝葉から抽出されるものと、半固体状の樹脂「オレオレジン」から抽出されるものがあります。ウッディで爽やかな香りが特徴で、男性用やユニセックス用のフレグランスに最適。石けんや洗剤、化粧品、香水、酒類の香料としても利用されています。森林浴をしているような気分になり、心をリフレッシュさせてくれる効果の他、抗菌・抗ウイルス・免疫力向上作用があることから、風邪が流行る時期に芳香浴として使うのがおすすめ。また、リンパの流れを良くする作用もあるため、関節炎、筋肉痛、リウマチにも効果的です。

学名	*Abies balsamea*
分類	マツ科
抽出部位	枝葉、樹脂
抽出方法	水蒸気蒸留法
香り	樹木系
揮発速度	ミドルノート
効果	抗菌作用、抗ウイルス作用、鎮静作用、防虫作用、免疫力向上作用、抗酸化作用、抗炎症作用、リンパ循環促進作用、関節炎・リウマチ緩和など

45 PETITGRAIN -プチグレン-

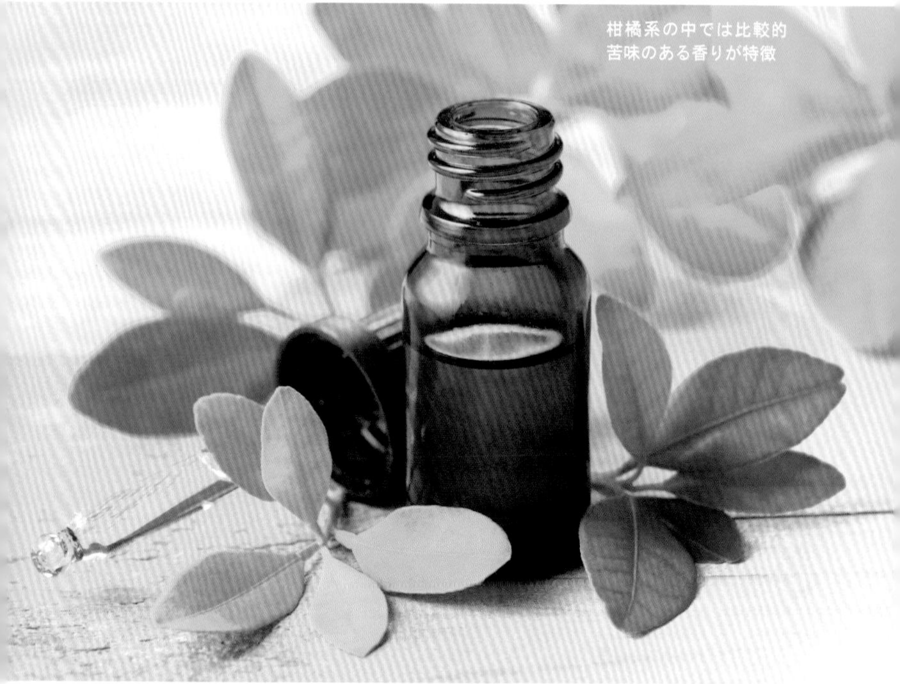
柑橘系の中では比較的
苦味のある香りが特徴

「小さな粒」を意味する名のプチグレン

　プチグレンとは、ビターオレンジの葉と枝から採れる精油のこと。プチグレンとはフランス語で「小さな粒」を意味し、元々は熟す前の小さな青い果実から精油を抽出していたことが名前の由来となっています。原料のビターオレンジはミカン科の常緑樹で、原産地はインドやヒマラヤとされ、そこから中国や日本、ヨーロッパへと伝わりました。日本では「ダイダイ（橙）」という名で呼ばれており、「代々」に通じることから、縁起のよい果物としてお正月の鏡餅や注連飾りなどに使われる他、庭木としても人気があります。

　このビターオレンジから抽出される精油には3種類あり、果皮か

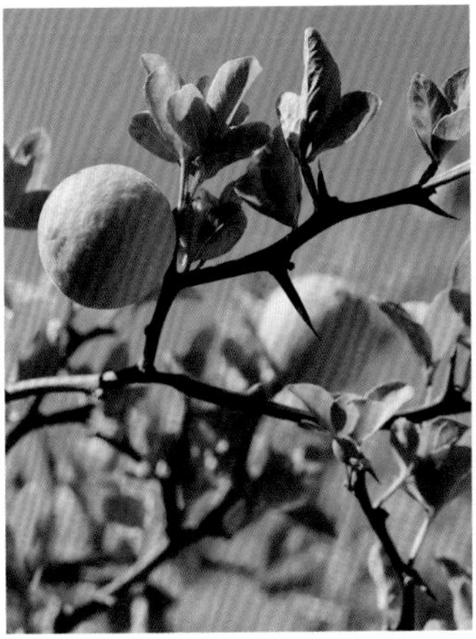

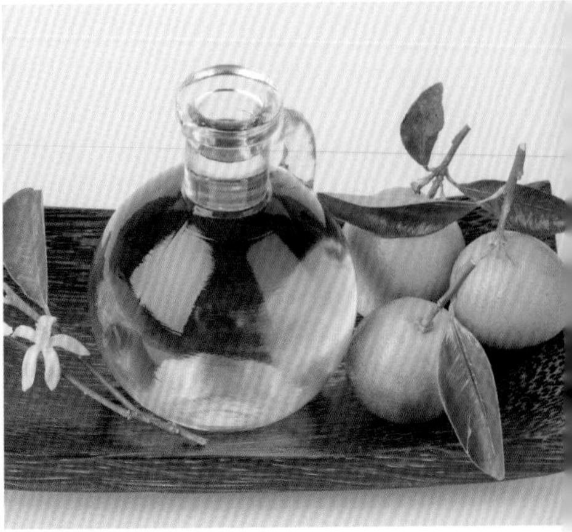

【左】ビターオレンジは、ゴワゴワとした皮、たくさんの種、厚くかたい皮が特徴
【右】精油は黄色でさらっとした液体

学名	*Citrus aurantium*
分類	ミカン科
抽出部位	葉、枝
抽出方法	水蒸気蒸留法
香り	樹木系、柑橘系
揮発速度	ミドルノート
効果	鎮静作用、安眠作用、抗うつ作用、皮脂バランス調整作用、自律神経調整作用、鎮痙作用、抗菌作用、メラニン生成抑制作用、シワの予防など

らは「ビターオレンジ」、花からは「ネロリ」（P.56)、葉や枝からは「プチグレン」が抽出されます。プチグレンは高価なネロリと比べると手頃な価格で、香りも全く違います。

精油は、水蒸気蒸留法によって葉と枝から抽出されます。甘みがなく、ハーブのようなスーッとする香りが特徴で、お菓子やお酒の香料の他、製薬業界や香水業界でも広く使われています。抗ストレス・抗うつ作用に優れたエステル類とリナロールが多く含まれており、アロマバスとして使用すれば、鎮静・安眠効果も同時に得られます。この他にも、皮脂のバランスを調整する作用や抗菌作用があるため、脂性肌の改善やシミ・シワ予防にも役立ちます。また、マッサージオイルとしてもおすすめです。

46 CLEMENTINE -クレメンタイン-

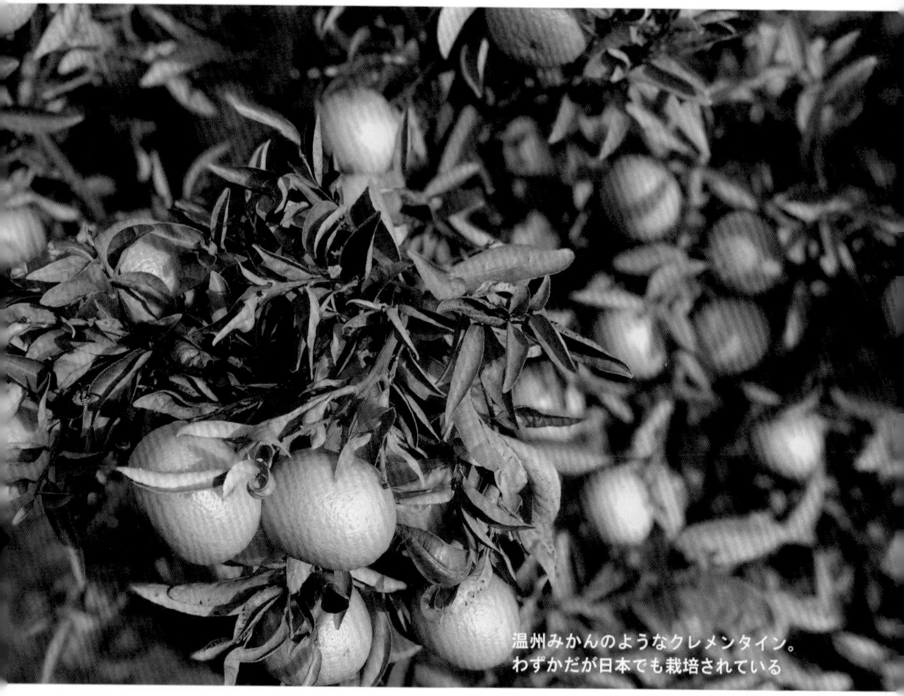
温州みかんのようなクレメンタイン。
わずかだが日本でも栽培されている

暑い地域産の果実が美味、クレメンタイン

マンダリン(P.40)の一種である柑橘系の常緑低木、クレメンタイン。小ぶりな温州みかんのような見た目で、マンダリンによく似たシトラスの香りがある他、果皮はむきやすく、甘くて酸味が少なく、種がないといった特徴があります。スイートオレンジ(P.36)と地中海マンダリンの交配種だとする説などがありますが、来歴ははっきりと分かっていません。20世紀初頭に北アフリカのアルジェリアに住んでいたフランス人宣教師、クレマン・ロディエによって発見されたことから、彼の名前にちなんで命名されました。現在はモロッコやスペイン、チリなどで栽培されており、日本には6〜7月頃に輸

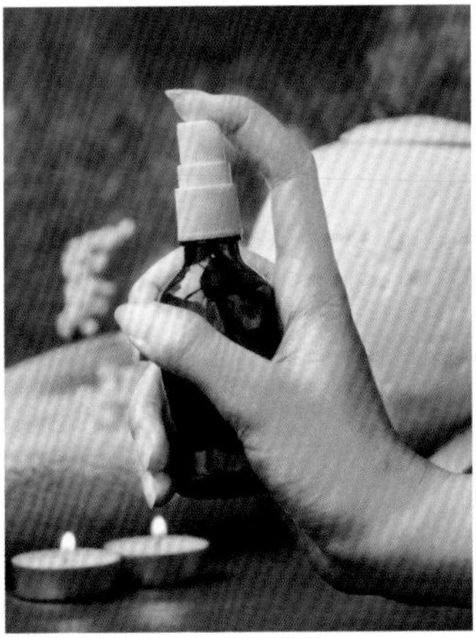

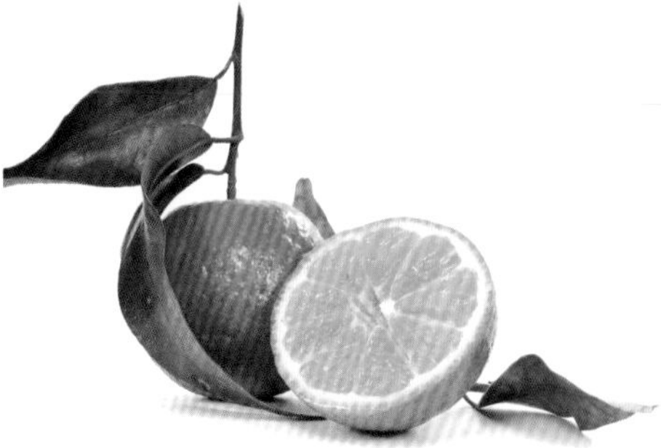

【左】掃除用のスプレー作りにも最適なクレメンタインの精油　【右】マンダリンに比べて小ぶりなクレメンタイン。皮も手で簡単にむけるので食べやすい

入されます。「クレメンティン」や「クレメンチン」とも表記され、暑い地域で栽培されたものがより美味とされています。

学名	*Citrus clementina*
分類	ミカン科
抽出部位	果皮
抽出方法	低温圧搾法、水蒸気蒸留法
香り	柑橘系
揮発速度	トップノート
効果	抗菌作用、抗炎症作用、消化促進作用、血行促進作用、皮脂バランス調整作用、ニキビの改善、呼吸器系の不調改善など ※光毒性あり

精油は、低温圧搾法などによって果皮から抽出されます。華やかですがすがしい柑橘系の香りが特徴で、ヨーロッパではグレープフルーツと並んで人気のある精油です。リモネンが多く含まれており、飲料水に1～2滴加えて飲むことで、代謝機能を高めて胃腸の健康をサポートしてくれる他、血流を増やして体の循環を良くしてくれる効果が期待できます。また、脂性肌やニキビにも効果的で、マッサージやスキンケアにもおすすめ。呼吸機能や免疫機能にも有効なため、芳香浴や沐浴、除菌スプレーとしても利用できます。光毒性があるため、使用後はしばらく紫外線を避けましょう。

47 TANGERINE - タンジェリン -

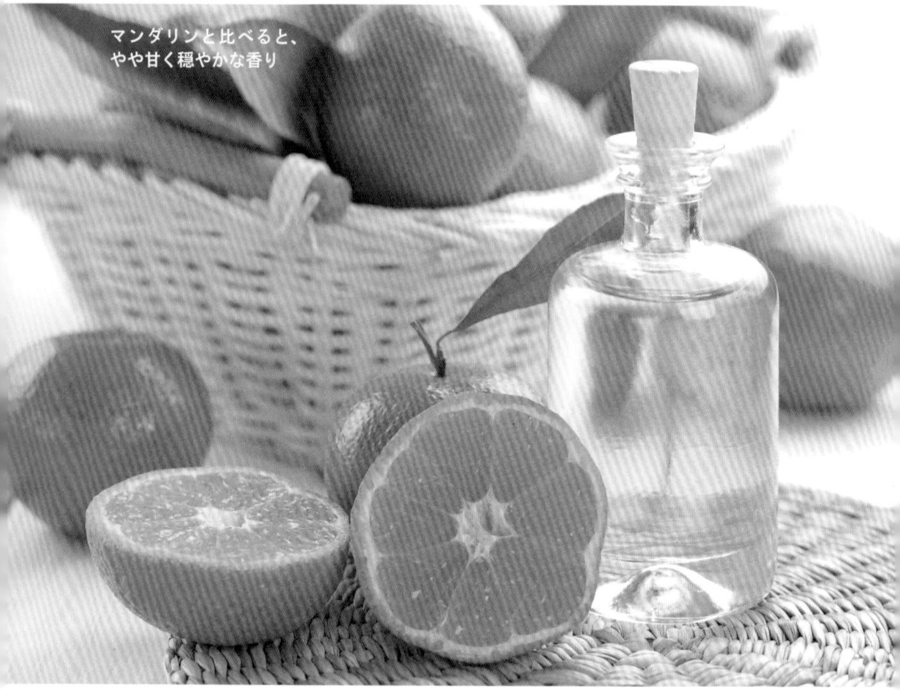
マンダリンと比べると、
やや甘く穏やかな香り

モロッコの港町タンジェの柑橘、タンジェリン

マンダリン（P.40）の派生品種で、学名も同じであるタンジェリン。マンダリンより収穫時期が早く、果実は少し大きめです。また、マンダリンには種子があり、果皮の色は黄～オレンジ色であるのに対し、タンジェリンには種子がなく、果皮の色はオレンジ～赤色と、色が濃いのが特徴です。1800年代に、モロッコの港町タンジェからヨーロッパやアメリカに向けて輸出されていたことにちなんで、「タンジェの柑橘」を意味するタンジェリンという呼び名が定着したと考えられています。また、アメリカでタンジェリン栽培を始めたダンシー大佐の名前から、「ダンシータンジェリン」という別名でも呼ば

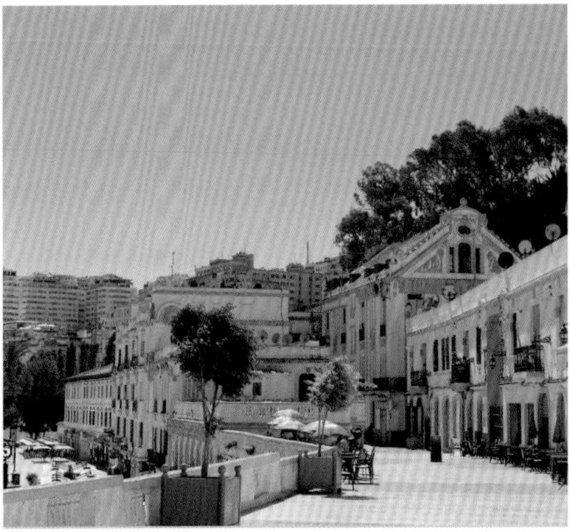
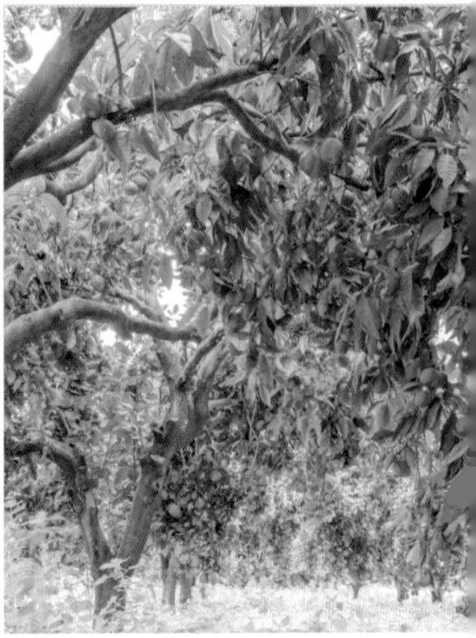

【左】モロッコの港町タンジェ　【右】熟した果実とタンジェリンの木。果皮は薄く、赤みのある濃いオレンジ色をしている

学名	*Citrus reticulata*
分類	ミカン科
抽出部位	果皮
抽出方法	圧搾法
香り	柑橘系
揮発速度	トップ〜ミドルノート
効果	鎮静作用、安眠作用、健胃作用、抗菌作用、抗ウイルス作用、血行促進作用、皮膚軟化作用、むくみの改善・緩和など ※光毒性あり

れています。

精油は、圧搾法によって果皮から抽出されます。スイートオレンジ（P.36）やマンダリンに比べて濃厚さがなく、甘く親しみやすい柑橘系の香りが特徴で、TPOを問わずに使用でき、作用が穏やかな精油としても評価されています。リモネンが主成分で、ストレス軽減や気持ちを落ち着かせる効果の他、安眠効果も期待できるので、眠れないときのサポートにも適しています。食欲不振、消化不良、腹痛、便秘、ストレスからくる胃腸トラブルの他、抗菌・抗ウイルス作用もあるため、風邪やインフルエンザの予防にも効果が期待できます。この他、血行を良くする働きもあるため、マッサージに利用することで、冷え性やむくみ、セルライト、妊娠線の改善などに役立つでしょう。

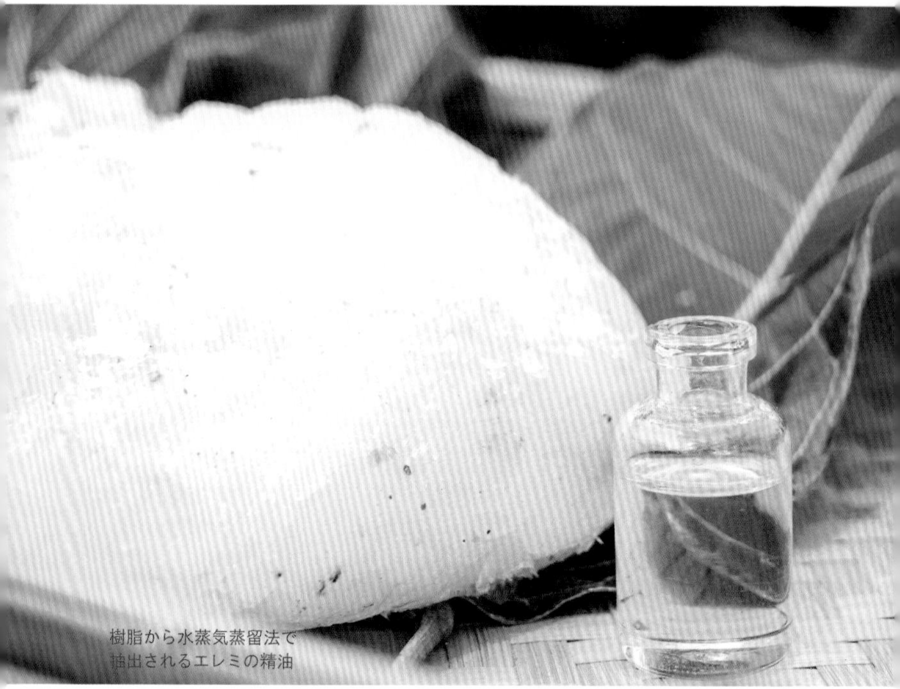

樹脂から水蒸気蒸留法で
抽出されるエレミの精油

古代から軟膏として使われていたエレミ

エレミ（マニラエレミ）は、熱帯地域・亜熱帯地域に自生するカンラン科の樹木で、精油が抽出される樹脂も、同様にエレミと呼ばれます。原産国のフィリピンでは「ピリ」という名称でも知られ、果肉や種子は食用として、木部は家具などの木材として、また樹脂は精油の他、ニスや印刷用のインクとして、幅広く使用されています。古代エジプトでは、樹脂の持つ消毒作用を利用して、ミイラの防腐剤として使われていた他、湿布やお香などにも利用されていたそうです。15〜16世紀頃にヨーロッパへ伝わると、皮膚に塗布する軟膏の原料として用いられるようになりました。現在も、一部の軟膏類に

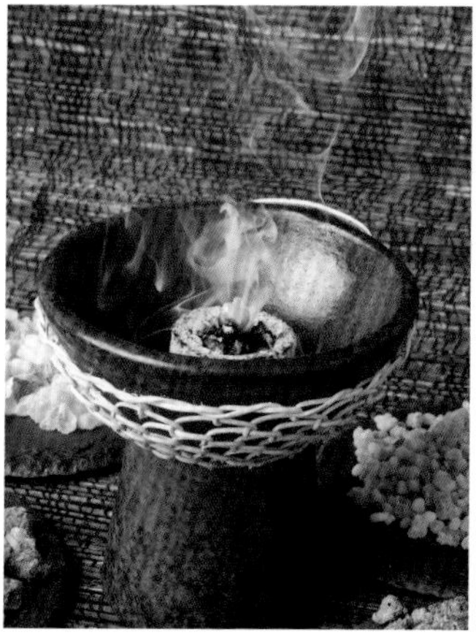

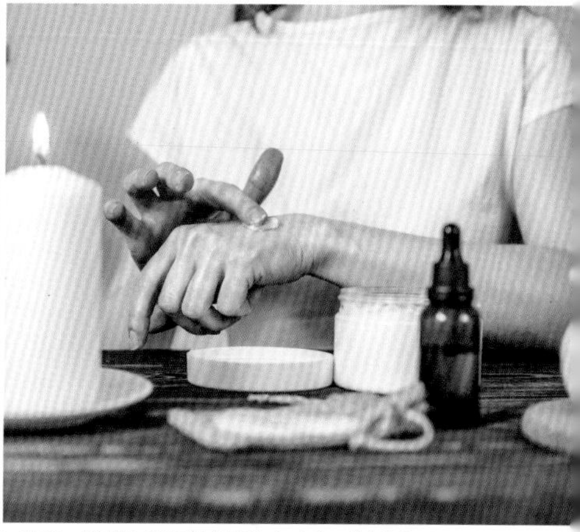

【左】樹脂香としても楽しめるエレミ。香炉に香灰、香炭と樹脂香を燃焼させる 【右】クリームなどに混ぜて使えばアンチエイジング効果に

エレミを配合した製品があります。

幹に傷を付け、しみ出した樹脂を採取した後、空気に触れさせて固形化させます。精油は、この固まった樹脂から水蒸気蒸留法によって抽出されます。色は無色〜薄黄色で、柑橘類のような爽やかさの中に、スパイシーさと甘さがアクセントになった香りが特徴。肌の乾燥や老化に有効とされ、スキンケアローションやクリームに混ぜて使うことで、皮脂の分泌を調整し、シワを改善する効果が期待できます。呼吸器系の不調や炎症にも効果的で、痰を除去し、呼吸を楽にする働きがあることから、風邪の際の喉のケアにおすすめ。神経系の興奮を鎮める作用を持つと考えられており、ヨガや瞑想を行う際の香りとしても用いられています。

学名	*Canarium luzonicum*
分類	カンラン科
抽出部位	樹脂
抽出方法	水蒸気蒸留法
香り	樹脂系
揮発速度	トップノート
効果	去痰作用、殺菌作用、防腐作用、鎮静作用、抗菌作用、保湿作用、抗炎症作用、皮脂バランス調整作用、呼吸器の不調改善など

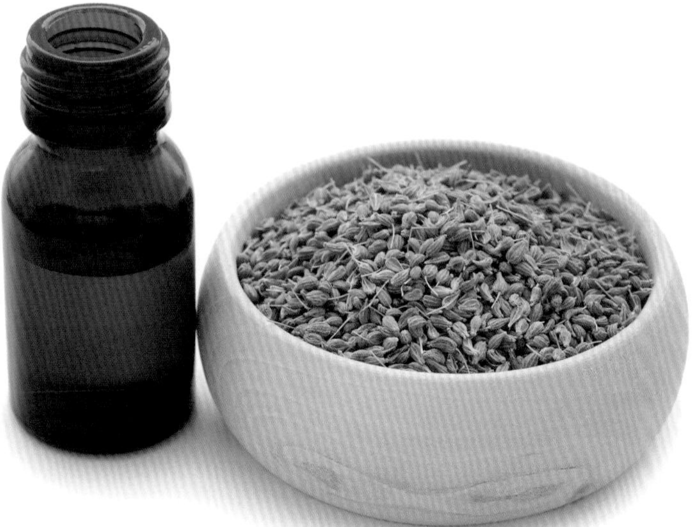

リコリスのような甘味の
あるスパイシーな香り

甘くスパイシーな香りのアニス

アナトリア半島や地中海東部を原産とするセリ科の一年草、アニス。果実は一見、種子のように見えることからアニスシード（アニシード）と呼ばれ、スパイスとして利用されています。エジプトや中東では、古代から香料用や食用、薬用として栽培されていたそうです。古代エジプトではミイラの消臭用に用いられた他、古代ギリシャでは駆虫剤や去痰剤、母乳の出を良くする薬として使われました。また、古代ローマでは「腸を慰める者」と呼ばれ、食後にアニス入りのケーキを食べて消化を促したという逸話もあります。現在では、ケーキやクッキーなどの焼き菓子、リキュールの香料、料理の

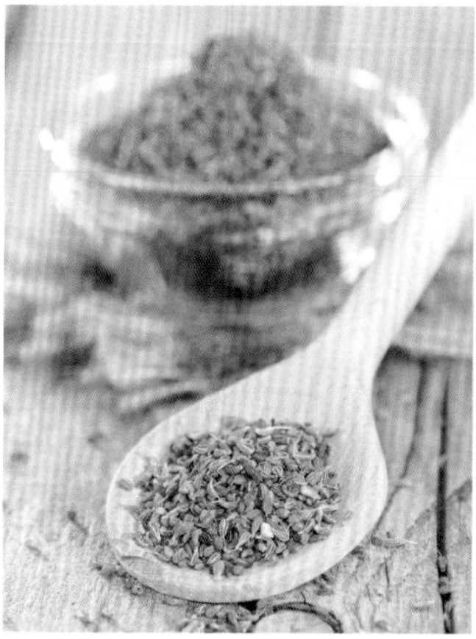

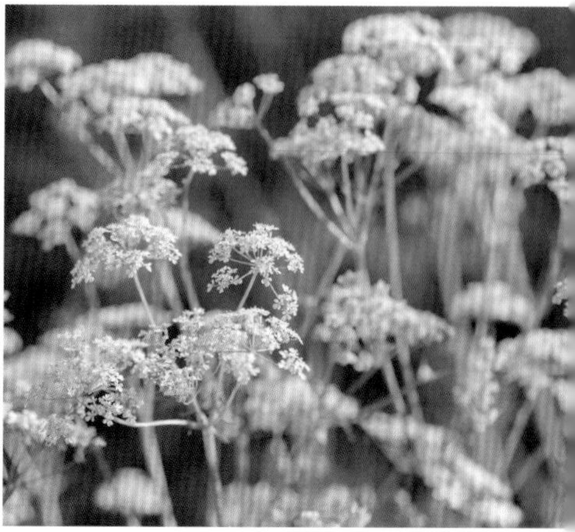

【左】アニスシードはスパイスでの利用のほか、ハーブティーやうがいで口臭予防にも効果が期待できる 【右】小さな白い花を茎の先に密集させて咲かせる

スパイスやソースなどに利用されています。

精油は、水蒸気蒸留法によって果実から抽出されます。リコリスのような甘くピリっとしたスパイシーな香りが特徴。女性ホルモンのエストロゲンと似た作用を持つアネトールの含有率が高いことから、更年期障害の症状緩和などに効果が期待されています。また、アネトールは昆虫忌避性を持つことから、ゴキブリやノミ、ダニなどの防虫剤としても使用されています。ただし、刺激性・毒性の高さも指摘されており、潰瘍（かいよう）を刺激する可能性やめまいを起こす可能性もあるため、長時間の使用は避けて低濃度で使うようにしましょう。なお、名前が似ているスパイスとして、スターアニス（八角）と混同されることがありますが、関係ありません。

学名	*Pimpinella anisum*
分類	セリ科
抽出部位	果実
抽出方法	水蒸気蒸留法
香り	スパイス系
揮発速度	トップ〜ミドルノート
効果	消化促進作用、消臭作用、健胃作用、駆虫作用、殺虫作用、防虫作用、分娩促進作用、女性ホルモン調整作用、去痰作用、駆風作用など

50 CARDAMOM -カルダモン-

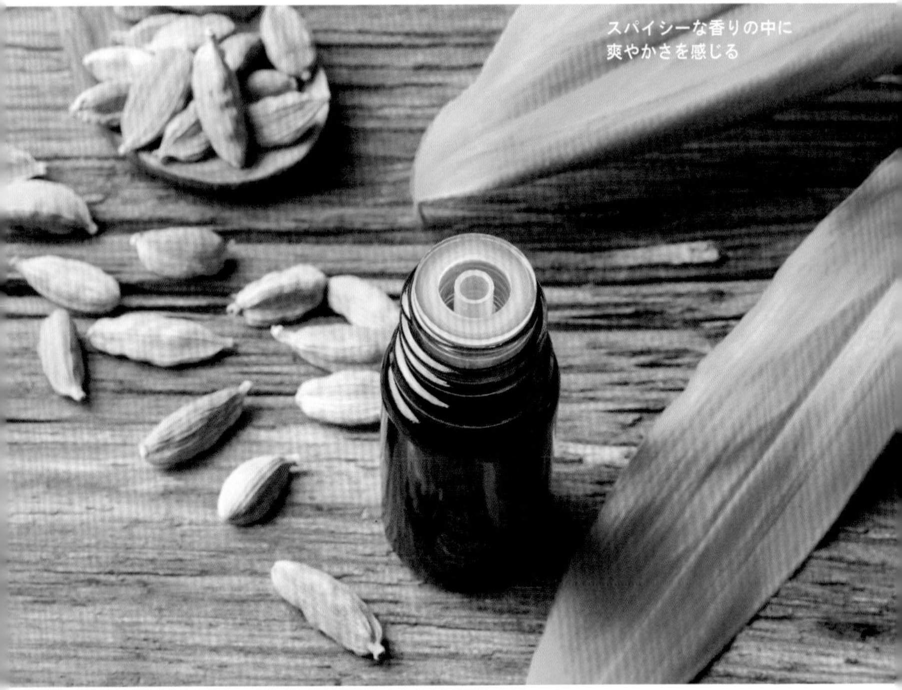

香りの王様、カルダモン

世界最古のスパイスの一つであり、サフランとバニラに次いで高価なスパイスであるカルダモン。インドやスリランカ、マレー半島などを原産とする、ショウガ科ショウズク属などの植物から採れる種子を乾燥させて作られ、現在は、主にインドやグアテマラで生産されています。「香りの王様」や「スパイスの女王」とも称される芳香から、古代エジプトでは祈祷の際に「聖なる香煙」として神殿で焚かれていました。また、薬用としても重宝され、伝統医療アーユルヴェーダでは3000年以上も前から薬として用いられてきた他、中国では胃の調子を整える漢方薬「小荳蔻(ショウズク)」として重宝されて

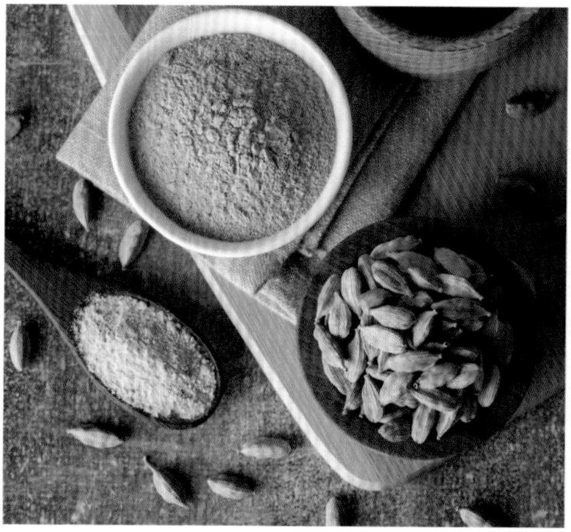
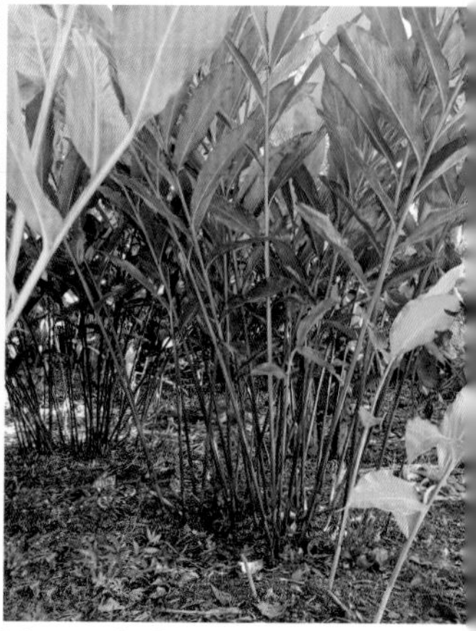

【左】実が付いたら青いうちに収穫し、表皮に皺が入るまで乾燥させる　【右】葉は長く、剣状の形

いました。食用としては、インド料理に欠かせないスパイスであり、中近東ではカルダモンコーヒーとして、コーヒーの風味付けにも使われています。この他、原産地から遠く離れた北欧でも、パンやお菓子の香り付けとして古くから親しまれています。これは、ヴァイキングがトルコから戦利品として持ち帰ったのがきっかけだとされ、北欧ではシナモンロールよりカルダモンロールの方がメジャーなのだとか。

精油は、水蒸気蒸留法によって熟す前の果実の中にある種子から抽出されます。スパイシーさと甘さを併せ持つ香りが特徴で、空気の浄化作用が期待できるため、風邪やインフルエンザが流行る時期におすすめです。鎮痛・抗炎症作用もあり、肩凝りや筋肉痛の緩和にも効果的です。

学名	*Elettaria cardamomum*
分類	ショウガ科
抽出部位	種子
抽出方法	水蒸気蒸留法
香り	スパイス系
揮発速度	ミドルノート
効果	抗感染作用、鎮静作用、消化促進作用、健胃作用、食欲増進作用、鎮痛作用、抗炎症作用、空気清浄など

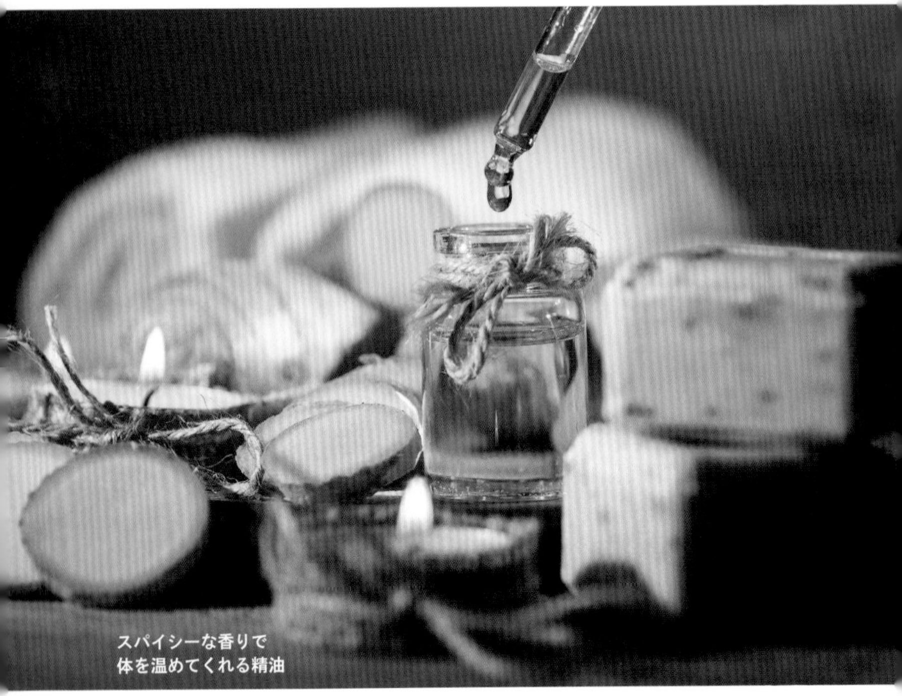
スパイシーな香りで
体を温めてくれる精油

孔子も重宝していたといわれるジンジャー

日本では「ショウガ（生姜）」としておなじみのジンジャーは、熱帯アジア原産の多年草。名前は、根茎が角のような形をしていることを意味するサンスクリット語「sringa-vera」に由来しています。根茎部分が肉や魚の臭み消し、薬味や香り付けなどに利用されています。世界各地で数多くの品種が栽培されていますが、ジャマイカ産が特に香りがよいようです。古くから食用や薬用として使われ、インドでは紀元前500～300年から食べられていたそう。また、中国最古の薬物学書『神農本草経』にも記載がある他、思想家の孔子もリウマチやマラリア、歯痛の治療に使用し、毎日ジンジャーを食べることを

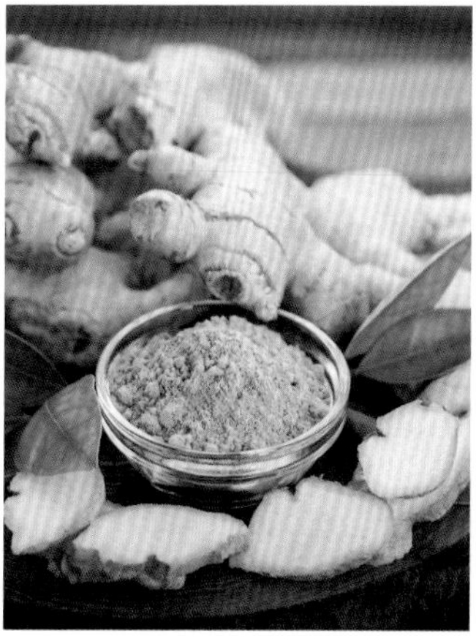
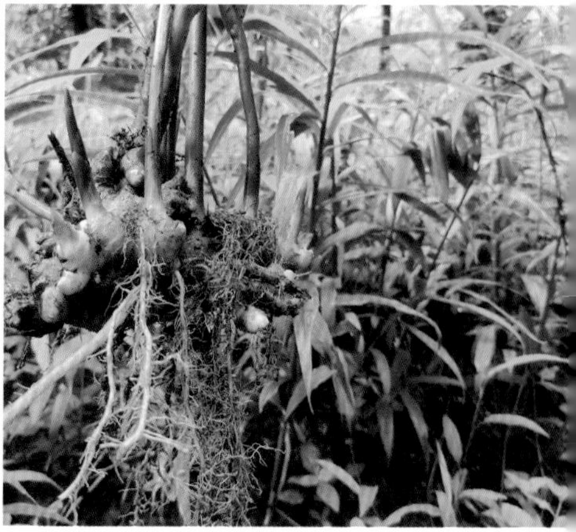

【左】生のショウガは血の巡りをよくし代謝アップ。乾燥させたものは体を温める力が増す
【右】根茎部分はやや黄みがかった白色で、シャープな辛みと香りがある

推奨していたといいます。この他、中国人の船乗りは、ジンジャーを噛んで船酔いの症状を和らげたのだとか。日本に伝わったのは弥生時代末期といわれており、『古事記』にも「はじかみ」という名前で登場しています。

精油は、水蒸気蒸留法によって根茎から抽出されます。ピリッとした辛味が伝わってくるスパイシーな香りが特徴で、希釈濃度の調整や他の精油とのブレンドを行うことで使用しやすくなります。食用のジンジャーと同じように、精油にも血行を良くして身体を温める作用があり、発汗を促すだけでなく、冷えやリウマチなどの痛みにも有効とされていいます。また、消化を促進する作用もあり、食欲不振のときにも役立ちます。

学名	*Zingiber officinale*
分類	ショウガ科
抽出部位	根茎
抽出方法	水蒸気蒸留法
香り	スパイス系
揮発速度	ミドルノート
効果	食欲増進作用、消化促進作用、健胃作用、血管拡張作用、強壮作用、保温作用、鎮痛作用、発汗作用、リウマチの改善など

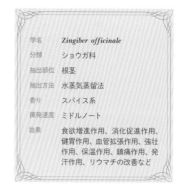

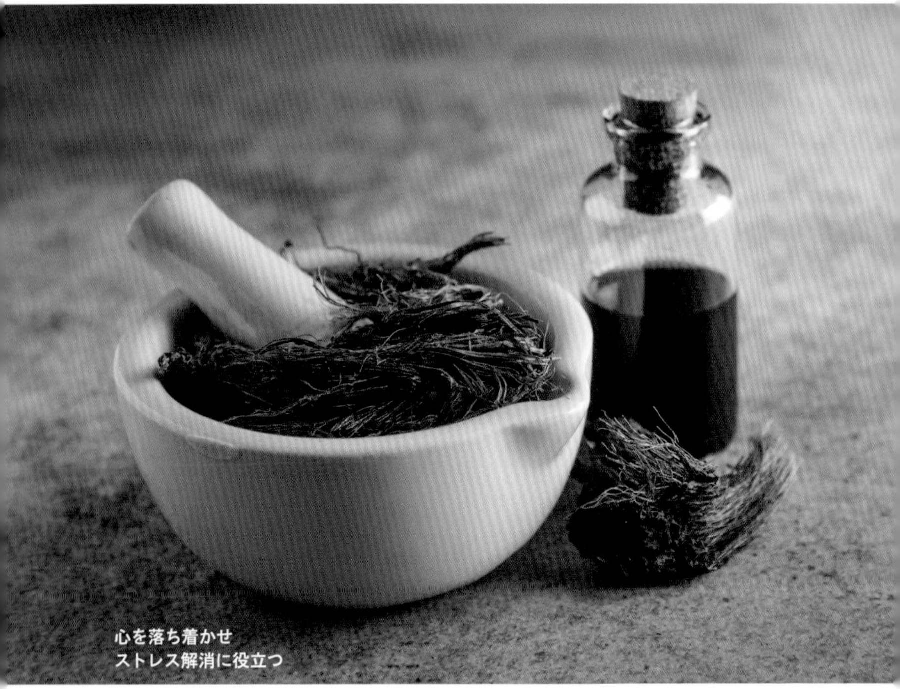

キリストの足を拭った香油、スパイクナード

スパイクナードとは、ヒマラヤ山脈に自生するオミナエシ科の植物で、古代エジプト・ギリシア時代から宗教儀式に使うお香や薬用として利用されていました。伝統医療アーユルヴェーダでは「ジャタマンシー」と呼ばれ、不眠緩和などに用いられてきた他、漢方薬としては「甘松（カンショウ）」や「寛葉甘松（カンヨウカンショウ）」という名前で知られ、芳香性健胃薬として使われています。また、『新約聖書』において、最後の晩餐の前にマグダラのマリアがイエス・キリストの足を拭う際に使った「ナルドの香油」（ラベンダー精油とする説も有）としても有名です。マグダラのマリアは、当時の労働

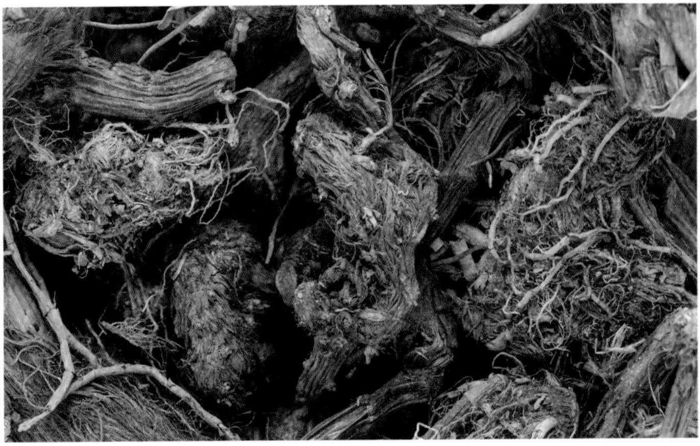

スパイクナードの精油は根茎から抽出される

学名	*Nardostachys jatamansi*
分類	オミナエシ科
抽出部位	根茎
抽出方法	水蒸気蒸留法
香り	スパイス系
揮発速度	ベースノート
効果	鎮静作用、血行促進作用、女性ホルモン調整作用、安眠作用、健胃作用など

者の一年分の賃金に相当する金額で精油を購入したとあるように、大変高価な精油だったと考えられており、現在も高級精油の一つとして扱われます。

精油は、水蒸気蒸留法によって根茎から抽出されます。土や根を思わせる癖の強い個性的な香りで、鎮静作用に優れています。好き嫌いがはっきりと分かれる香りのため、単品で使うよりも少量ずつブレンドして使うのがおすすめです。血行促進作用が期待でき、貧血や血行不良による冷え性の改善にも役立つ他、PMSや生理不順、生理痛など、女性特有の悩みを改善してくれる効果が期待できます。マッサージオイルとして使うこともできますが、肌への刺激性を考えて、低濃度で試すようにしましょう。

53 BLACK PEPPER -ブラックペッパー-

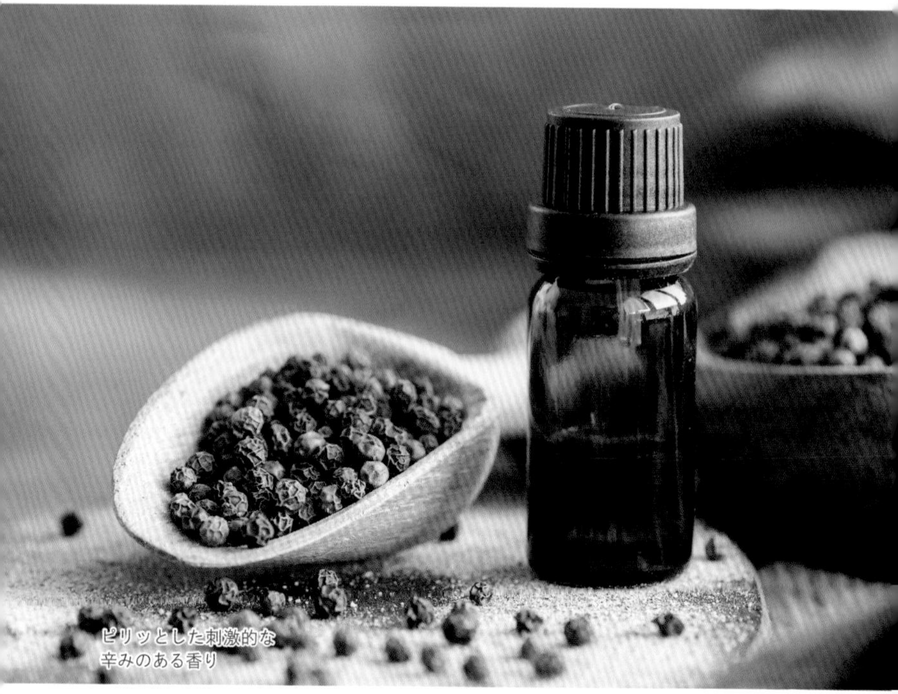

大航海時代の始まりにつながったブラックペッパー

インド南部〜南東部の地中海沿岸を原産とする、つる性植物のコショウ（胡椒）。このコショウの木に実った熟す前の果実は「グリーンペッパー」、乾燥させたものは「ブラックペッパー」と呼ばれます。抗菌・防虫・防腐作用に優れたブラックペッパーは、古くからスパイスとして使用されており、「スパイスの王様」とも称されます。インドでは4000年前に食用・薬用としての使用が記録に残っている他、古代エジプトではブラックペッパーをミイラの鼻に詰めていたそうです。また、中世ヨーロッパでは食品の長期保存に利用できるとして、金と同等の価値で取引されるほど珍重され、大航海時代が

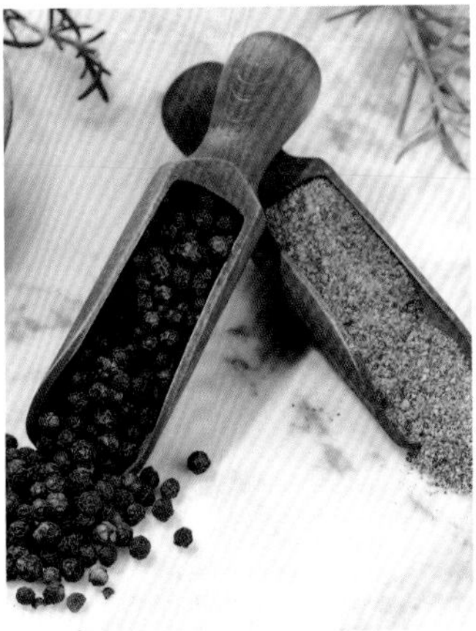

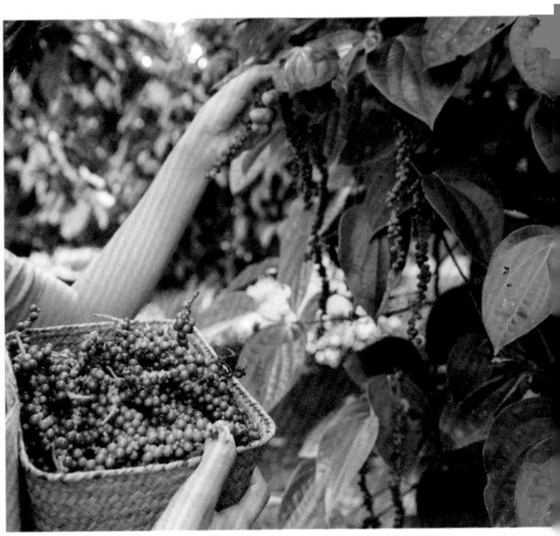

【左】ホール、粗挽き、パウダーで使用される　【右】熟すと赤くなるコショウの実。熟す前の果実を摘みとり、天日乾燥させる

始まるきっかけになったともいわれています。

精油は、水蒸気蒸留法によって果実から抽出されます。シトラス調の爽やかな香りの中に、スパイシーな辛みが感じられるのが特徴ですが、ブラックペッパーの辛み成分であるピペリンは水蒸気では蒸留されないため、精油になるとそれほど辛みは感じません。アドレナリンを分泌させて交感神経を高める働きがあり、脂肪が分解されやすくなるためダイエットにも有効といわれています。また、主成分のβ-カリオフィレンには血行促進や保温作用があり、筋肉のこわばりや関節の冷え、むくみやセルライトの緩和などに効果的で、マッサージや温湿布での使用がおすすめ。風邪やインフルエンザなどの予防や症状の緩和にも利用できます。

学名	*Piper nigrum*
分類	コショウ科
抽出部位	果実
抽出方法	水蒸気蒸留法
香り	スパイス系
揮発速度	トップノート
効果	抗菌作用、防虫作用、防腐作用、保温作用、消化促進作用、食欲増進作用、血行促進作用、殺菌作用、むくみの改善・緩和、セルライトの改善など

Column 03

エッセンシャルオイルと睡眠

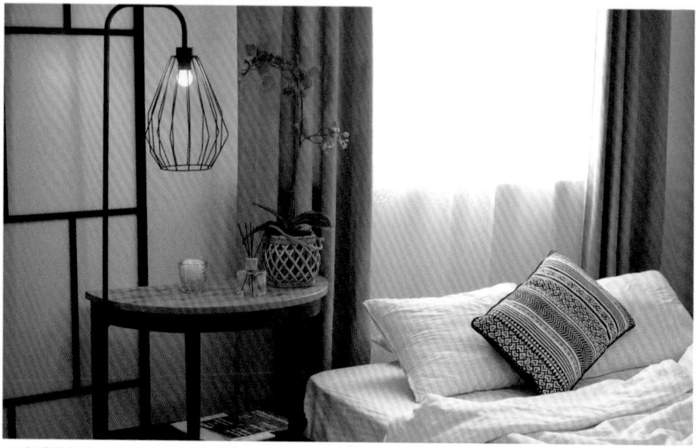

副交感神経を優位にし、自律神経のバランスを整えてくれる

睡眠の質を高めるためには就寝前の心身のリラックスが大切。ラベンダーは、睡眠に効果があるとされるエッセンシャルオイルの定番です。

ラベンダーの香りが苦手という場合は、柑橘系を試すとよいでしょう。柑橘系の香りは「誰もが好き」とされるので、一度は試してみたいもの。ベルガモット、ネロリ、サンダルウッド、ゼラニウムなどにも睡眠に効果があるとされ、ミントやユーカリもおすすめです。心地よい眠りを求めるなら、苦手な香りは禁物。無理をせず、好みの香りを見つけましょう。

希釈したエッセンシャルオイルをアロマスプレーにして、室内や寝具に吹きかけたり、アロマランプを使っても楽しめます。脳は睡眠中も香りを感じるとされ、タイマー付きのアロマディフューザーを使えば、睡眠導入時のサポートにもなります。

スプレーを作る際の希釈の目安は、水道水50ccに対してエッセンシャルオイル10滴（0.3〜0.5cc程度）が適量とされます。使用時には容器をよく振ってからスプレーしましょう。

そのほか、エッセンシャルオイルを5cc程度の無水エタノールで希釈してから、水道水でさらに希釈する方法もあります。オイルはアルコールに溶け、アルコールは水と親和性があるのです。

Chapter 4

美容と健康によい エッセンシャルオイル

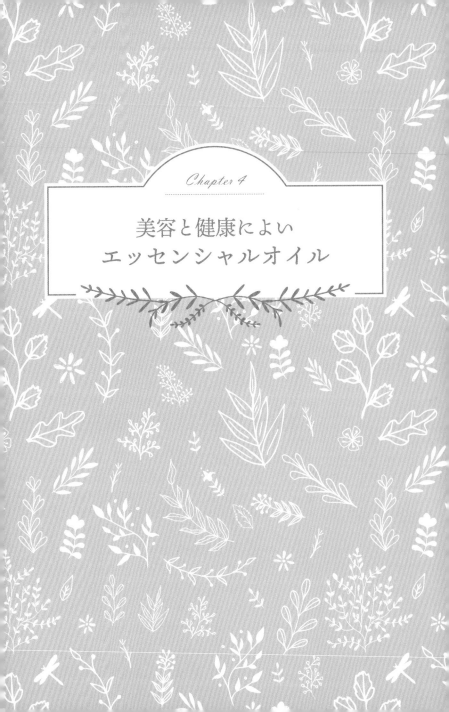

54 IRIS -アイリス-

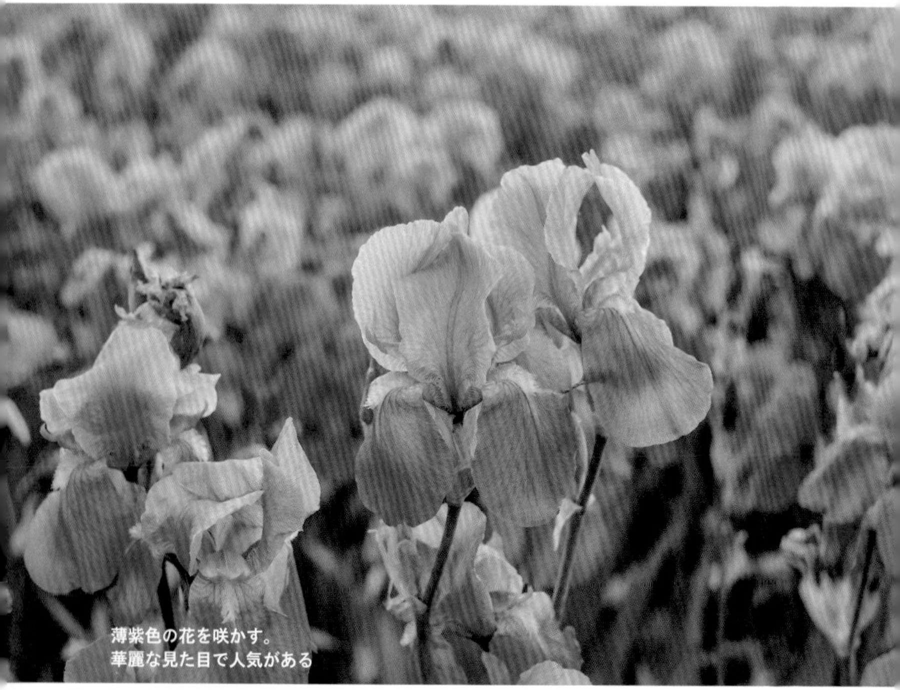
薄紫色の花を咲かす。
華麗な見た目で人気がある

世界で最も高価な香料、アイリス

アヤメ科の植物であるアイリスは、イリスやオリスとも呼ばれます。イリスはアヤメ属の属名がそのまま使われた呼び名のため、広義では日本で自生しているアヤメやカキツバタなども含まれます。オリスやオリスルートという呼び方の場合は、「根部に強い芳香を持ついくつかの種(の根)」を指すことが多いです。地中海沿岸地方が原産で、古代ギリシャやローマの時代から香料として利用されてきました。フローラルなスミレのような香りが特徴です。

主に香料として使われるのは、ニオイアヤメ、シボリイリス、ムラサキイリスの3種類で、精油は根から抽出されます。2〜3年かけ

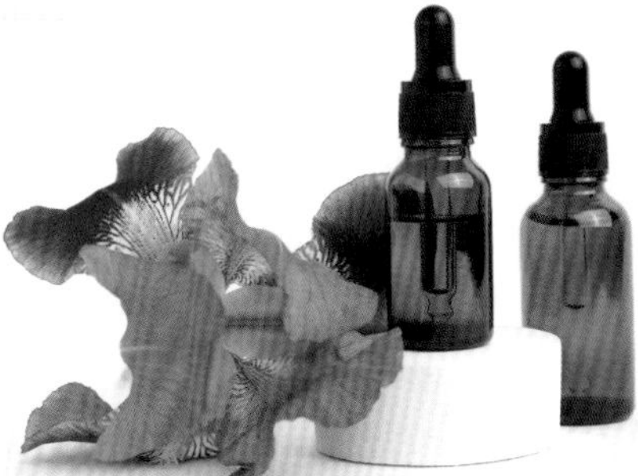
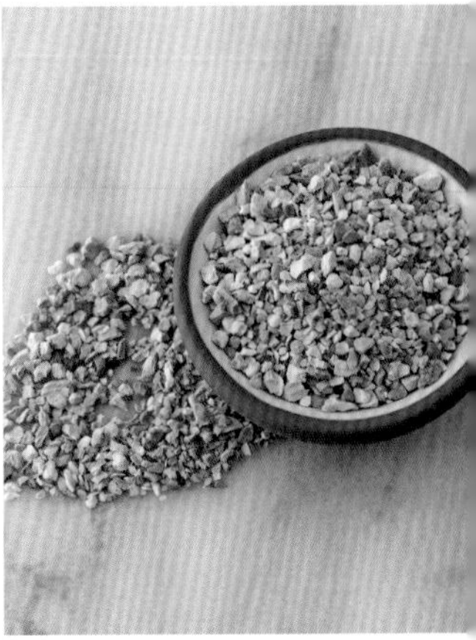

【左】パウダリーで甘く上品な香りがする精油。爽やかさも持ち合わせているため、男女問わず好まれる　【右】乾燥させた根はポプリなどに使われる

て生育したアイリスの根を収穫し、皮をむいて洗浄します。皮をむいた時に、根が白色ならよい品質と判断され、黒色なら普通の品質と判断されます。その後、イロンという香気成分の濃度を増やすために、根を木箱に入れて3〜4年乾燥させます。乾燥により、100kgの根が25〜30kgに減り、水蒸気蒸留法によって精油が抽出されます。このように、精油を抽出するまでに時間がかかる上、採油量が少ないため、世界で最も高価な香料素材の一つとして知られています。揮発性が低いので、香りが長持ちします。刺激が強いため、大量に使用しないようにしましょう。イロンは合成できるようになったので、安価な香水には合成物が使用されていますが、高級な香水にはアイリスの精油が用いられています。

学名	*Iris pallida*
分類	アヤメ科
抽出部位	根
抽出方法	水蒸気蒸留法
香り	フローラル系
揮発速度	ミドル（〜ベース）ノート
効果	解毒作用、抗酸化作用、呼吸器系の不調改善、健胃作用、メラニン生成抑制作用など

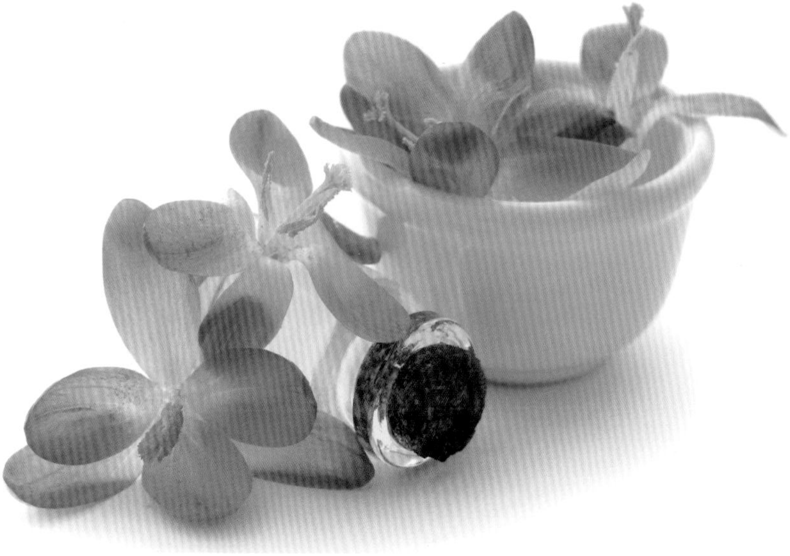

サフランは独特の甘く
スパイシーな香り

王族だけに許されたロイヤルカラー？ サフラン

紫色の6弁の花を咲かせるサフラン。イランやインドのカシミール地方で最初に栽培されたといわれており、世界のサフラン総生産量の9割がイランで生産されています。日本には江戸時代末期に薬として伝わりました。国内での栽培は1800年代ごろに始まり、現在、大分県竹田市は国内でのサフラン生産量の8割以上を占めています。一般的に「サフラン」と呼ばれるのは、雌しべの柱頭の赤色の部分だけを集めて乾燥させたものです。150～300本の花の雌しべを手作業で摘み取り、1gのサフランを得ることができます。古くから婦人病の薬として利用されるだけでなく、化粧品や染料、料理にも使われ

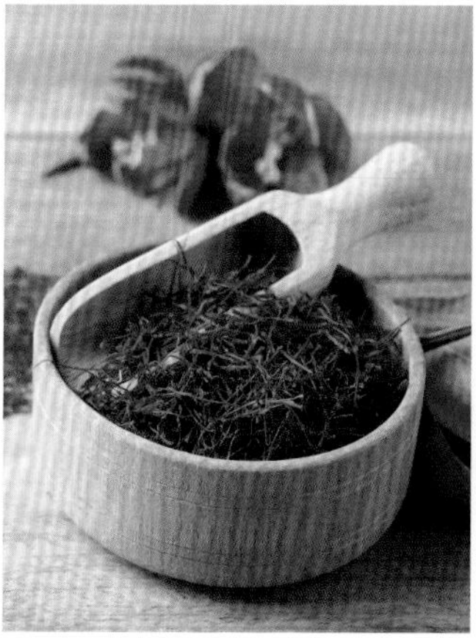
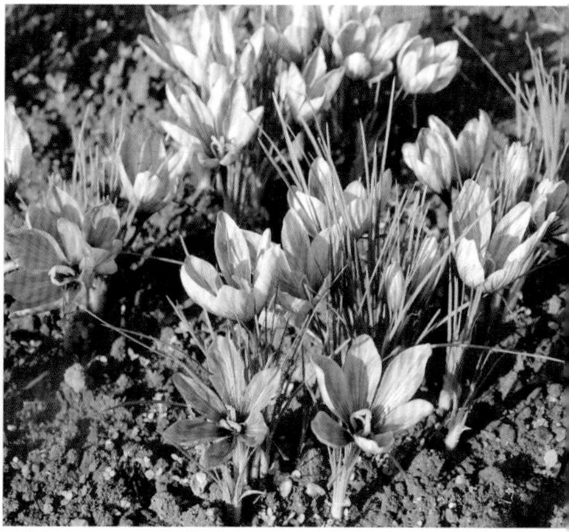

【左】雌しべを抜き取って乾燥させる。料理を黄色く色付ける 【右】赤い雌しべが特徴で紫色の花を咲かせる

学名	*Crocus sativus*
分類	アヤメ科
抽出部位	花
抽出方法	水蒸気蒸留法、溶剤抽出法
香り	フローラル系
揮発速度	ミドルノート
効果	血液浄化作用、鎮静作用、止血作用、利尿作用、ニキビの改善など

てきました。クレオパトラの化粧品にもサフランが入っていたそうです。雌しべを水に浸すと色素成分が溶け出て、水が鮮やかな黄色に染まります。古代ギリシャではこの黄色が珍重され、王族のみに使用が許されたロイヤルカラーとされていた時代もあったとか。また、古代ギリシャ・ローマ時代には、サフランは香水として使われており、人々は劇場や公会堂の床にサフランを散布し、香りを楽しんでいたといわれています。

精油は、水蒸気蒸留法や溶剤抽出法によって、雌しべから抽出されます。収穫量が少なく手間がかかるため、非常に高価です。生理痛や生理不順、更年期障害など、女性特有の症状の緩和が期待できます。また、気持ちの高ぶりを沈める効果もあるとされています。

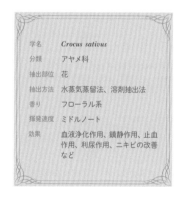

56 GERMAN CHAMOMILE - ジャーマンカモミール -

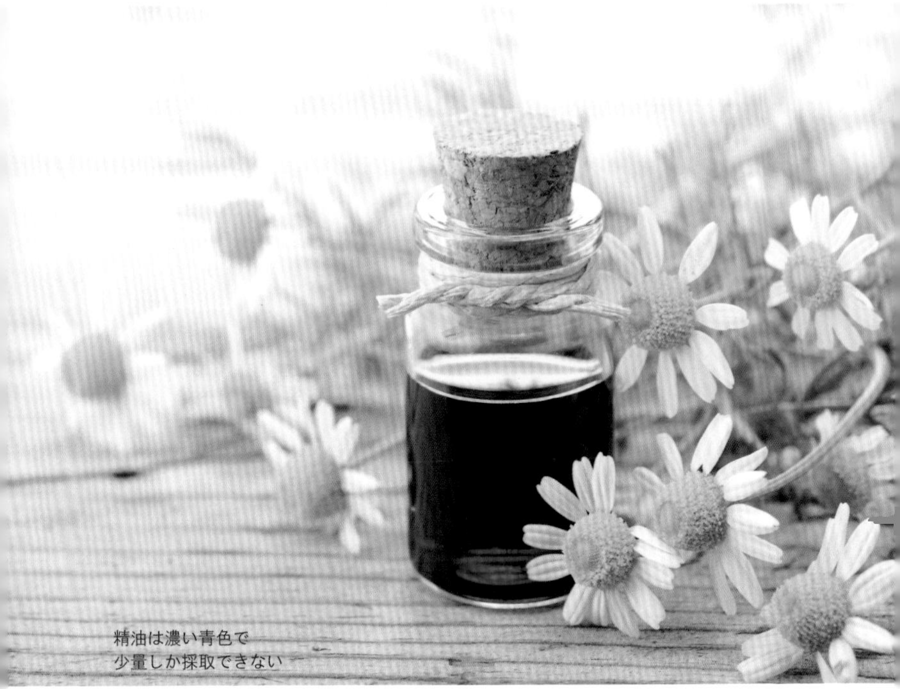

濃い青色が特徴のジャーマンカモミール

ジャーマンカモミールは、50〜60cmほどの高さまで直立して伸びる一年草の植物です。耐寒性があり丈夫で、一度植えるとこぼれ種で毎年芽が出ます。花は、成熟すると黄色い中心部が盛り上がり、白い花弁が反り返ります。異なる種類の「ローマンカモミール(P.60)」と、姿形や香り、用途が似ており、ヨーロッパではどちらも同じように使用されてきた歴史があります。カモミールティーにすると、ジャーマンカモミールの方が渋みは少なく、穏やかな風味です。古くから薬草として使われており、胃もたれやむかつき、鼓腸、胃炎などの消化器トラブルに使用されてきました。学名のMatricariaは、ラ

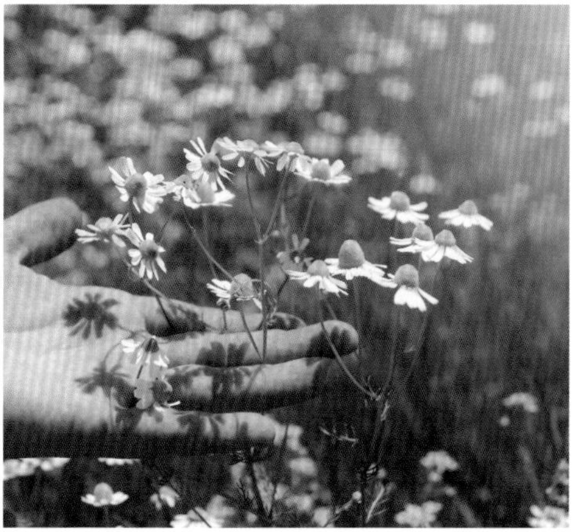

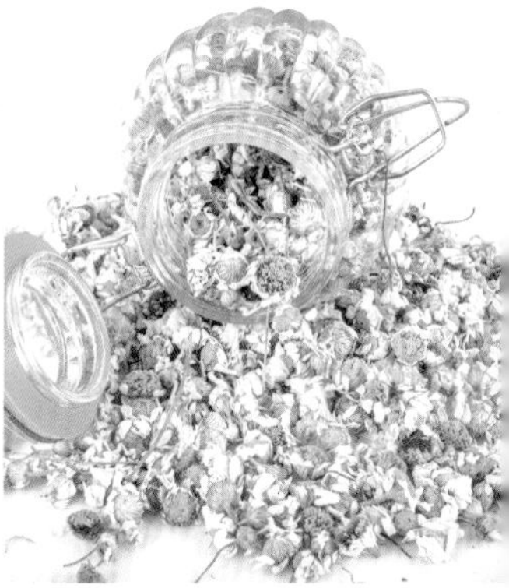

【左】花の中央部分が盛り上がっているのが特徴 【右】乾燥させたジャーマンカモミールの花。お茶にすればリンゴのような甘い香りが楽しめる

学名	*Matricaria chamomilla*
分類	キク科
抽出部位	花
抽出方法	水蒸気蒸留法
香り	フローラル系
揮発速度	ミドルノート
効果	鎮痛作用、抗アレルギー作用、消化促進作用、抗炎症作用、肌荒れの改善など

テン語の「子宮」に由来し、婦人科系に関わる不調にも使われてきました。

水蒸気蒸留法によって花から抽出される精油は、大量の花びらからごく少量しか取ることができません。花は甘い香りがしますが、精油は薬草を思わせるような香りです。青色の元となっている「カマズレン」という成分が含まれ、濃い青色をしているため、「ブルーカモミール」という名前でも呼ばれています。カマズレンには抗炎症作用や抗アレルギー作用があり、皮膚の鎮痛や鎮静、皮膚組織の再生を促します。そのため、ニキビや虫刺されのケアに使われることもあります。敏感肌の人にも比較的使いやすいといわれています。なお、ブタクサなどのキク科植物のアレルギーがある方は使用時に注意が必要です。

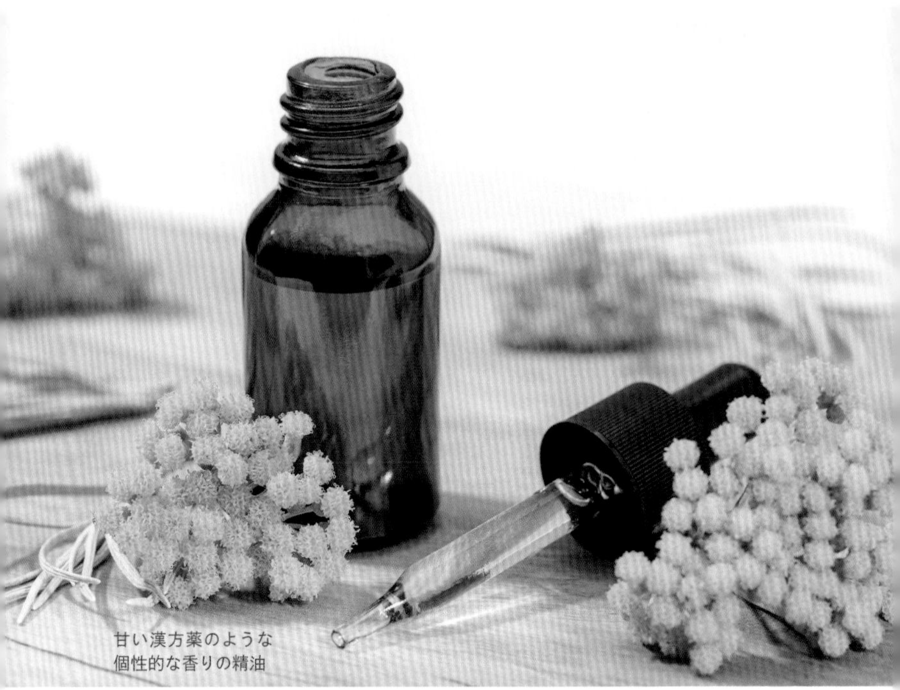

甘い漢方薬のような
個性的な香りの精油

乾燥した石ばかりの土地でも育つヘリクリサム

フランスのコルシカ島に多く生息するヘリクリサム。キク科の亜低木で、草丈は60〜100cmほどです。ヨーロッパ南部の地中海沿岸地域が原産で、乾燥した岩場や砂地に自生しています。葉にカレーのような強い香りがあるため、「カレープラント」とも呼ばれます。また、刈り取って乾燥させても色と形がほとんど変化しないことから、「エバーラスティング（永遠）」や、「イモーテル（不滅）」とも呼ばれます。学名は、「helios（太陽）」と「chrysos（黄金）」の2つのギリシャ語が語源です。このことから、「黄金の輝き」という花言葉が付けられました。古代ギリシャ時代から活用されていたようで、この時

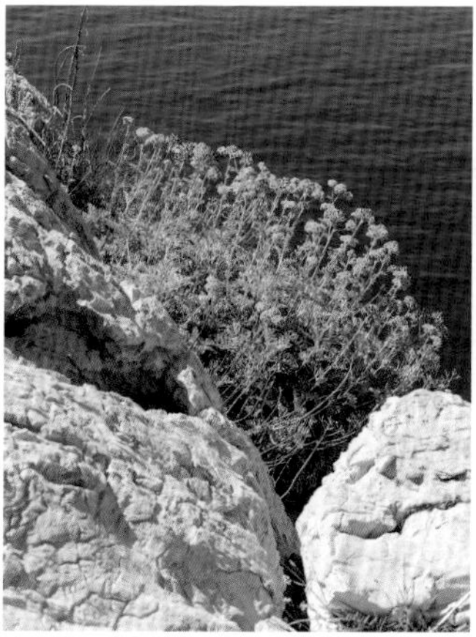
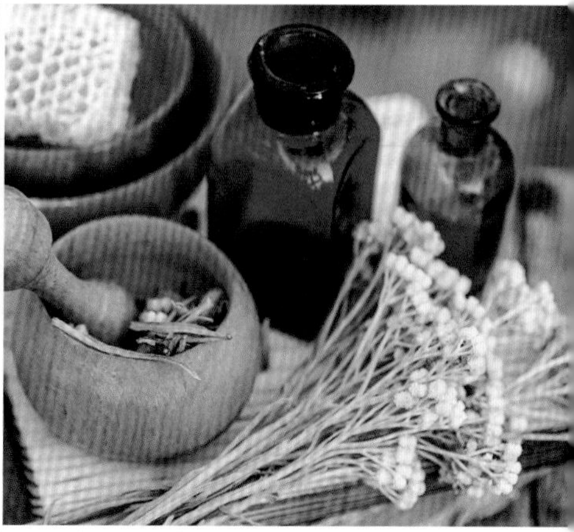

【左】地中海に咲く。葉は銀色で細長く、黄色い小花を咲かす　【右】乾燥させたヘリクリサム

代の吟遊詩人ホメロスが書いたとされる叙事詩『オデュッセイア』にも記載されています。

500以上の品種がありますが、精油の原料となる品種はごくわずかです。花を水蒸気蒸留することで得られる精油は、蜂蜜のような甘さの中に、ウッディ調の香りがします。血流の循環を促進し、血腫を抑制する作用があり、あざや打撲の解消に優れています。また、鎮静・鎮痛・抗炎症作用に効果的で肌への刺激が少なく、スキンケアに役立つとして、乾燥肌やニキビなどの肌トラブルにも用いられます。その他、肝機能に働きかけて胆汁分泌を促進する作用があり、肝機能の回復や炎症の緩和が期待できます。キク科植物にアレルギーのある方は、使用時に注意が必要です。

学名	*Helichrysum italicum*
分類	キク科
抽出部位	花
抽出方法	水蒸気蒸留法
香り	フローラル系
揮発速度	ミドルノート
効果	鎮静作用、鎮痛作用、抗凝集血栓作用、抗炎症作用、胆汁分泌促進作用、強肝作用など

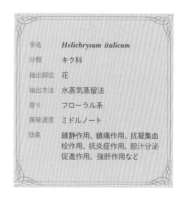

58 ANGELICA ROOT -アンジェリカルート-

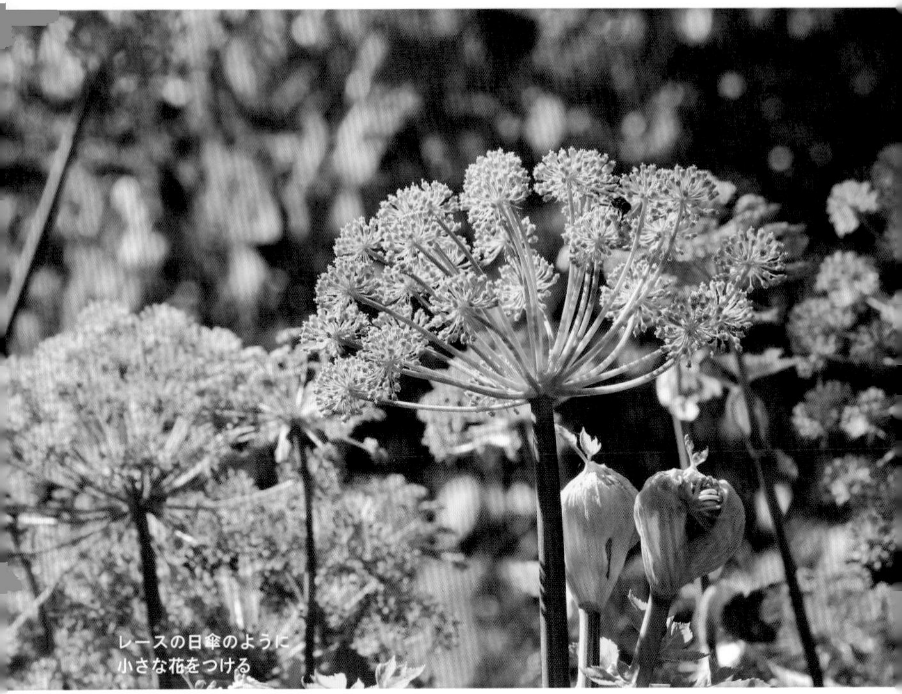

レースの日傘のように
小さな花をつける

女性の不調に用いられてきたアンジェリカルート

アンジェリカは、シベリア原産のセリ科の植物です。3年目に白い花を咲かせ、4年程度で1.5〜2mほどの高さに成長します。ヨーロッパ全土に広く自生しており、川辺や小川のほとりでよく見られます。天使がアンジェリカの持つ力を人間に与えてくれたという言い伝えから、「エンジェル」が名前の由来になっているという説があります。神聖な植物として扱われていたため、別名「精霊の根(ホーリースピリットルート)」とも呼ばれ、教会の儀式に用いられたり、病魔を追い払う万能薬として教会の庭で栽培されていました。乾燥させたアンジェリカは、ハーブティーやハーブチンキ、ハーブピロー

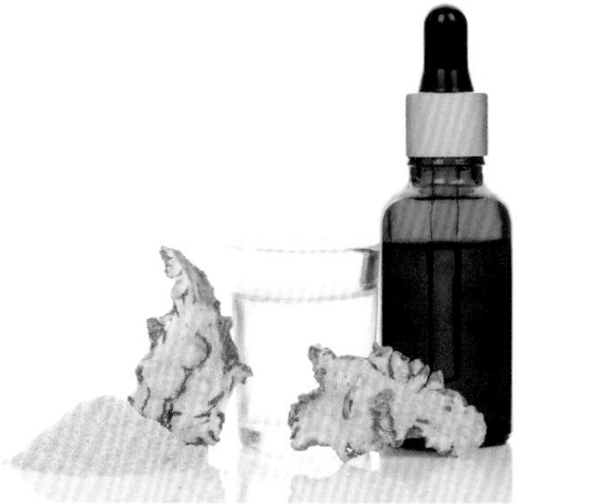
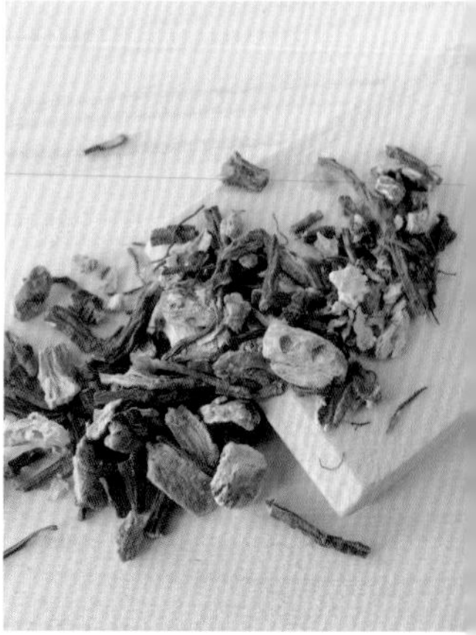

【左】やや苦みを感じる ウッディでスパイシーな香りの精油　【右】リキュール類の香り付けや料理のスパイスにも使われる

などに利用されます。また、シャルトリューズやベネディクティンといった、フランスを代表するリキュールや、ジンの香り付けとしても使用されています。

アンジェリカの根から抽出した精油をアンジェリカルート、種から抽出した精油をアンジェリカシードといいます。300kgのアンジェリカの根から約1kgの精油が採れます。「不安と力の精油」とも呼ばれており、樹木とハーブをミックスしたようなスパイシーな香りが、メンタルサポートに役立ちます。女性ホルモンのバランスを調整するとされ、生理痛や生理不順、更年期障害の緩和にも効果的です。フロクマリンという成分が含まれており、光毒性があります。スキンケアなどでの活用は注意が必要です。

学名	*Angelica archangelica*
分類	セリ科
抽出部位	根
抽出方法	水蒸気蒸留法
香り	ハーブ系
揮発速度	ミドル〜ベースノート
効果	解毒作用、殺菌作用、女性ホルモンの調整作用、抗炎症作用、くすみ改善など ※光毒性あり

59 CARROT SEED - キャロットシード -

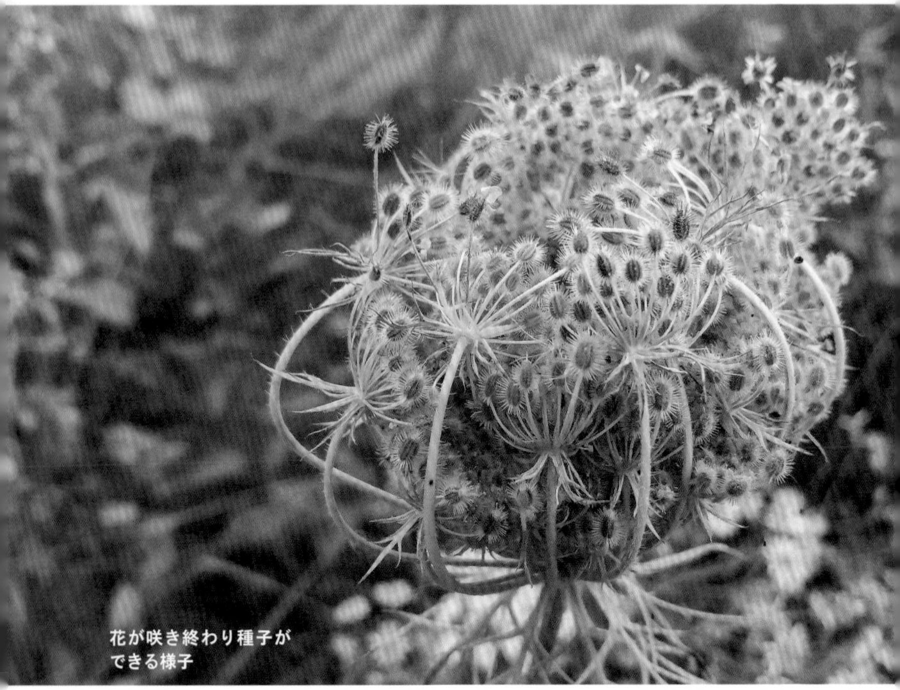

花が咲き終わり種子ができる様子

レース編みのように美しい花のキャロットシード

キャロットシードは、「ニンジンの種子」を指す言葉ですが、ワイルドキャロット（ノラニンジン）という種の種子を原料としています。ニンジンの一種ですが、食用のニンジンとは異なります。栽培種が野生化したものだという説や、食用のニンジンの原種という説がありますが、ルーツは定かではありません。紀元前から存在していたとみられており、葉や種子をハーブのような感覚で利用されていたと考えられています。広範囲に生息し、1.5mほどまで成長する二年草で、レースのような白い小さな花を咲かせます。「アン女王のレース」という呼び名があり、レース編みが優れていたイギリスの

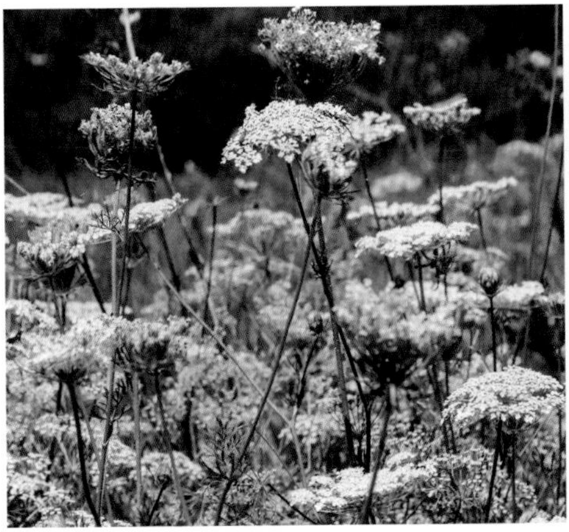
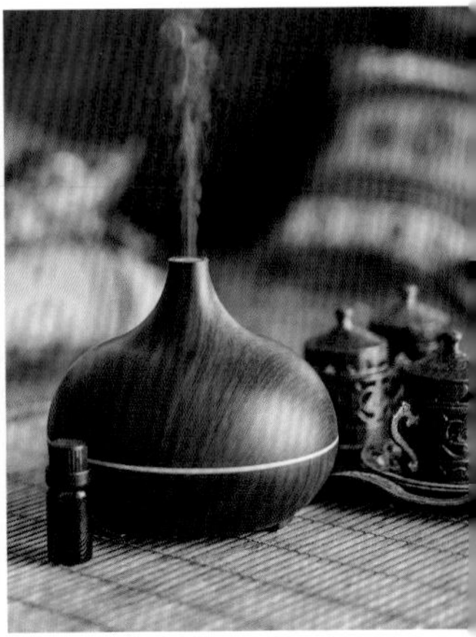

【左】白い小さな花を放射状に咲かせる　【右】アロマディフューザーで疲れた心を癒したい

学名	*Daucus carota*
分類	セリ科
抽出部位	種
抽出方法	水蒸気蒸留法
香り	ハーブ系
揮発速度	ミドル〜ベースノート
効果	抗酸化作用、リンパ系の刺激作用、消化器系の不調改善、抗炎症作用、収れん作用、鎮静作用など

アン女王に由来するといわれています。

水蒸気蒸留法により、種から精油が抽出されます。ニンジンのかすかな甘さと土っぽさを含んだ野性味のある香りが、抑圧感やネガティブな感情を和らげるとされています。好き嫌いが分かれる香りのため、柑橘系の精油とブレンドするのがおすすめです。「キャトロール」という成分が含まれており、肝機能をサポートしてデトックスを促す働きも期待されています。近年は、抗酸化作用によってシワやシミの予防や改善が期待できるといわれ人気が高まっています。他にも、赤血球に働きかける作用があり、血行不良や貧血の軽減を手助けして、冷え性やむくみの解消に役立ちます。顔色を良くしたり、ハリや弾力を高めることにも効果的です。

60 SAGE - セージ -

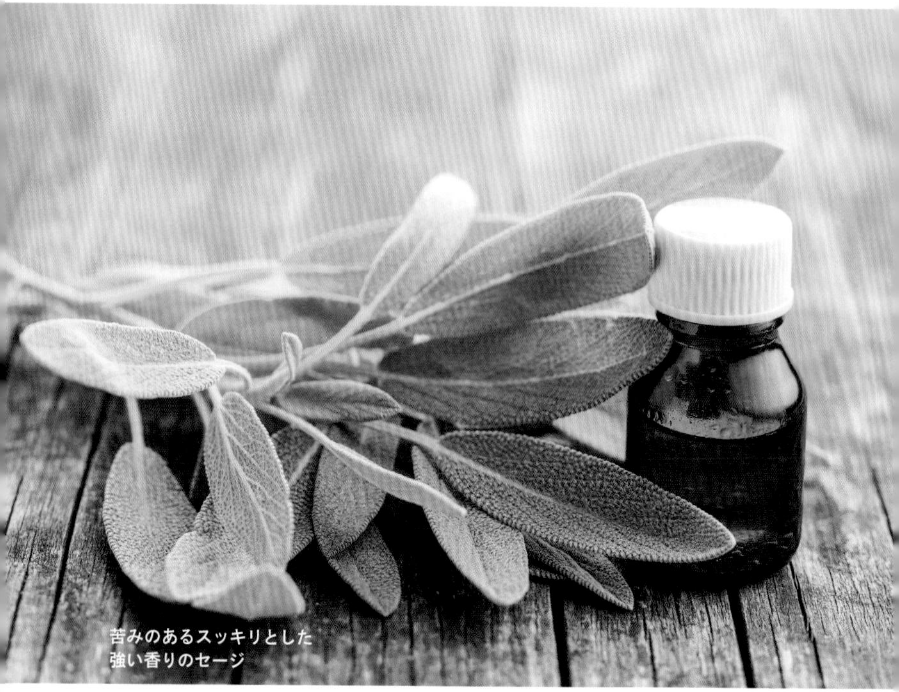

苦みのあるスッキリとした
強い香りのセージ

長寿のハーブとして有名なセージ

ヨーロッパの南部や地中海沿岸に自生するセージ。紀元前300年ごろに書かれたテオフラストスの『植物誌』で紹介されており、紀元後77年には『プリニウス博物誌』の「植物薬剤篇」にも記録があったとされるほど、古くから人々にとってなじみのある植物です。現在、900種類以上が確認されており、一般的にセージというと「コモンセージ」を指します。和名は「ヤクヨウサルビア」で、サルビアの近縁種です。学名のSalviaは、ラテン語の「救う・癒す」という意味の言葉が由来です。その由来の通り、10世紀のイタリアのサレルノでは、セージは疫病の薬として利用され、12世紀のドイツでは万能薬とし

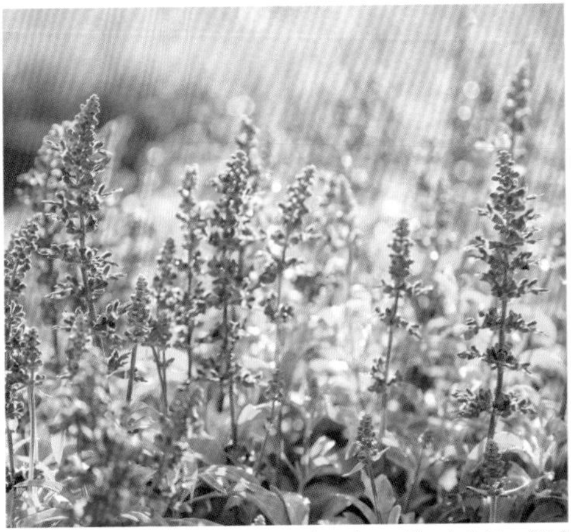
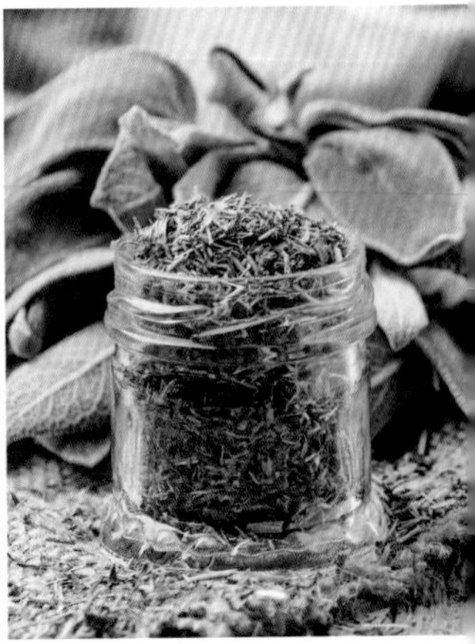

【左】紫色や白の小花を咲かせ、ガーデニングにも人気　【右】ドライのセージ。お茶にすれば殺菌作用で口臭防止にも役立つ

て捉えられていました。中国やペルシャには「庭にセージを植えれば、老いることなし」、イギリスには「長生きしたい者は5月にセージを食べよ」ということわざがあるほど、長寿のハーブとしても有名です。スパイシーさを含む強いハーブ調の香りが特徴で、一説ではソーセージの語源になったといわれるほど、肉を調理する際の香り付けや臭み消しとして使用されています。また、ハーブティーとして飲用すると、のどの痛みや口内炎の予防になります。

学名	*Salvia officinalis*
分類	シソ科
抽出部位	葉
抽出方法	水蒸気蒸留法
香り	ハーブ系
揮発速度	トップノート
効果	発汗作用、鎮静作用、利尿作用、むくみの緩和、抜け毛・白髪の防止など

精油は、葉から水蒸気蒸留法で抽出されます。コモンセージの精油は皮膚への刺激が強いため、希釈した場合でも肌に直接使用するのは控え、芳香浴として使用するのがおすすめです。シワの予防、皮膚炎の緩和が期待できます。

61 THYME - タイム -

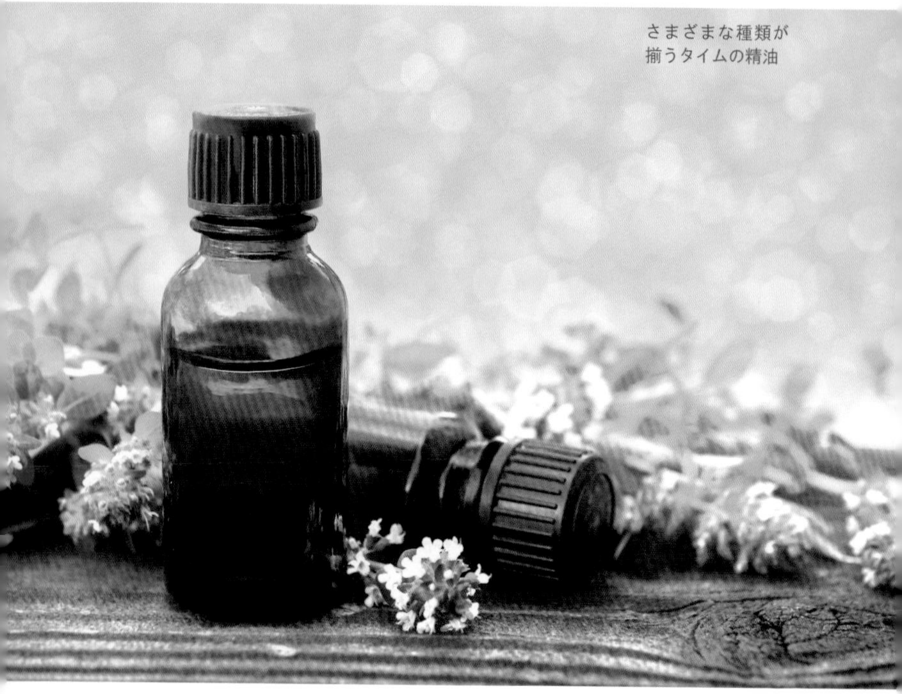

さまざまな種類が
揃うタイムの精油

勇気や気品の象徴、タイム

タイムはシソ科イブキジャコウソウ属の植物の総称です。300以上の種類が存在し、紀元前から香辛料や薬、香料として利用されていました。古代ギリシャ・ローマ時代の人々にとって、タイムは勇気や気品の象徴で、男性は入浴後にタイムの香りを胸に擦り付けたとか。また、14世紀にヨーロッパでペストが流行した際には、タイムの枝を焚いて空気を浄化していたそうです。

「タイム」と呼ぶ場合は、「コモンタイム」を指すのが一般的ですが、精油の場合はさらに区分します。これは、生育環境の違いにより、精油成分や含有比率が異なるためです。このように、同種でありなが

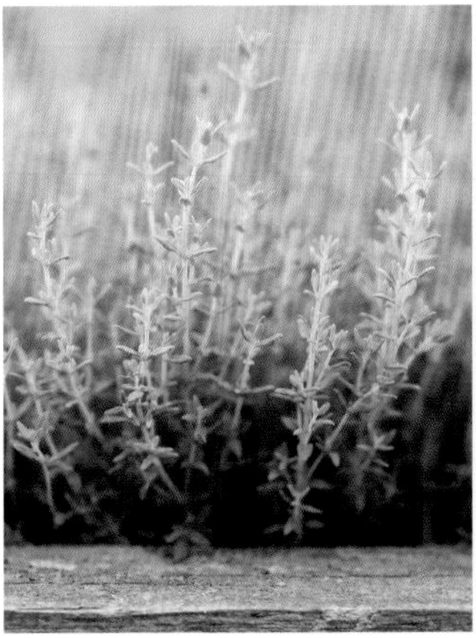
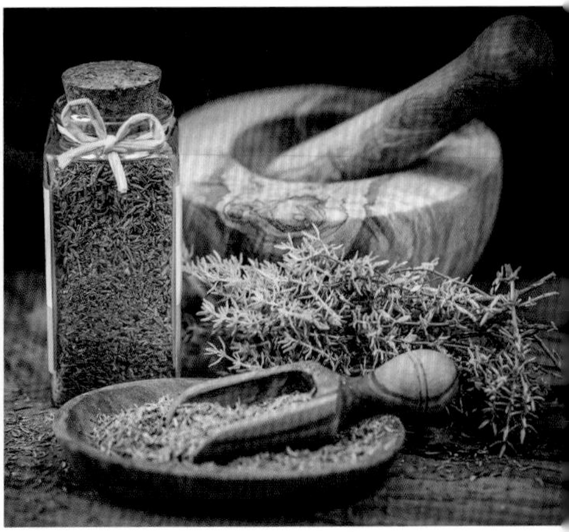

【左】茎は細く、まっすぐに伸びる。先の尖った小さな葉をたくさんつける 【右】乾燥させたタイムは、お茶や料理のスパイスなどに活用できる

学名	*Thymus vulgaris*
分類	シソ科
抽出部位	花、葉
抽出方法	水蒸気蒸留法
香り	ハーブ系
揮発速度	トップ〜ミドルノート
効果	抗菌作用、抗ウイルス作用、抗炎症作用、消毒作用など

ら成分の異なる精油を「ケモタイプ」と呼びます。それぞれ呼び名として使われている成分含有が高いことが特徴で、香りや刺激の強さが異なります。「タイム・リナロール」は甘さのあるフローラル調の香りで、「タイム・ゲラニオール」はバラのような香り、「タイム・ツヤノール」はミントやユーカリに似た爽やかな香りが特徴です。いずれも皮膚刺激が弱く、比較的扱いやすい精油です。「タイム・チモール」、「タイム・パラシメン」、「タイム・カルバクロール」は皮膚刺激が強いため、取り扱いには注意が必要です。タイムには、抗菌・抗ウイルス作用や、免疫を強化する効果があるとされています。風邪や感染症の対策、空気の浄化を兼ねて、ルームフレグランスとして使用するのがおすすめです。

62 TARRAGON - タラゴン -

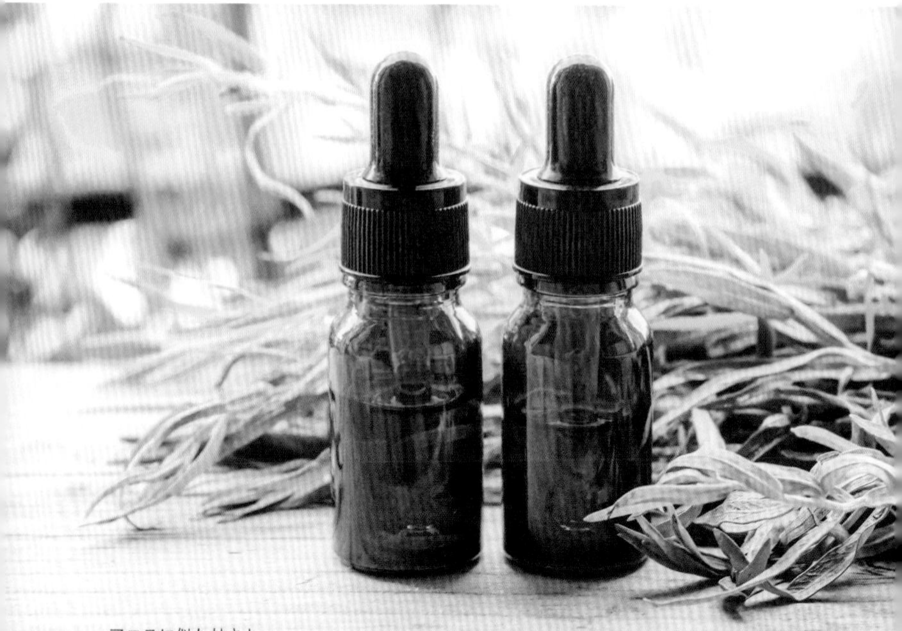

アニスに似た甘さと
爽やかな風味がある精油

フランスの料理に欠かせないハーブ、タラゴン

中央アジアからシベリア、北アメリカが原産地といわれているタラゴン。古くから鎮痛効果がある薬草として利用され、中世以降に料理に使われ始めたとされています。タラゴンには「フレンチタラゴン」と「ロシアンタラゴン」の2種類があり、ハーブや精油として使われるのはフレンチタラゴンが主流です。特にフランスの料理には欠かせないハーブで、「食通のハーブ」とも呼ばれています。根がとぐろを巻いていてヘビに似ていることから、ギリシャ語でヘビを意味する「drakon」が名前の由来といわれています。また、細長い葉がドラゴンの牙に似ていることから、フランス語で小さいドラゴン

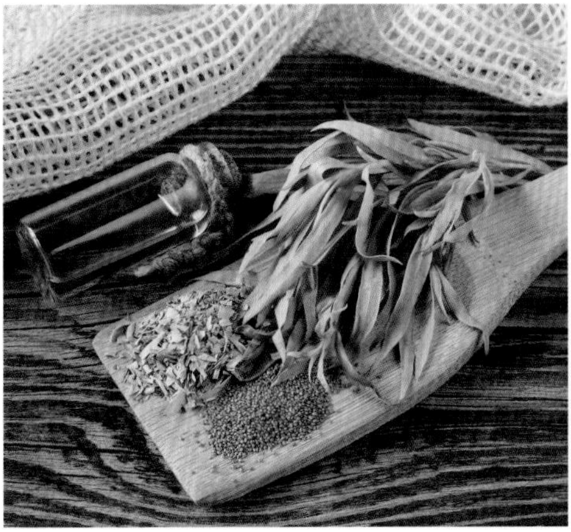

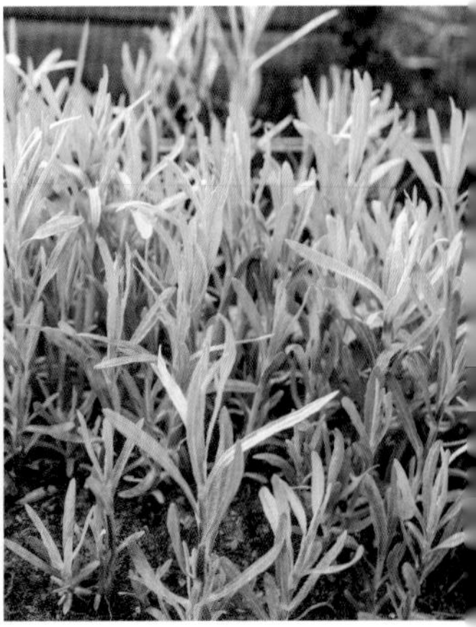

【左】乾燥させたものは料理はもちろん、ハーブティーとしても楽しめる　【右】光沢があり、先がとがっている細長い葉のタラゴン。花はあまり咲くことがない

という意味の「estragon」の言葉から名付けられたという説もあります。古代ギリシャでは、医師のヒポクラテスがヘビや狂犬にかまれたときの毒消しとして利用していたそうです。13世紀には、アラブの植物学者で薬剤師のイブン・アル・バイタールが、口臭を消したり、不眠症を治したりすることができると著書で紹介しています。

精油は、すっきりとしたスパイシーな香りが特徴です。筋肉の緊張を和らげる「エストラゴール」という成分が含まれており、マッサージオイルとしても使用されます。他にも、消化促進や女性特有の不調に効果的とされています。タラゴンは日本ではポピュラーな存在ではありませんが、世界的にはなじみがあり、フランスではタラゴンの精油を使った香水も多いといわれています。

学名	*Artemisia dracunculus*
分類	キク科
抽出部位	全草
抽出方法	水蒸気蒸留法
香り	ハーブ系
揮発速度	トップノート
効果	筋肉弛緩作用、抗菌作用、抗アレルギー作用、抗ウイルス作用、消化促進作用など

63 DILL SEED - ディルシード -

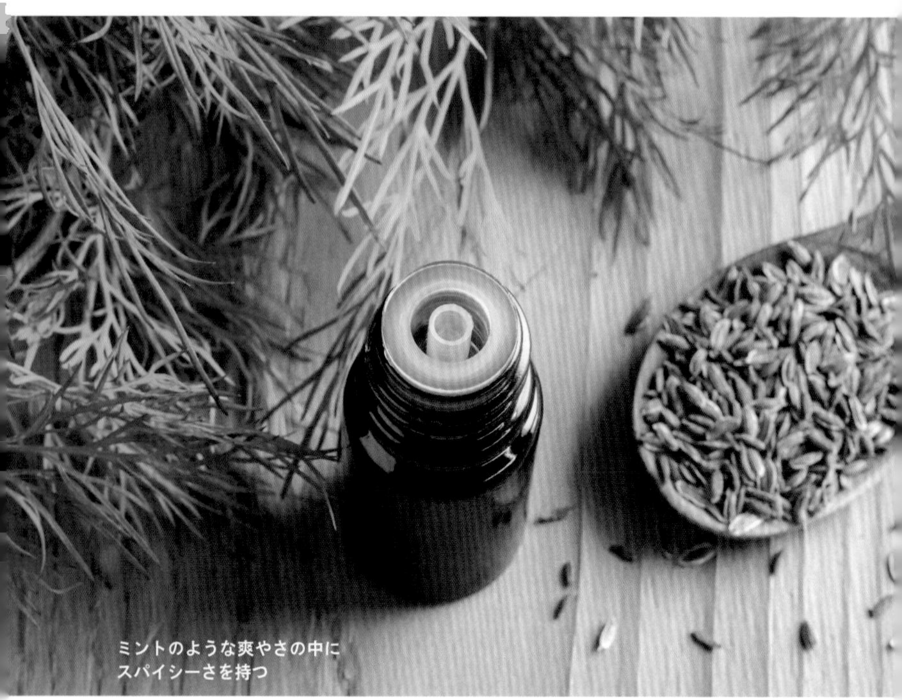
ミントのような爽やさの中に
スパイシーさを持つ

「和らげる、鎮める」が由来、ディルシード

ディルは、食用ハーブやスパイスとしてなじみが深い、セリ科の植物です。南ヨーロッパや西アジアが原産地とされています。ディルという名前は、古代の北欧の言葉の「和らげる・鎮める」という意味の「dilla」に由来します。その由来の通り、古代エジプトではコリアンダーなどと混ぜて頭痛薬として使用されていたといわれています。また、新約聖書にはディルを税として納めていたという記述があり、ディルが重要な作物だったことをうかがわせます。日本には江戸時代に伝わってきたといわれ、和名の「イノンド」はスペイン名の「eneldo（イネルド）」がなまったものと考えられています。ディル

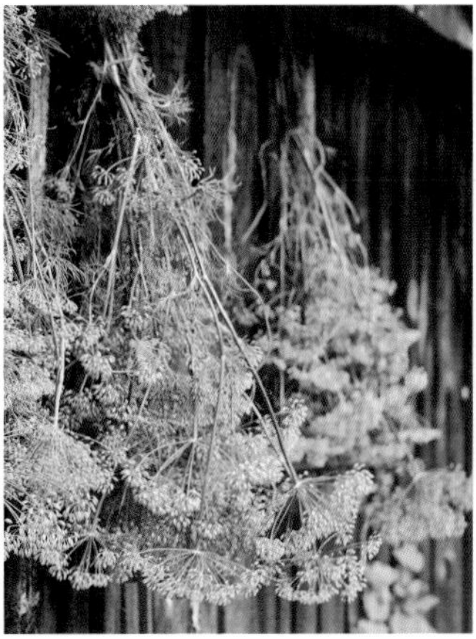
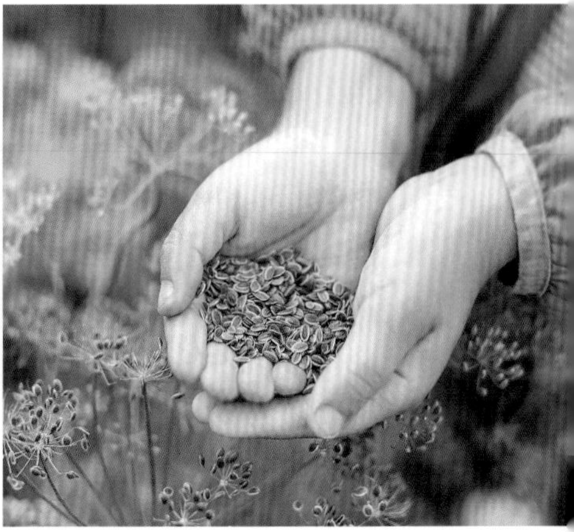

【左】風通しがよく直射日光が当たらない場所に吊るせば簡単にドライフラワーが作れる
【右】平たい楕円形の種子で、茎や葉よりも香りが強い

には、シード（種）とウィード（葉）があり、シードはやや刺激的な芳香で、ぴりっとした辛味があります。そのため、スパイスとしてピクルスの香り付けや魚料理などに利用されます。ヨーロッパでは、袋に入れたシードを枕カバーの中に入れておくことで、安眠効果をもたらすといわれています。

学名	*Anethum Graveolens*
分類	セリ科
抽出部位	種
抽出方法	水蒸気蒸留法
香り	ハーブ系
揮発速度	トップ〜ミドルノート
効果	消化促進作用、腸内ガスの排出、抗菌作用、鎮咳作用、肌荒れの改善など

精油は、ウィードよりシードの方が一般的です。水蒸気蒸留法によって種から精油を抽出します。フレッシュさのあるハーブ系で、スペアミントのような香りです。その爽やかな香りから、リラックス効果を与えたり、気分をリセットしたりするのに役立つとされています。赤ちゃんの夜泣きや不眠症によいとされる他、しゃっくりや咳を鎮め、肌荒れ改善や腸内ガスの排出を促す作用が期待できます。

64 VIOLET - バイオレット -

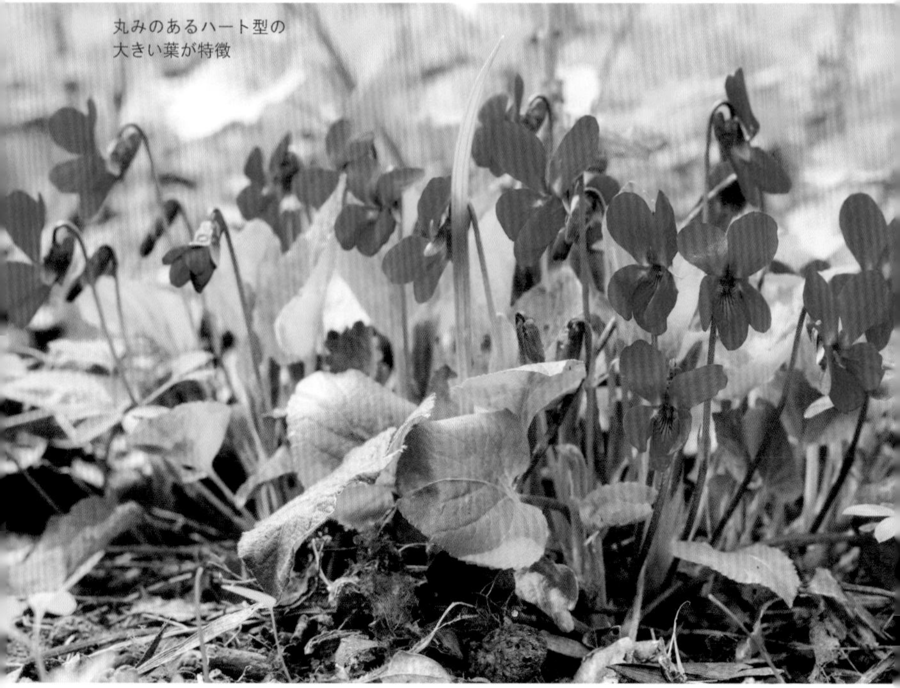

人気の香料として親しまれてきたバイオレット

世界に450以上もの品種があるとされるバイオレット。日本では約80種が自生しています。古くから紋章や象徴として好まれ、ナポレオンが自分の党派の象徴として使用していたそうです。民間医療の薬草として、中世ヨーロッパで用いられてきた歴史があり、気管支炎、咳や痰、喉の不快感など、呼吸器系のトラブルを緩和する目的で使われてきました。香水の原料として用いられるのは「ニオイスミレ」と呼ばれる種類で、ヨーロッパから北アフリカ、西アジアが原産です。1輪咲いているだけでも部屋中に香りが広がるほど、強い香りを持ちます。ヨーロッパではローズやラベンダーと並ぶ人気

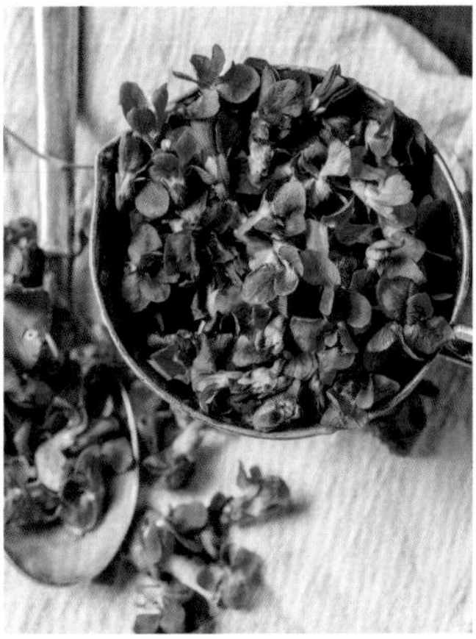

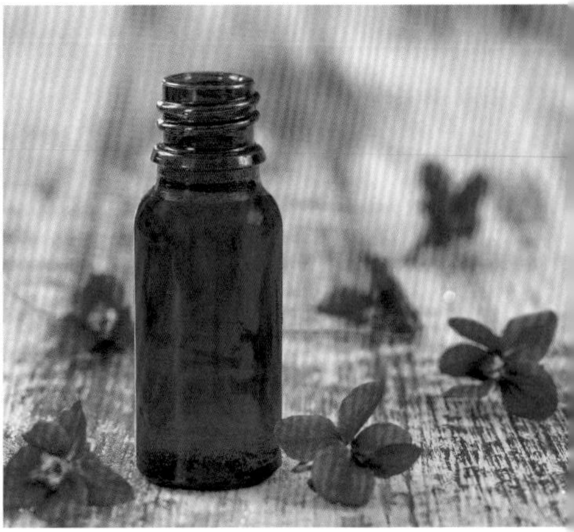

【左】バイオレットの花はサラダに入れたり、飲み物の色付けや香り付けに使うことができる
【右】イライラや不安感を鎮めリラックスできるバイオレットの香り

の香料として親しまれており、マリー・アントワネットが気に入っていた香水の原料の一つといわれています。

バイオレットの精油は、花から採取する「バイオレットフラワー」と、葉から採取する「バイオレットリーフ」の2種類があります。バイオレットフラワーは甘くフローラルな香りで、バイオレットリーフは若草に似たグリーン調の香りです。どちらも溶剤抽出法で抽出されます。市販されている精油はバイオレットリーフが主流で、鎮静・鎮痛作用があり、頭痛や二日酔いの緩和、不眠症や疲れに効果的といわれています。また、呼吸器系の不調の改善に役立つため、喉の痛みや咳の緩和には芳香浴がおすすめです。他にも、けがの痕を修復する創傷治癒作用もあるとされています。

学名	*Viola odorata*
分類	スミレ科
抽出部位	葉、花
抽出方法	溶剤抽出法
香り	ハーブ系
揮発速度	ミドルノート
効果	創傷治癒作用、鎮静作用、鎮痛作用、去痰作用、利尿作用、抗リウマチ作用など

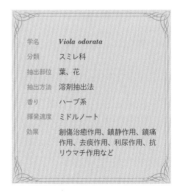

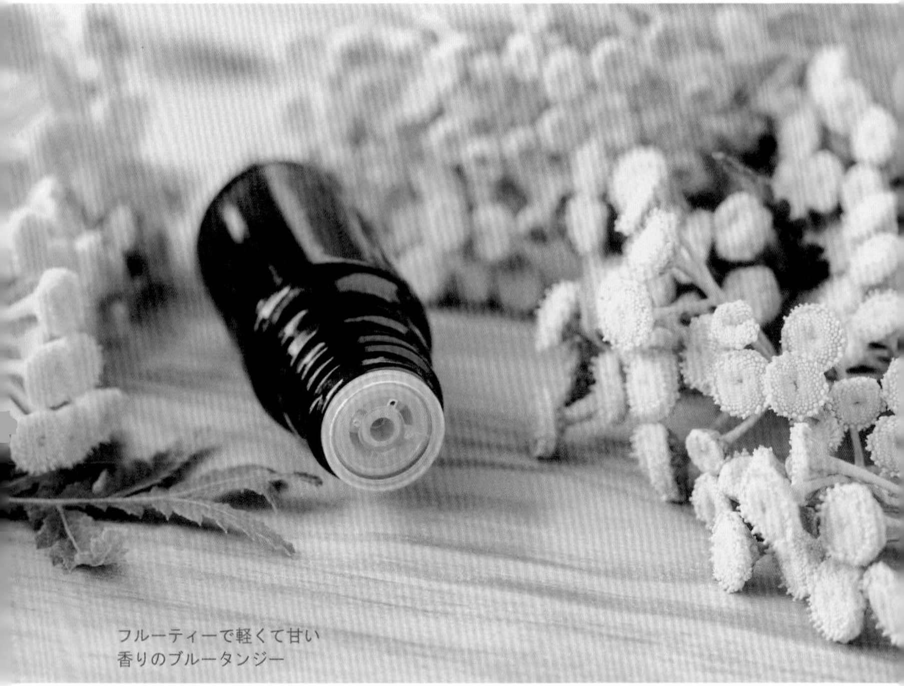

フルーティーで軽くて甘い
香りのブルータンジー

フルーティーな青い精油のブルータンジー

ブルータンジーは、丸いボタンのような黄色い花を咲かせる、キク科の植物です。モロッコ北部に自生したことから、「モロッコのタンジー」とも呼ばれます。名前にブルーが付く理由は、花びらを蒸留すると形成される成分「カマズレン」により、濃い青色の精油が抽出されるためです。別名は「タナセタム」で、属名をそのまま呼び名として用いています。

フルーティーかつフローラルな香りがする精油は、全草から水蒸気蒸留法によって抽出されます。毒性が強い一般的なタンジー（コモンタンジー）の精油に比べて、ブルータンジーは使いやすい精油

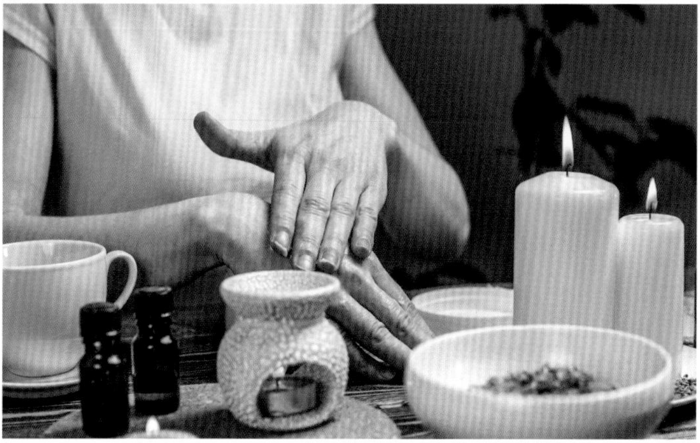

芳香浴で気分を盛り上げたり、植物油などと混ぜてセルフマッサージもおすすめ

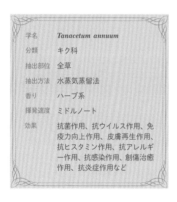

学名	*Tanacetum annuum*
分類	キク科
抽出部位	全草
抽出方法	水蒸気蒸留法
香り	ハーブ系
揮発速度	ミドルノート
効果	抗菌作用、抗ウイルス作用、免疫力向上作用、皮膚再生作用、抗ヒスタミン作用、抗アレルギー作用、抗感染作用、創傷治癒作用、抗炎症作用など

で、乾燥や痒みのケアの他、筋肉痛や関節炎、リウマチなどの緩和にもよいとされています。バスタブに1～2滴垂らして入浴剤のように使用することで、リラックス効果を得ることができます。主成分の「サビネン」は肌を整えることで知られており、抗炎症剤としてスキンケア化粧品などにも使われています。また、サビネンには抗菌・抗ウイルス・免疫強化作用があるとされています。カマズレンには抗アレルギー作用があるため、花粉症やぜんそくなどのアレルギー症状の緩和に有効です。花粉症が始まる時期に常備しておくと役立つでしょう。また、カマズレンには皮膚組織再生作用もあるため、やけどや傷跡のケアなどにも効果的です。なお、キク科植物にアレルギーがある方は、使用に注意が必要です。

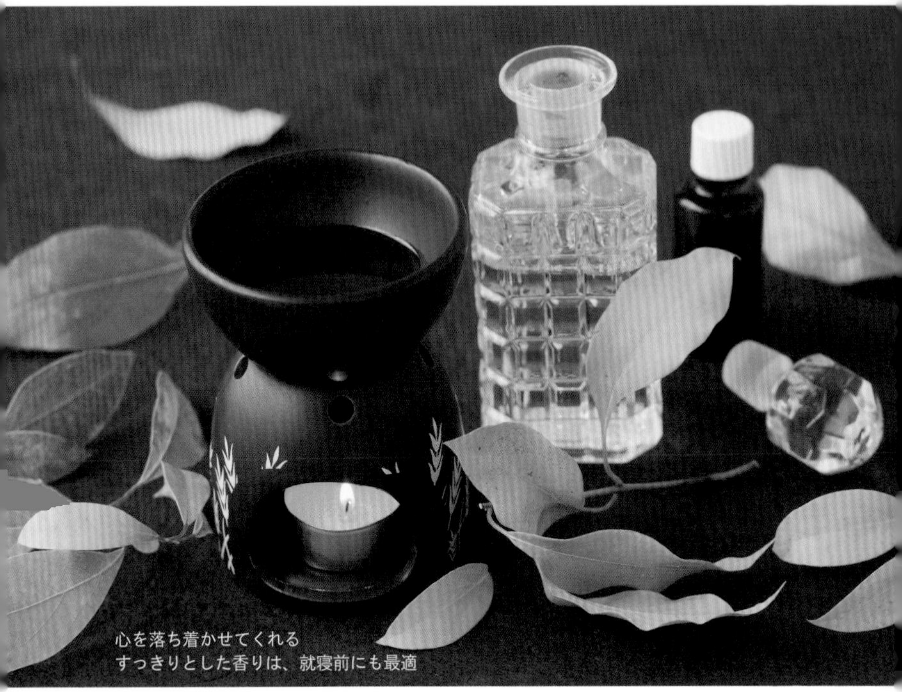

心を落ち着かせてくれる
すっきりとした香りは、就寝前にも最適

マダガスカルの先住民の万能薬、ラヴィンサラ

ラヴィンサラまたはラヴィンツァラ（Cinnamomum camphora）は、マダガスカル原産のクスノキ科の常緑高木です。古くから先住民が万能薬として使用してきた歴史があり、お茶や湿布薬などにして、健康維持や治療に役立てていました。同じくマダガスカル原産のクスノキ科で似た名称の「ラベンサラ（Ravensara aromatica）」と長らく混同されてきましたが、別種の植物です。

ラヴィンサラはケモタイプ（P.140〜141）の精油で、同じ学名の植物でも産地によって含有成分が異なる精油が抽出されます。東アジア原産のクスノキから抽出される「ホーリーフ」または「カンファー」

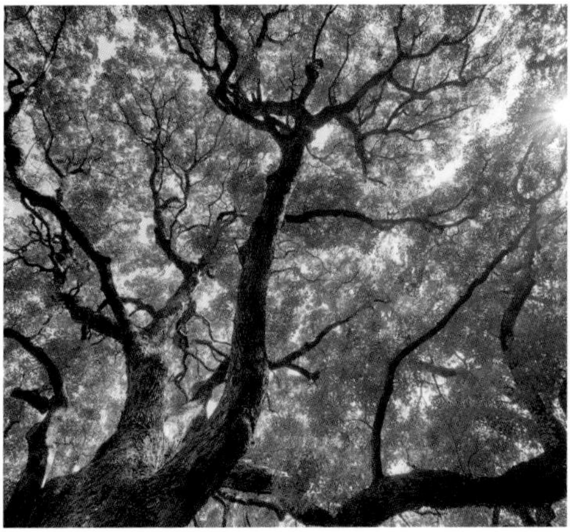

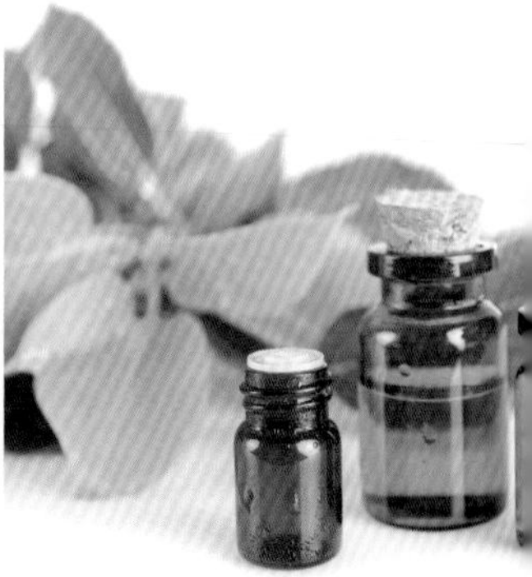

【左】マダガスカルを代表する植物の一つ、ラヴィンサラ　【右】抗菌作用があるので感染症予防にもおすすめの精油

の名で呼ばれる精油と学名が同じですが、異なる精油です。ユーカリやティーツリーに似た清涼感ある香りですが、よりまろやかな香りで、日常的に使いやすいとされています。高い抗感染作用や抗菌作用があるので、傷や水虫などの皮膚疾患や、ニキビによいといわれています。呼吸器系全般の不調にも効果的で、咳やぜんそく、気管支炎を抑えてくれます。また、筋肉のこわばりをほぐす働きもあるので、肩凝りや関節リウマチの緩和にも役立つといわれています。作用が穏やかなので、飲用や皮膚塗布、芳香浴と、あらゆる方法で使用できます。幅広い効能があるため、無人島に精油を一つだけ持っていくとするなら、多くのアロマセラピストがラヴィンサラを持っていくと答えるといわれています。

学名	*Cinnamomum camphora*
分類	クスノキ科
抽出部位	葉
抽出方法	水蒸気蒸留法
香り	ハーブ系
揮発速度	トップノート
効果	抗菌作用、抗ウイルス作用、抗感染作用、抗炎症作用、去痰作用、鎮痛作用など

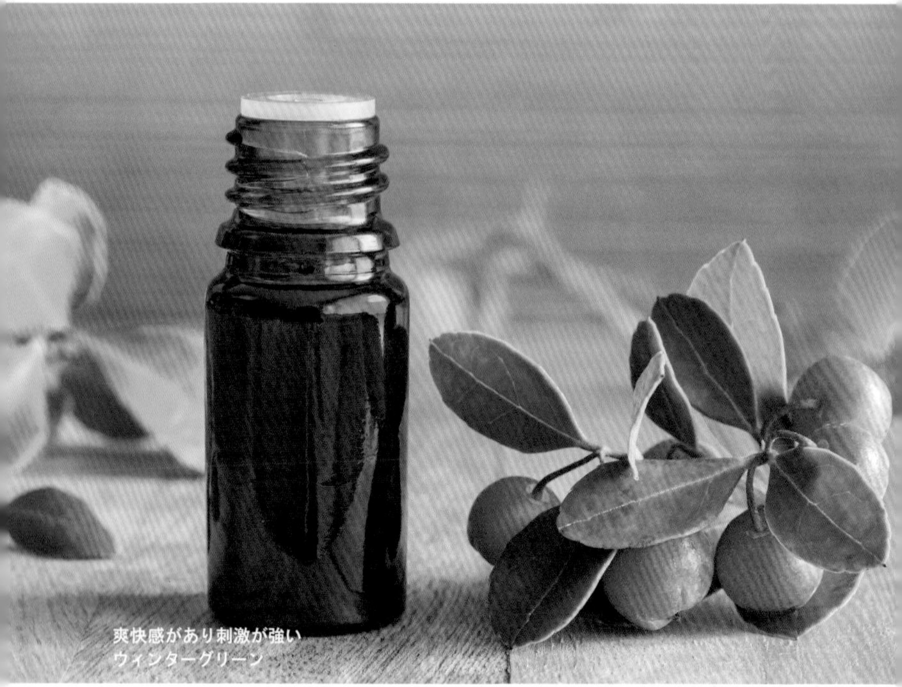

爽快感があり刺激が強い
ウィンターグリーン

筋肉痛の心強い味方、ウィンターグリーン

ウィンターグリーンはツツジ科の常緑低木で、冬に赤い実をつけます。別名は「チェッカーベリー」、日本では「ヒメコウジ」と呼ばれます。原産は中国で、主に中国、カナダで生産されています。昔からイヌイットやネイティブアメリカンの間では、葉を口の中でかみつぶしたり、お湯に漬けて煎じて飲むなどして、解熱や鎮痛の薬として使用されていました。また、独立戦争時代には、紅茶の代用として使われていました。大正時代末期に日本に渡り、盆栽愛好家によって日本中に広められたといわれています。ウィンターグリーンには、ガムや歯磨き粉、湿布に使用されている成分「サリチル酸メ

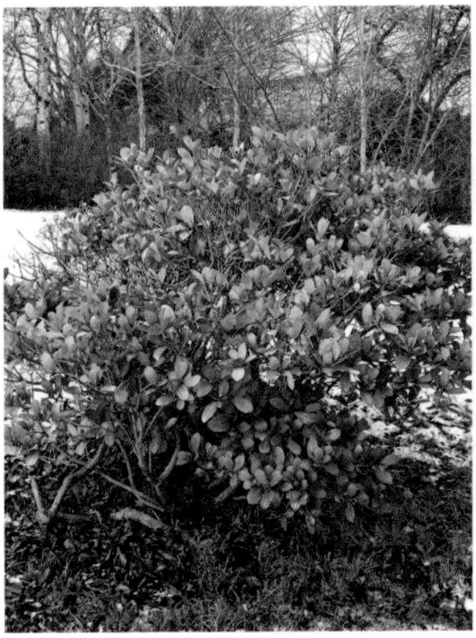
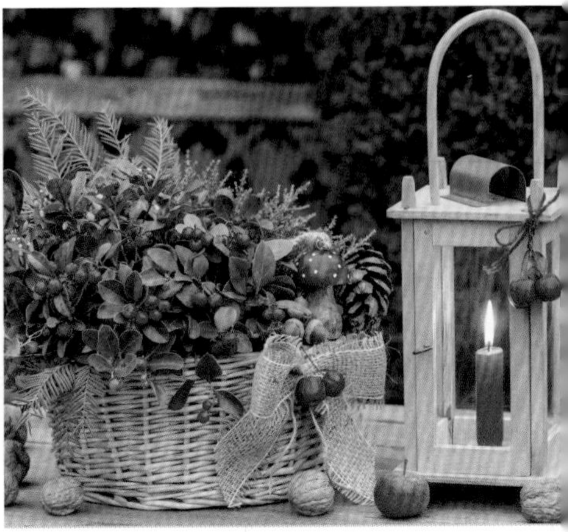

【左】葉や実など、どこを揉んでも湿布薬のような匂いがする 【右】クリスマスのオーナメントなどにも最適なウィンターグリーン

学名	*Gaultheria procumbens*
分類	ツツジ科
抽出部位	葉
抽出方法	水蒸気蒸留法
香り	樹木系
揮発速度	ミドルノート
効果	鎮痛作用、鎮痙作用、消毒作用、抗炎症作用、リンパうっ滞除去作用、むくみの改善など

チル」が95〜99%含まれています。この成分はアスピリンと同じ働きがあることから、鎮痛・鎮痙・抗炎症作用に期待ができ、さまざまな痛みに利用できます。イギリスの薬草薬局方*では、リウマチ性関節炎の治療薬として使われている例もあります。

葉から抽出される精油は、一瞬で眠気が覚めるような、爽快感のある香り。抽出できる精油はごくわずかで、大量に生成するためには、少なくとも3日間の発酵が必要です。筋肉痛への効果が期待できるため、スポーツ後のマッサージオイルに適しています。ただし、ドーピング検査に抵触する可能性があるので、スポーツ選手の方はドーピング物質に指定されていないか確認しましょう。また、アスピリンアレルギーの方は使用を避けましょう。

＊薬局方…医薬品の品質規格書

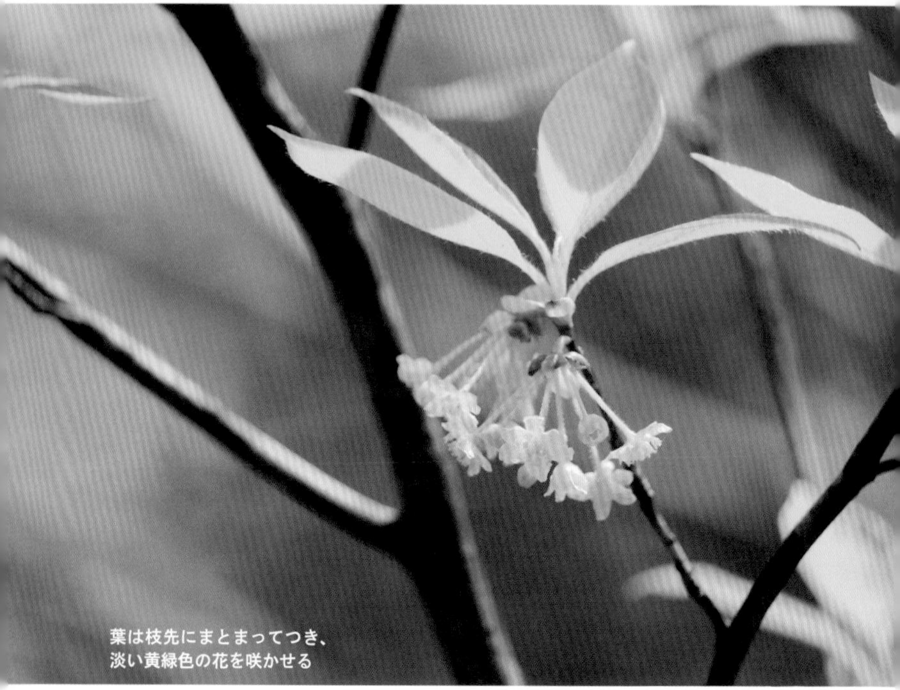
葉は枝先にまとまってつき、
淡い黄緑色の花を咲かせる

文字が並んでいるように見える？ クロモジ

クロモジは伊豆地方を中心に、本州や四国、九州に生息する低木の一種です。2〜5mほどの高さに成長し、3〜4月ごろに黄色い花を咲かせます。名前の由来は諸説ありますが、緑色の樹皮に黒い斑点があり、その斑点がまるで文字が並んでいるように見えることから、「黒文字」と呼ばれるようになったそうです。樹皮には芳香性のある成分が含まれています。その成分には殺菌効果があり、歯の衛生に適しているため、樹皮を付けたままの枝がつまようじに加工され、使われてきました。このつまようじは江戸時代から作られるようになり、現代でも和菓子や料亭などで添えられています。また、クロモ

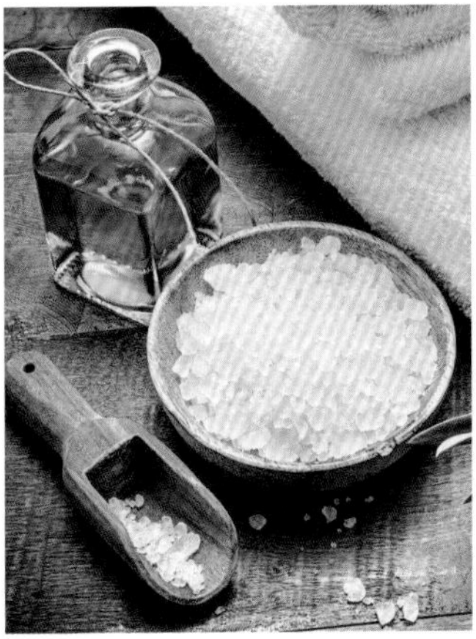

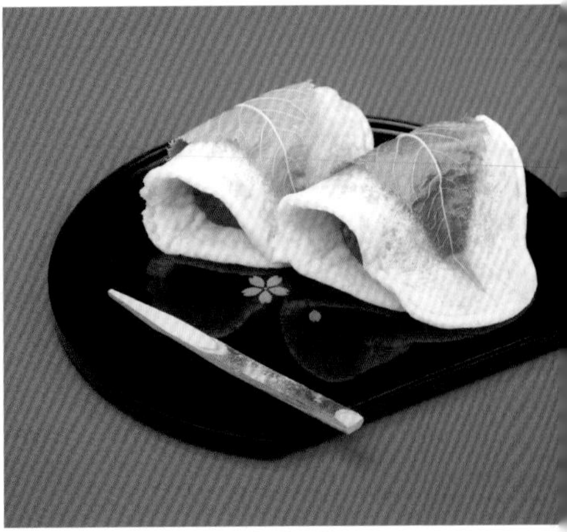

【左】天然塩にクロモジ精油を垂らしてバスソルトとして使用できる　【右】和菓子とクロモジの爪楊枝

ジの材は軽くて緻密なため、洋傘の柄にも用いられてきました。

精油は、葉と枝から水蒸気蒸留法によって抽出されます。戦前から伊豆半島の各所で抽出されていましたが、大量に精油を作ることができないため、希少価値が高いといわれています。ローズウッドの香りに似ており、石鹸の香料や香水などの原料としても重宝されています。甘く爽やかな香りのため、他の精油ともブレンドしやすく、使いやすい精油です。安眠効果やリラックス効果がある他、虫歯菌、歯周病菌、カンジダ菌などへの抗菌作用が認められています。また、防虫や消臭にも役立ちます。肌への効能としては、保湿作用や抗炎症作用があり、ニキビやあせも、湿疹、肌荒れなどの改善に有効とされています。

学名	*Lindera umbellata*
分類	クスノキ科
抽出部位	葉、枝
抽出方法	水蒸気蒸留法
香り	樹木系
揮発速度	ミドルノート
効果	抗菌作用、抗炎症作用、殺菌作用、鎮静作用、安眠作用、防虫作用、保湿作用など

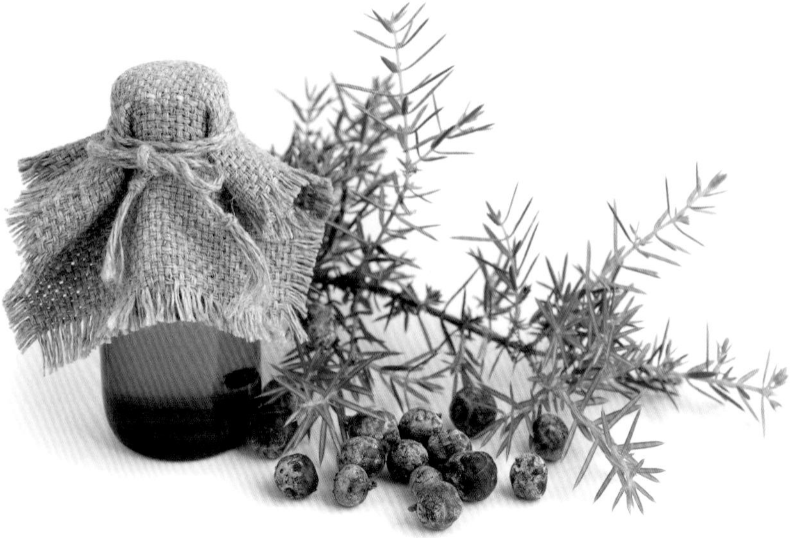

心身のデトックスに
おすすめのウッディな香り

ジンの香り付けに使われているジュニパーベリー

ジュニパーは樹高12mにも達する常緑の針葉樹林で、黄色い花を咲かせます。乾燥した地域に多く生息し、荒れ地や山の斜面で育ちます。針のように細く尖った葉を持つため、昔の日本では、ネズミよけに使用していたことが「セイヨウネズ(西洋杜松)」という和名の由来となっています。人間が最初に利用した芳香植物の一つといわれており、古くから魔よけや宗教儀式で用いられ、中世のヨーロッパでは伝染病の予防に使われていました。フランスの病院では、空気を浄化するためにジュニパーの枝を焚いていたといわれています。

ジュニパーの果実(球果)は、成熟とともに緑色から深い紫色に変

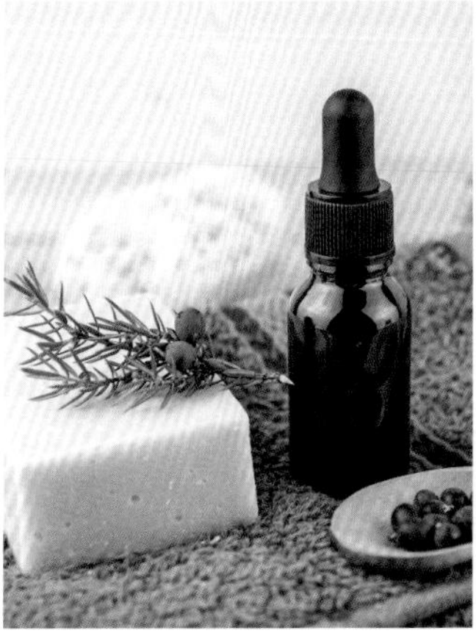

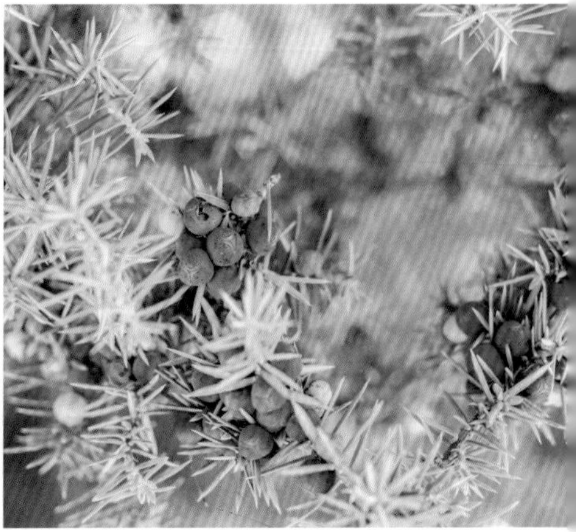

【左】せっけんなどのコスメ作りなどにも使えるジュニパーベリーの香り　【右】針のような形の葉をもち、青や黒の小さな実をつける

化します。この成熟した果実のみから得られる精油は「ジュニパーベリー」、果実と枝葉を一緒に蒸留して抽出した精油は「ジュニパーブランチ」として区別されます。ジュニパーベリーの香りは、甘さと苦みを含んだ爽やかなウッディ調で、蒸留酒のジンの香り付けに使用されています。利尿や発汗を促し、体にたまった老廃物を出すデトックス作用に優れているため、むくみやセルライトの予防と改善や、ダイエットにも効果的とされています。抗菌作用や抗ウイルス作用もあるといわれているため、アロマスプレーやアロマディフューザーとして使用し、空気をすっきりさせるのにもおすすめです。また、マッサージオイルに加えれば血流を促進させる効果も期待でき、肩凝りや腰痛の軽減につながります。

学名	*Juniperus communis*
分類	ヒノキ科
抽出部位	液果
抽出方法	水蒸気蒸留法
香り	樹木系
揮発速度	ミドル(〜トップ)ノート
効果	抗菌作用、抗ウイルス作用、リンパうっ帯除去作用、利尿作用、セルライト・肥満改善、関節炎・リウマチ緩和、空間の浄化など

70 DOUGLAS FIR - ダグラスファー -

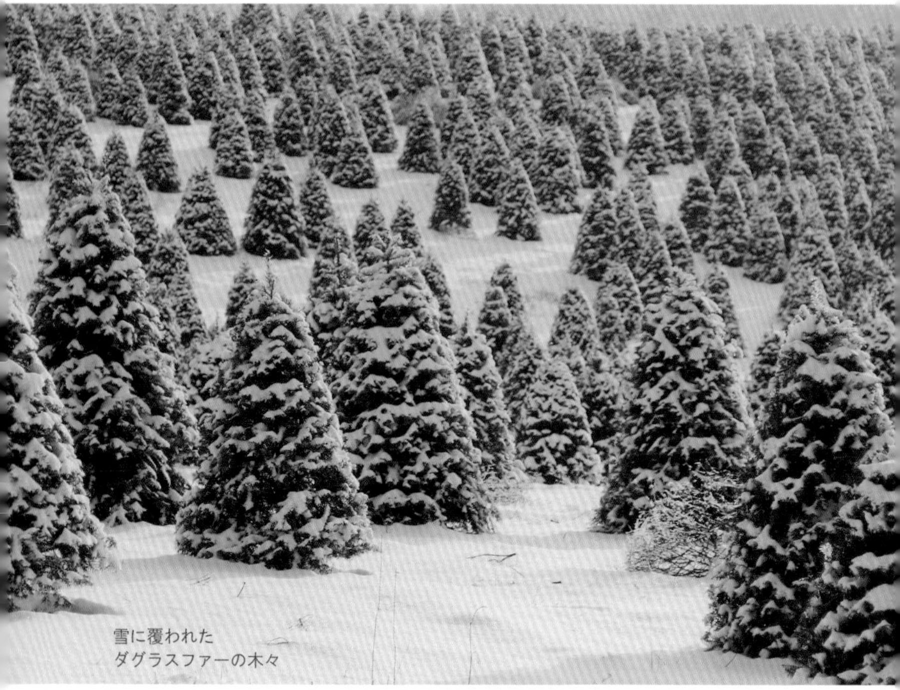

雪に覆われた
ダグラスファーの木々

レモンのような香りの針葉樹、ダグラスファー

ダグラスファーは世界で最も高い針葉樹の一つで、60〜75mほどの高さに成長します。葉は松葉に似た針のような形で、和名は「ベイマツ（米松）」といいます。カナダやアメリカの太平洋岸に生息し、クリスマスツリーとしても人気があります。加工性や耐久性に優れているため、日本では住宅用の建材としてアメリカから大量に輸入されています。古くから北米大陸に住んでいたインディアンは、葉や樹皮は民間医薬に、樹木は燃料として利用していました。1791年にカナダのバンクーバー島で発見され、1826年に植物学者のダグラス博士によって分類されことが、名前の由来になったといわれています。

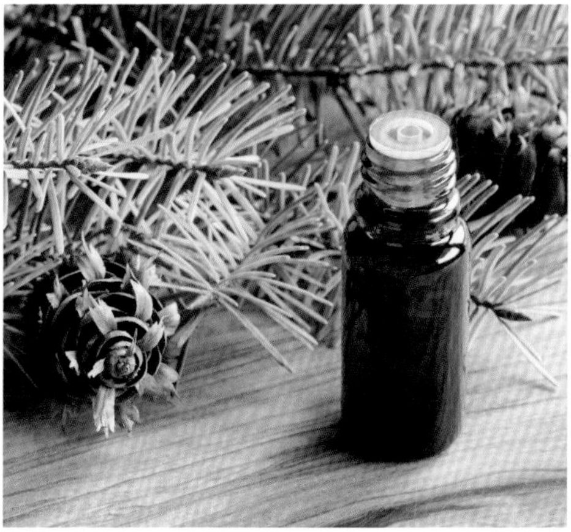

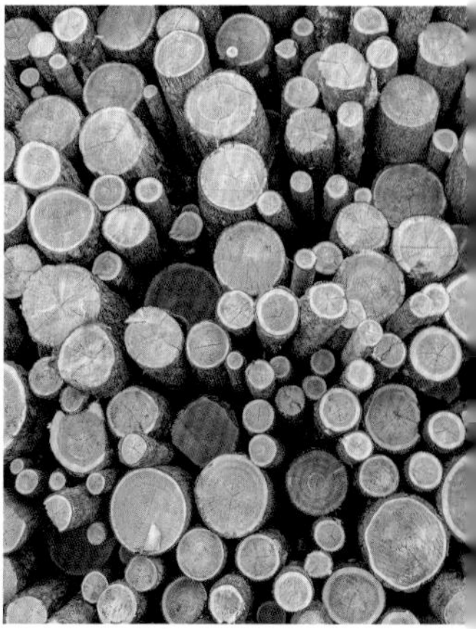

【左】レモンのように甘くて深い森の中にいるかのような気分になれる香り　【右】幹はまっすぐで大きく育つので、強度が高く加工しやすい

枝と針葉を水蒸気蒸留することで得られる精油は、ほのかにレモンのような香りがするのが特徴です。抗菌・抗ウイルス作用があるため、風邪やインフルエンザ予防にも有効とされています。咳、痰、ぜんそく、気管支炎、呼吸器感染症などの症状の緩和が期待できるため、デュフューザーなどで拡散するのがおすすめです。また、血行促進作用があり、血液循環不良によって悪化する痛みである関節痛やリウマチなどの緩和にも役立つとされています。さらに、肌を洗浄する作用もあるとされており、ボディウォッシュやソープ類に1滴加えると、洗浄力が高まり、爽やかな香りが残ります。皮膚刺激があるので使用には注意が必要ですが、マッサージオイルや温湿布などに用いられることもあります。

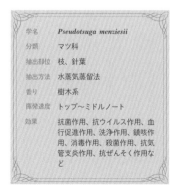

学名	*Pseudotsuga menziesii*
分類	マツ科
抽出部位	枝、針葉
抽出方法	水蒸気蒸留法
香り	樹木系
揮発速度	トップ〜ミドルノート
効果	抗菌作用、抗ウイルス作用、血行促進作用、洗浄作用、鎮咳作用、消毒作用、殺菌作用、抗気管支炎作用、抗ぜんそく作用など

71

BLACK SPRUCE -ブラックスプルース-

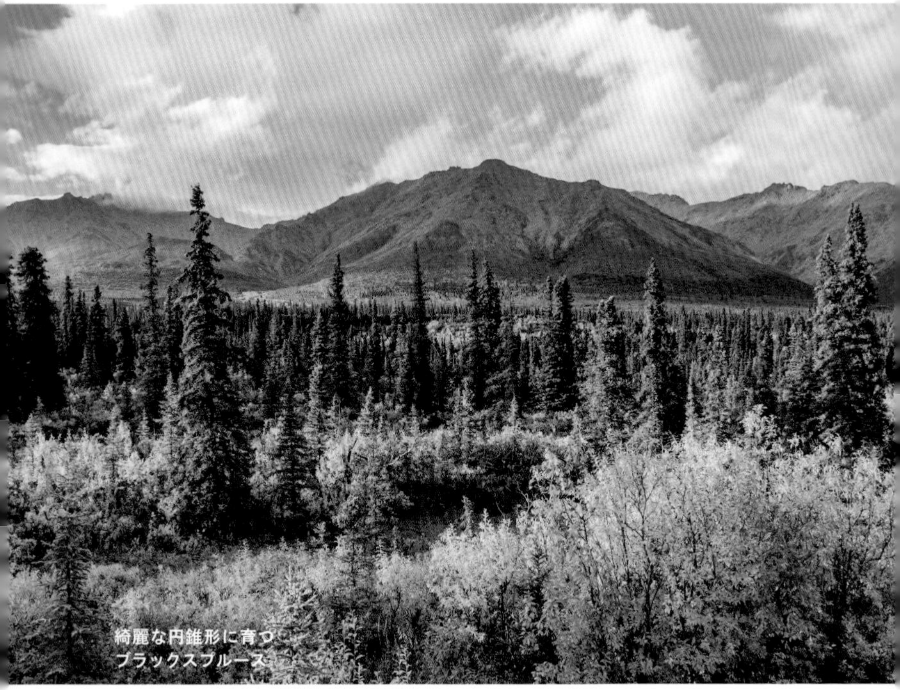

綺麗な円錐形に育つ
ブラックスプルース

ネイティブアメリカンの薬、ブラックスプルース

ブラックスプルースはマツ科トウヒ属の樹木で、和名はクロトウヒ（黒唐檜）といいます。寒く厳しい環境でゆっくりと成長する、樹高5～15mほどの小さな針葉樹です。樹形がモミに似ているため、ウィンターシーズンにはクリスマスツリーとしても活躍します。原産は北アメリカで、パルプ資源や箸などにも使われます。かつてネイティブアメリカンが、傷や筋肉の痛みを癒す薬として使用したり、神とつながるための儀式に利用していたという歴史があります。

精油は、清涼感と苦みが感じられるウッディな香りです。去痰・鎮咳・鎮痙作用があるため、風邪や気管支炎、ぜんそくなど、呼吸

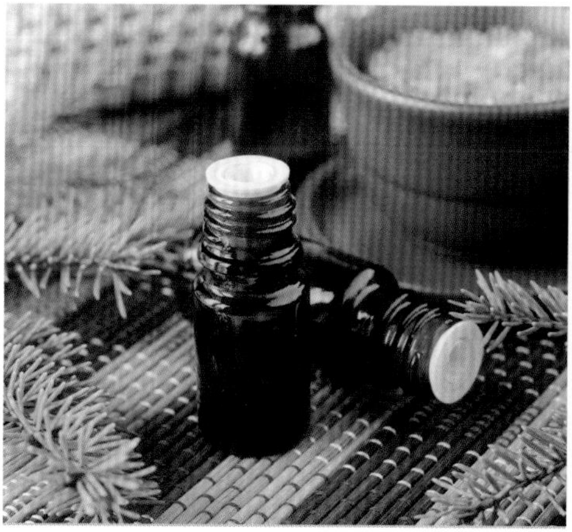

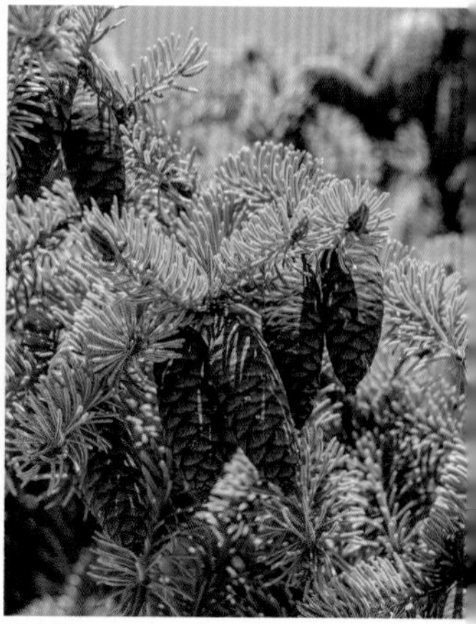

【左】深い森の中で深呼吸をしたようなウッディな香りの精油樹、ブラックスプルース　【右】紫色の実が特徴の針葉

器系の症状に役立つとされています。「α-ピネン」という成分が含まれており、交感神経の高ぶりを抑えて副交感神経の働きを活性化してくれるため、リラックス効果を得ることができます。また、血行促進やうっ滞除去作用により、筋肉痛の回復促進や、肩凝り・腰痛など血行不良に起因する痛みの緩和にも有効とされています。さらに、鎮痛作用があるとされているため、関節炎やリウマチ、神経痛などの痛みを軽減する効果も期待できます。日本ではマイナーな精油といわれていましたが、近年、アトピー性皮膚炎などの炎症を抑制する効果が期待できるとして、知名度が高まっています。乾燥による肌荒れや痒みを抑えるといわれているため、入浴剤として使うのもおすすめです。

学名	*Picea mariana*
分類	マツ科
抽出部位	針葉
抽出方法	水蒸気蒸留法
香り	樹木系
揮発速度	トップ～ミドルノート
効果	鎮咳作用、鎮痙作用、去痰作用、血行促進作用、リンパうっ滞除去作用、抗炎症作用、抗菌作用、鎮痛作用、副腎皮質刺激作用など

MANUKA -マヌカ-

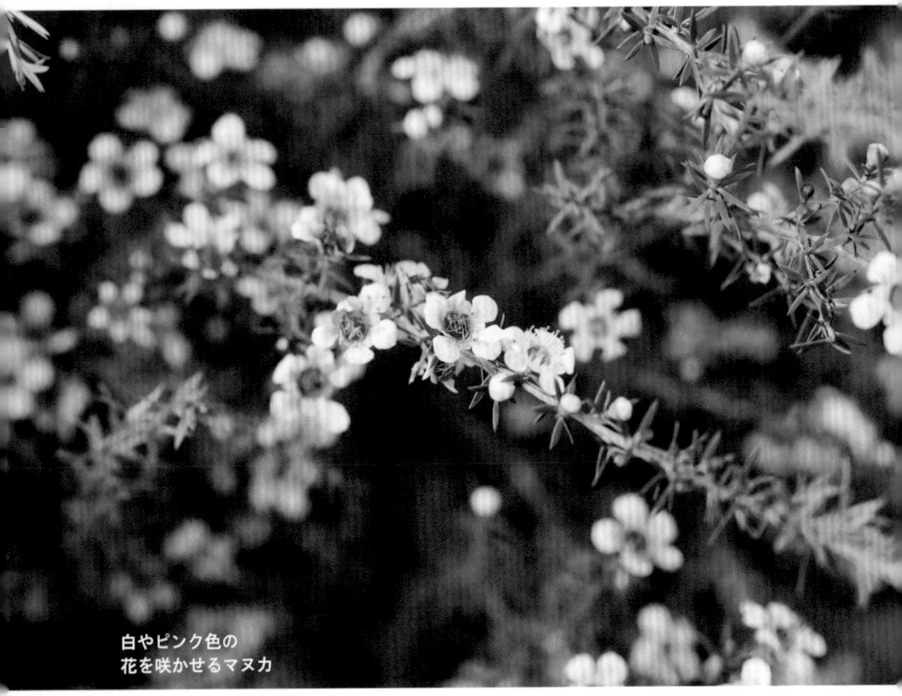

白やピンク色の
花を咲かせるマヌカ

注目の蜂蜜「マヌカハニー」の原料の木、マヌカ

マヌカは、ニュージーランドに自生する、フトモモ科の低木です。ギョリュウ*のような小さな葉を持ち、梅のような花を咲かせることから、日本では「ギョリュウバイ（御柳梅）」とも呼ばれています。針葉樹のネズに似ているので、「ネズモドキ」の別名もあります。ニュージーランドの先住民族のマオリは、マヌカを「復活の木」や「癒しの木」と呼び、多くの病気の治療に用いていたそうです。また、イギリスの海洋探検家ジェームズ・クックは、マヌカの葉でお茶を作り、ビタミンC不足によって起こる壊血病の予防や治療薬として利用したという記録があります。近年は、花から採れた希少な蜂蜜の

＊ギョリュウ…中国原産の落葉小高木で、老木になるとシダレヤナギのように垂れ下がる

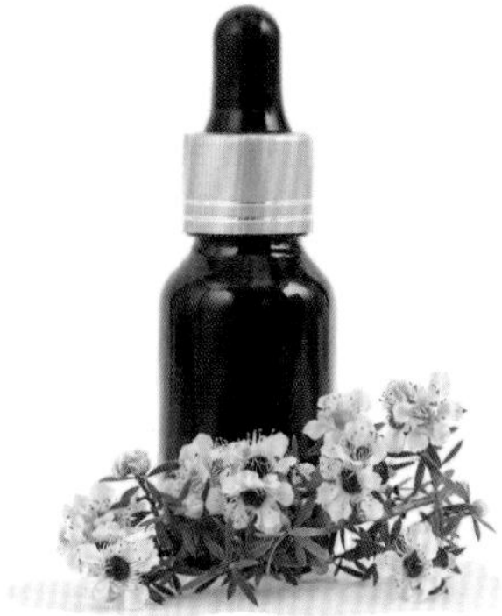

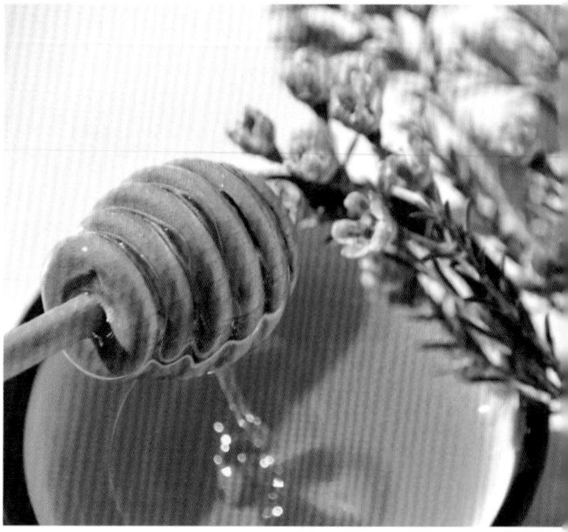

【左】ほんのり甘い土の香りの混ざった香り　【右】高い抗菌作用と殺菌作用をもつマヌカの蜂蜜

学名	*Leptospermum scoparium*
分類	フトモモ科
抽出部位	葉、枝
抽出方法	水蒸気蒸留法
香り	樹木系
揮発速度	トップ〜ミドルノート
効果	鎮痛作用、筋肉痛の緩和、水虫の緩和、抗感染作用、口腔ケア、デオドラント作用など

マヌカハニーが、スーパーフードとして注目されています。口の中の殺菌や抗菌などの薬効を期待して使用されることが多いです。

精油は、葉や枝を水蒸気蒸留することにより得られます。木や土の香りが混ざったような、ほんのり甘い独特な香りです。感染症対策や風邪のひき始めに有効とされています。また、鎮痛・抗炎症作用があるため、マッサージオイルに数滴加えると、神経痛や筋肉痛の緩和にも役立ちます。さらに、スキンケアにも適しており、皮膚の感染症やニキビ、切り傷や水虫などにも効果的といわれています。ティーツリーに似た効能を持つため、「ニュージーランドのティーツリー」とも呼ばれますが、マヌカとティーツリーは別種の植物で、精油の成分も異なります。

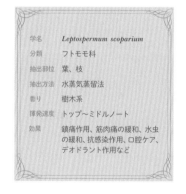

73 BLOOD ORANGE -ブラッドオレンジ-

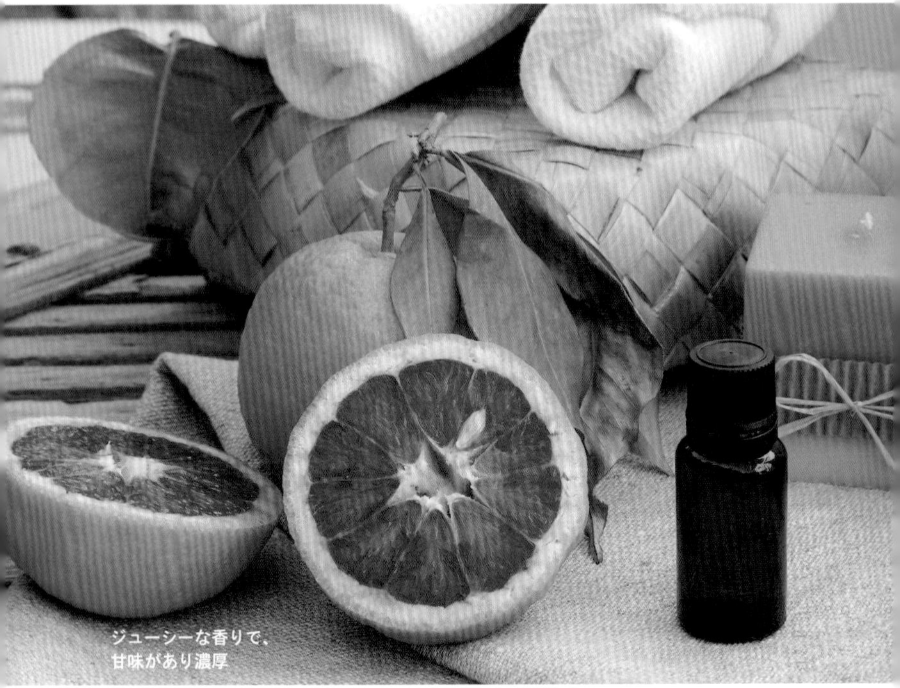

血のように赤い果肉を持つブラッドオレンジ

真っ赤な果肉が特徴のブラッドオレンジ。その色合いから、名前にブラッド(血)が付けられました。スイートオレンジと同じ品種の木から収穫されます。原産地はイタリアとスペインで、18世紀から栽培されていたといわれています。20世紀ごろから、アメリカのカリフォルニア州やフロリダ州で栽培されるようになりました。日本では輸入品が1kg1000円前後で取引され、高級品とされています。国内では主に愛媛県で栽培されています。果肉には、抗酸化作用がある「アントシアニン」という色素成分が豊富に含まれています。果肉の赤色はアントシアニンによるもので、昼夜の寒暖差が激しい土地で

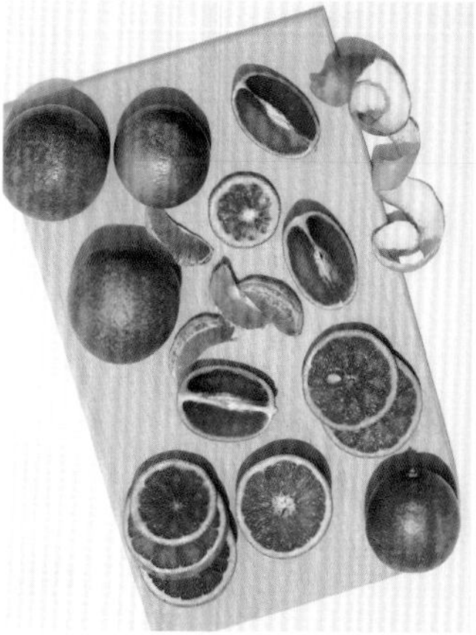

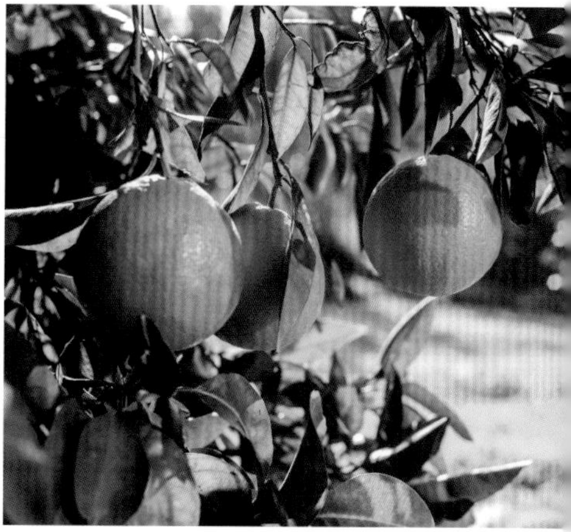

【左】日本ではあまり栽培されておらず、高級品として扱われている 【右】見た目は通常のオレンジと変わらないが、果肉の色が濃い赤色

ないと、この色素は十分に発達しないといわれています。柑橘類にアントシアニンが含まれているのは非常にまれです。

学名	*Citrus sinensis*
分類	ミカン科
抽出部位	果皮
抽出方法	圧搾法
香り	柑橘系
揮発速度	トップ〜ミドルノート
効果	抗菌作用、鎮静作用、血行促進作用、頭皮の強壮、消化促進作用、健胃作用、保湿作用、皮膚炎の改善、空気清浄など ※光毒性あり

精油は果皮から圧搾法で抽出されます。爽やかな甘さの中に、苦みや深みが感じられる香りを放ちます。リモネンという成分が95%以上含まれており、抗菌、鎮静、血行促進が主な作用です。胃や腸の不調を改善する働きがあり、便秘や下痢、胃痛といった症状を緩和します。また、頭皮や毛根に刺激を与える作用があり、頭皮ケア用シャンプーなどに使われることもあります。保湿効果が期待でき、スキンケアにも使用できます。しかし、光毒性があるため、紫外線に当たると、肌荒れや痒み、発赤などを引き起こす恐れがあります。出かける前の使用には気を付けましょう。

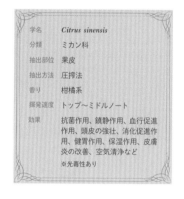

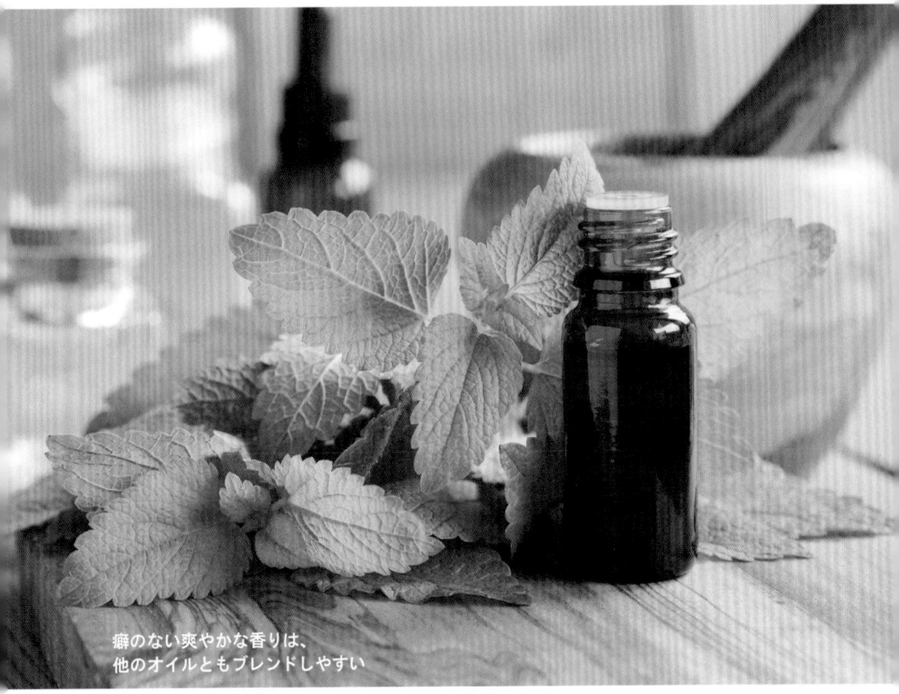

癖のない爽やかな香りは、
他のオイルともブレンドしやすい

不老不死の妙薬と呼ばれたメリッサ

シソ科の多年草のメリッサは、30〜60cmほどの草丈で、白やピンク、黄色の小さい花を夏に咲かせます。蜜蜂を引き付けることから、ギリシャ語で「蜜蜂」を表すメリッサと名付けられました。別名「レモンバーム」とも呼ばれます。古くから万能薬として重宝され、8〜9世紀ごろから若返りの薬草として信じられるようになりました。16世紀には、スイスの医師のパラケルススが「エリクシール（不老不死の妙薬）」と呼び、メリッサを用いて不老不死の薬を調合していたといわれています。

花と葉から水蒸気蒸留法で抽出される精油は、レモンと青々しい

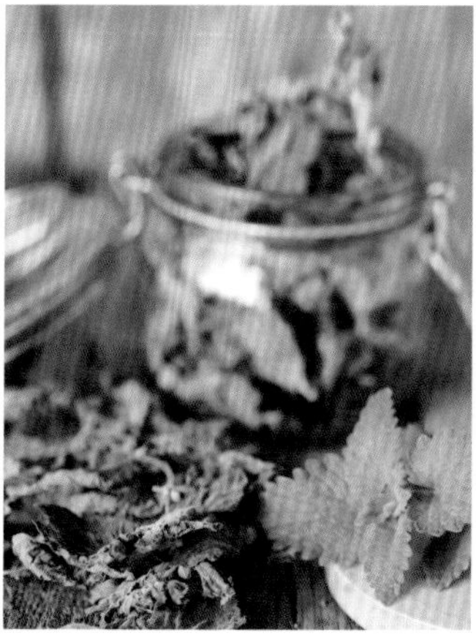

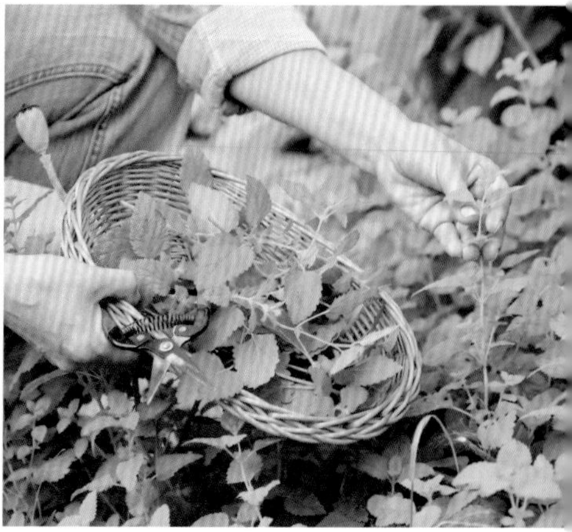

【左】アロマバスやハーブチンキ作りなどにも使える乾燥させたメリッサ　【右】丈夫で育てやすいので、自宅でも手軽に栽培できる

草をミックスしたような清涼感のある香り。メリッサは丈夫で育てやすいため、さまざまな地域で栽培されていますが、採油率が低いため、希少価値の高い精油とされています。その希少性からヨーロッパでは、部屋中に香りを拡散させる使い方よりも、ハンカチやコットンなどに香りを忍ばせ、必要なときに取り出して香りを楽しむという使い方が主流です。抗菌や抗ウイルスなどの作用があり、風邪やインフルエンザなどの感染症の予防におすすめです。免疫刺激作用もあり、風邪をひきやすい時期に使用することで、呼吸器系が楽になるといわれています。日焼けやニキビ、吹き出物など、肌の炎症の抑制にも作用します。頭皮の脂っぽさにも効果的で、頭皮マッサージやヘアケアとしてもおすすめです。

学名	*Melissa officinalis*
分類	シソ科
抽出部位	花、葉
抽出方法	水蒸気蒸留法
香り	柑橘系
揮発速度	ミドルノート
効果	抗菌作用、抗ウイルス作用、鎮痛作用、抗うつ作用、抗アレルギー作用、抗炎症作用、フケの防止など

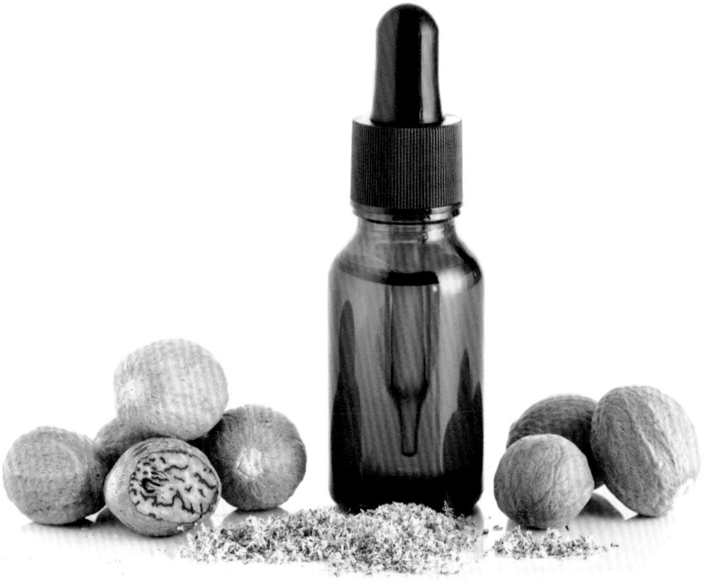

ナツメグはスパイシーで
甘いオリエンタルな香り

バラモン教の教典に頭痛薬として記載、ナツメグ

こしょう、シナモン、クローブと並んで四大スパイスと呼ばれるナツメグは、「ニクズク」という熱帯性の常緑高木に実る果実から採れます。1つの果実から、メースとナツメグの2種類の香辛料が得られます。果実の中には、網目状の赤い仮種皮に包まれた黒い種子があり、赤い仮種皮がメースで、黒い種子を割った中の部分(仁)がナツメグです。主にハンバーグなどのひき肉料理に使うスパイスとして知られていますが、古くから防腐剤として遺体に塗布されたり、魔よけに使用されたりしていました。インドでは紀元前10世紀ごろから利用され、バラモン教の教典『ヴェーダ』にも頭痛薬として記載さ

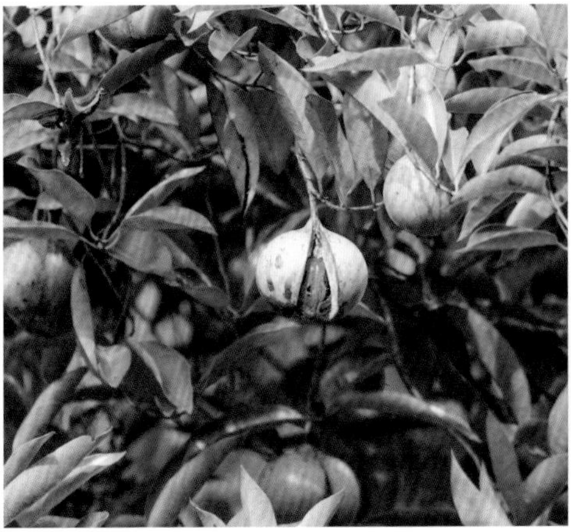
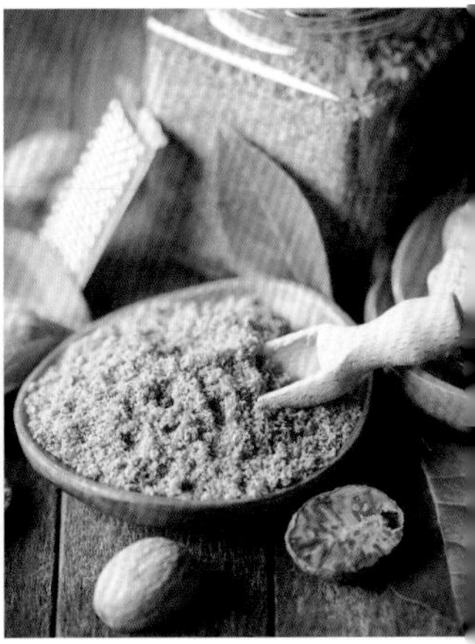

【左】卵形の黄色い果実は、成熟すると果皮が割れて、赤い仮種皮につつまれた種子が現れる
【右】消化促進や腸内環境を整える効果があるといわれ、市販の胃腸薬にも配合されている

学名	*Myristica fragrans*
分類	フトモモ科
抽出部位	種
抽出方法	水蒸気蒸留法
香り	オリエンタル系
揮発速度	ミドルノート
効果	消化不良の改善、生理不順の改善、血行不良の改善、リウマチの改善など

れています。インドネシアのモルッカ諸島を原産とし、ヨーロッパまで運ぶのに大変な労力を要したため、古くから高価でした。1ポンド(約454g)のナツメグは、13世紀末のイギリスでは羊3頭、14世紀末のドイツでは雌牛7頭と交換できたそうです。

精油は、甘くスパイシーでオリエンタルな香り。11kgのナツメグから1kg程度の精油を蒸留することができるといわれています。女性領域の不調の軽減、消化機能のサポート、リウマチなどの痛みの軽減など、幅広いメリットが期待されています。皮膚刺激が強いため、芳香浴として使用するのがおすすめです。なお、高濃度での使用や長時間の使用により、中毒症状を起こす危険性があります。希釈濃度や使用時間には注意が必要です。

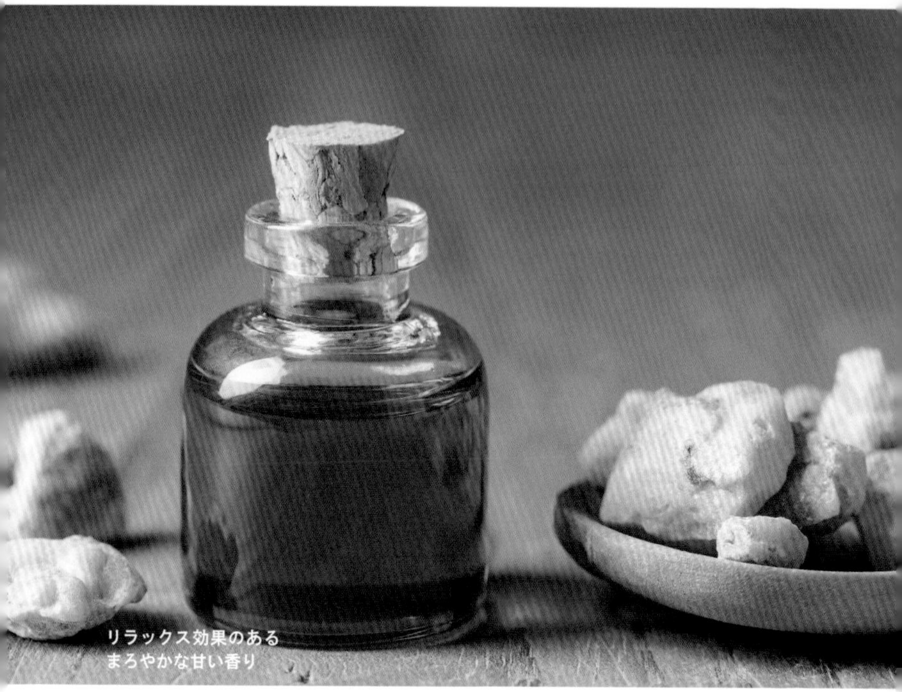

ジャワ島渡来の香り、ベンゾイン

ベンゾインは、エゴノキ科のアンソクコウノキから得られる樹脂のことで、別名は「安息香」です。アンソクコウノキは15～20mの高さに達する常緑高木で、木を植えてから7年ほど経過すると、樹液を抽出することができます。ベンゾインという名前は、「ジャワ島渡来の香り」という意味の言葉が由来です。ミルラやフランキンセンスと共に、薫香として使用されてきた歴史があり、宗教儀式で悪霊を追い払うための魔よけや、薬や香水の原料としても使用されていました。ベンゾインは、インドネシアやマレーシアを主な産地とする「スマトラ安息香」と、ベトナムやタイを主な産地とする「シャム

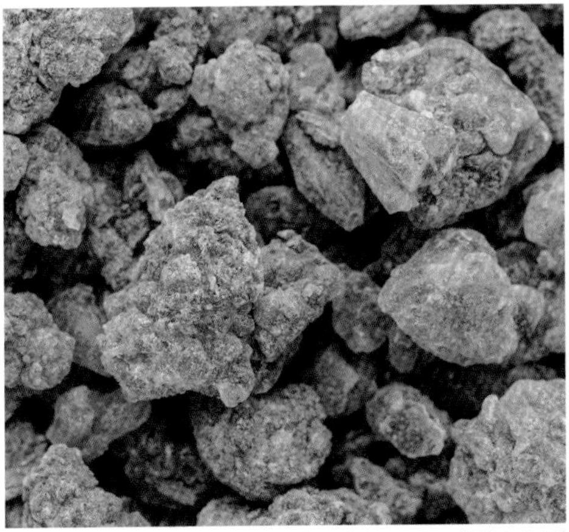
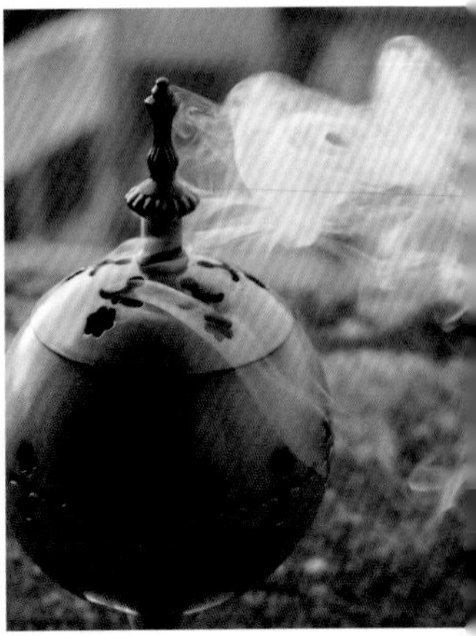

【左】飴色で甘いバニラのような香りがする固形の樹脂　【右】ベンゾインの煙と香炉。安らぎを与えてくれる

安息香」の2種類に分かれます。香料としての品質は、シャム安息香の方が優れているといわれています。なお、市場品の90%以上はスマトラ安息香が占めているため、一般的には安息香というとスマトラ安息香を指します。

樹脂から溶剤抽出法で得られる精油は、バニラのような甘さとスパイシーさが感じられる香り。粘性が高く、揮発速度が遅いため、6時間以上経過しても香りが持続します。創傷治癒作用に優れているため、あかぎれやしもやけ、凍傷、切り傷に効果が期待できます。ハンドクリームに混ぜて使うことで、手荒れを最小限に抑えることができます。鎮静作用や去痰作用もあるため、気管支炎やぜんそくなどの呼吸器系の疾患に効果的とされています。

学名	*Styrax benzoin*
分類	エゴノキ科
抽出部位	樹脂
抽出方法	溶剤抽出法
香り	樹脂系
揮発速度	ベースノート
効果	創傷治癒作用、鎮静作用、去痰作用、抗感染作用、呼吸器系の強壮作用、保湿作用、抗炎症作用、皮膚軟化作用など

77 MYRRH -ミルラ-

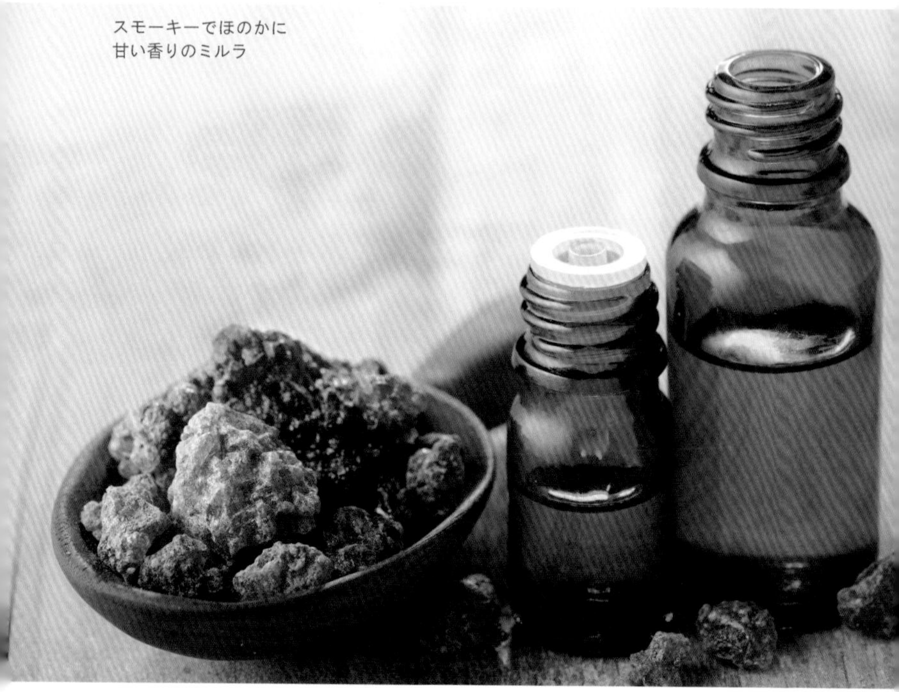

スモーキーでほのかに
甘い香りのミルラ

イエス誕生の贈り物、ミルラ

ミルラは、カンラン科に分類される低木の常緑樹で、和名では「モツヤク(没薬)」と呼ばれます。4000年以上前から人々に用いられており、古代エジプトではミイラを作る際に、死者の体から内臓を取り除き、体内にミルラを詰め込んで腐敗を防いだそうです。このことから、ミイラの語源はミルラに由来するという説もあります。また、太陽神ラーへささげる薫香として、正午の儀式の際に焚かれていました。聖書においては、イエス・キリストの誕生時に東方の三博士がささげた贈り物の一つとされ、当時は宝石や黄金と並ぶほど高価だったそうです。

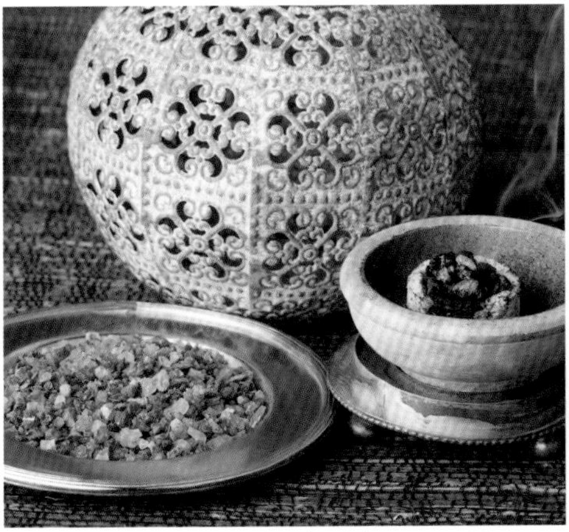

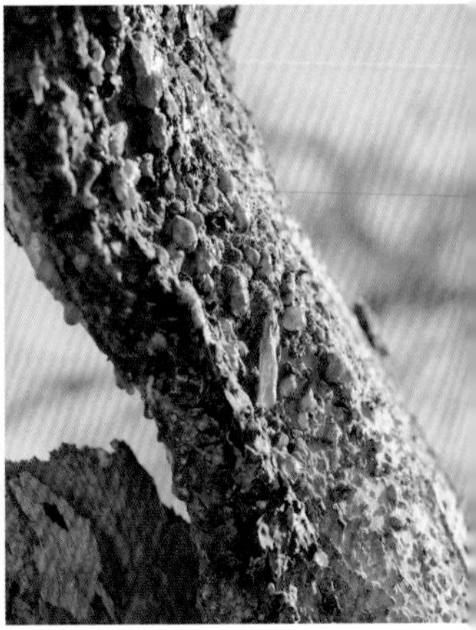

【左】宗教的儀式、お香、香水に使用される。ムスク調でシャープな香り　【右】ミルラの木から赤い樹脂が出ている様子

学名	*Commiphora myrrha*
分類	カンラン科
抽出部位	樹脂
抽出方法	水蒸気蒸留法
香り	樹脂系
揮発速度	ベースノート
効果	殺菌作用、消毒作用、抗酸化作用、抗菌作用、収れん作用、去痰作用、水虫の緩和、シワの予防など

精油は樹脂から抽出され、粘度が高く、固まりやすい性質です。甘さの中にスモーキーな苦みを感じられる香りで、ムスクにも似た香りと表現されることもあります。主な香り成分は、オイゲノール、クミンアルデヒド、α-ピネン、リモネンですが、ミルラの種類によって含まれる成分が異なります。α-ピネンはスギやヒノキなどの木材に、リモネンは柑橘系に含まれている成分です。どちらの成分もリラックス効果が高く、精神面への効果が期待できることから、ヨガや瞑想をするときにもおすすめ。殺菌・消毒作用にも優れており、口内炎や歯槽膿漏（のうろう）など、口腔内の炎症や歯茎のトラブルに効果的とされています。抗酸化作用もあるため、日焼け後の肌のケアや、シワやシミの予防にも有効といわれています。

78 CORIANDER -コリアンダー-

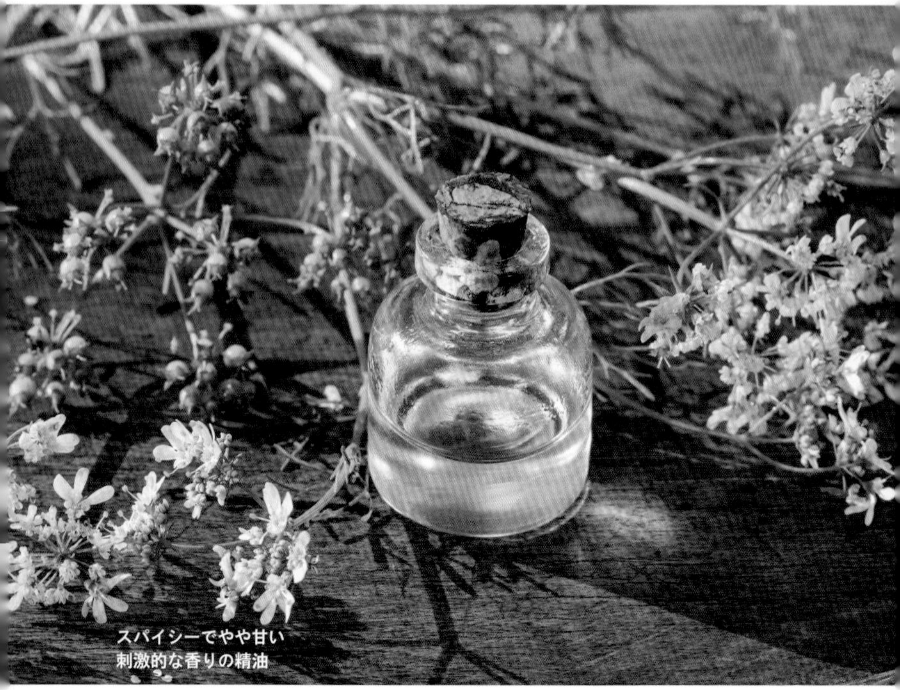

スパイシーでやや甘い
刺激的な香りの精油

先史時代の遺跡からも発見されたコリアンダー

セリ科コエンドロ属の一年草であるコリアンダーは、地中海沿岸が原産。果実や葉を乾燥し、スパイスとして使う際は「コリアンダー」、葉を生食する際は「パクチー」と呼ばれます。乾燥させた状態と生の状態では、香味や風味が異なるため、料理によって使い分けられています。ビタミンを豊富に含み、デトックス作用もあるため、美容や健康効果が高いといわれています。生の葉や未成熟の実は、カメムシや南京虫のような臭いのため、コリアンダーの語源にも「koris(虫)」という言葉が含まれています。しかし、乾燥させると爽やかな香りへと変化します。料理の彩りや香り付けの他、肉や魚の

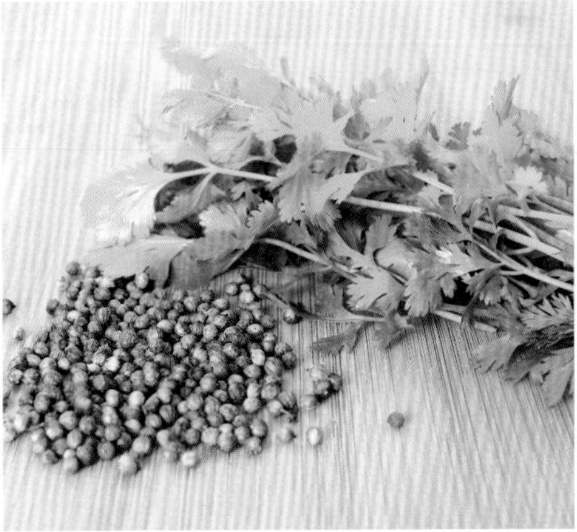

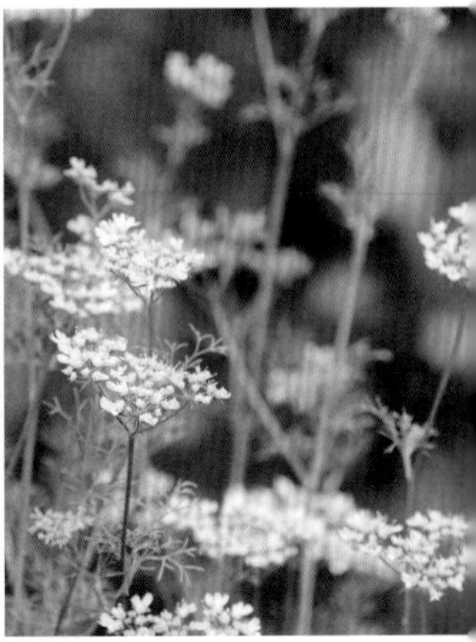

【左】果実は主にスパイスとして利用される。葉とは違う風味で柑橘類のような爽やかな香り
【右】白色やピンク色の小花を咲かせ、後に球形の果実を実らせる

臭み消しなどにも使われます。3000年以上前に栽培が始まったとされており、先史時代の遺跡から発見された記録が残っています。聖書に登場したり、寺院やお墓にも使用された歴史があるなど、人類の文化に欠かせないものでした。17世紀のフランスでは、化粧水の成分として使われていました。

完熟果実から抽出される精油は、スパイシーでありながらも、ほんのりと甘く香ります。元気が出ないときに気分を高揚させ、やる気や集中力を高める手助けをしてくれます。身体面では消化器に働きかけるため、消化促進や腸内ガスの排出に効果的です。筋肉痛や関節痛、神経痛などの痛みの緩和も期待できます。また、消臭作用があるため、消臭スプレーにもおすすめです。

学名	*Coriandrum sativum*
分類	セリ科
抽出部位	完熟果実
抽出方法	水蒸気蒸留法
香り	スパイス系
揮発速度	トップノート
効果	消臭作用、鎮痛作用、抗菌作用、抗感染作用、消化促進作用、疲労回復作用など

TURMERIC -ターメリック-

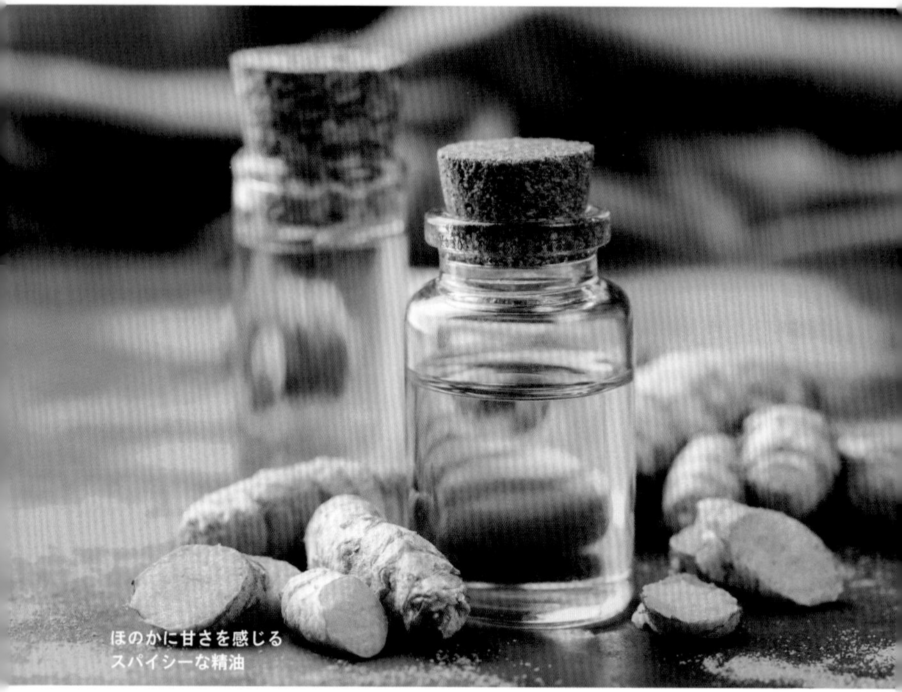

ほのかに甘さを感じる
スパイシーな精油

染料としても使われるターメリック

ターメリックは、ショウガ科ウコン属の多年草です。亜熱帯の高温多湿な地域に広く自生し、夏から秋にかけて白い花を咲かせます。ウコンは50種類ほどあるとされており、そのうちターメリックとして使われているのは、「ウコン」もしくは「秋ウコン」と呼ばれるものです。ターメリックという名は、「terra merita（素晴らしい大地）」というラテン語に由来するといわれています。原産はインドで、紀元前からインドで栽培されています。古くから香辛料や染料として使われており、伝統医学のアーユルヴェーダでも用いられてきました。日本では室町時代に琉球王国に伝わり、生薬として用いられていた

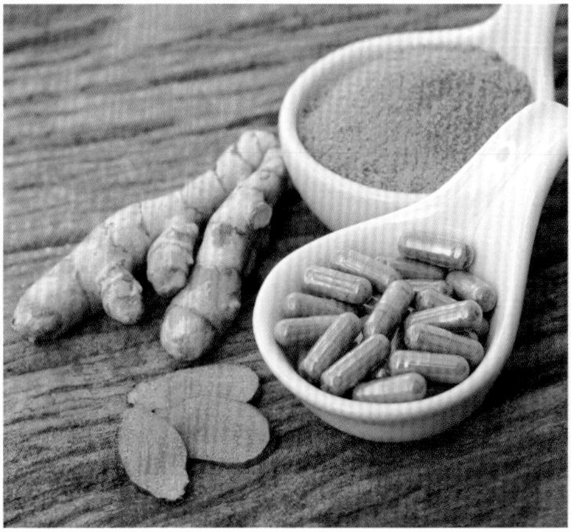
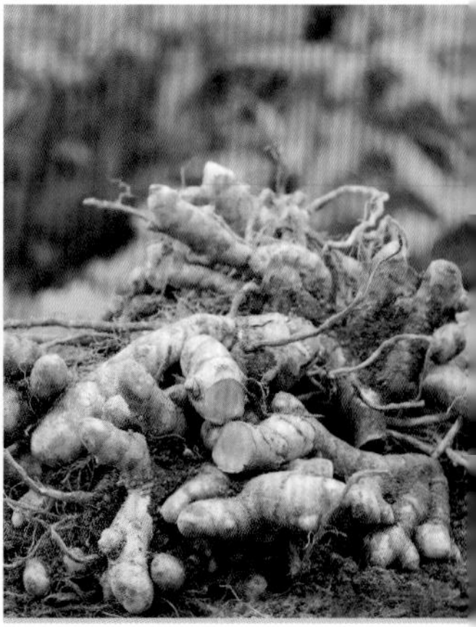

【左】サプリとしても販売されているターメリック 【右】見た目はショウガのようで、切り口は鮮やかな黄色

そうです。現在は沖縄と鹿児島の一部地域で栽培され、沖縄では「うっちん」と呼ばれています。ターメリックに含まれる色素成分「クルクミン」には、強い抗酸化性と抗炎症性があります。そのため、シワやシミの防止、消化不良の改善、肝機能の強化が期待されており、二日酔いの予防効果、美容や健康に有効といわれています。

学名	*Curcuma longa*
分類	ショウガ科
抽出部位	根茎
抽出方法	水蒸気蒸留法
香り	スパイス系
揮発速度	ミドルノート
効果	自律神経調整作用、抗菌作用、消化促進作用、抗炎症作用、抗酸化作用、皮膚トラブルの改善など

精油は、根茎を水蒸気蒸留して抽出します。スパイシーでウッディ調の香りで、リラックス作用と自律神経を整える作用があります。血流を改善する効果があるとされているため、冷え性やむくみ、肩凝りの解消に役立ちます。肌への作用も期待できますが、皮膚刺激があるため、高濃度での使用は避けましょう。

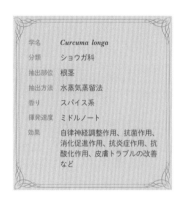

80 LAUREL - ローレル -

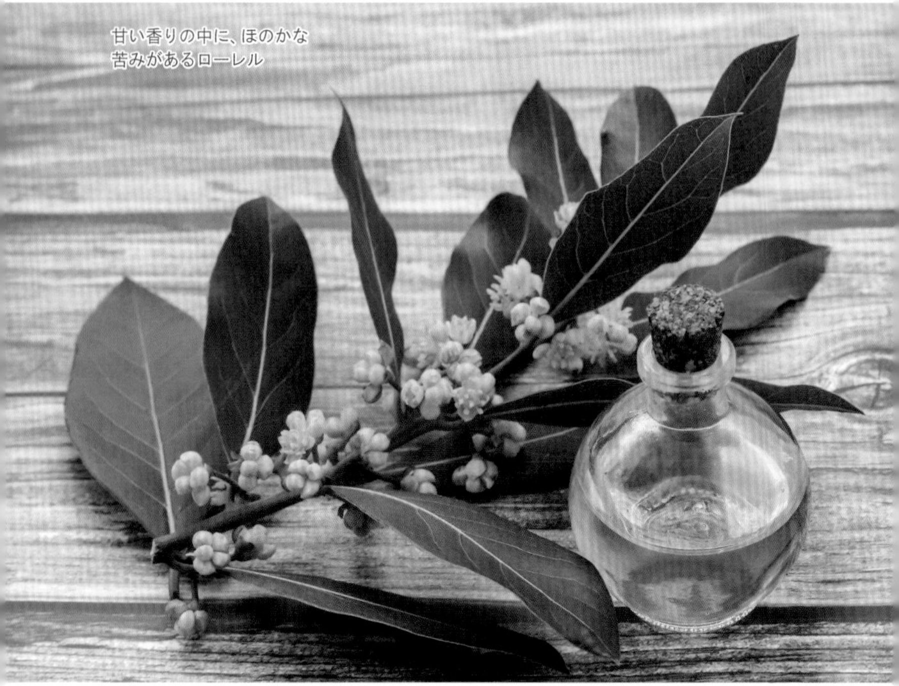

甘い香りの中に、ほのかな
苦みがあるローレル

「予見のハーブ」といわれたローレル

ローレルは、地中海沿岸地方原産の常緑高木で、「ローリエ」とも呼ばれます。香りが似ているといわれるシナモンとは同科別属です。黄色い花を咲かせ、20mほどの高さに成長します。学名のlaurusはラテン語で「賞賛する」、nobilisは「名高い」という意味で、古くから勝利や達成の象徴とされてきました。和名は「ゲッケイジュ（月桂樹）」で、この葉を編んで作った冠を「月桂冠」といいます。ローレルはギリシャ神話の太陽神アポロンの聖樹であり、アポロンは芸術の神でもありました。そのため古代ギリシャでは、文化芸術に優れた者に対して、月桂冠が贈られていたといわれています。また、ロー

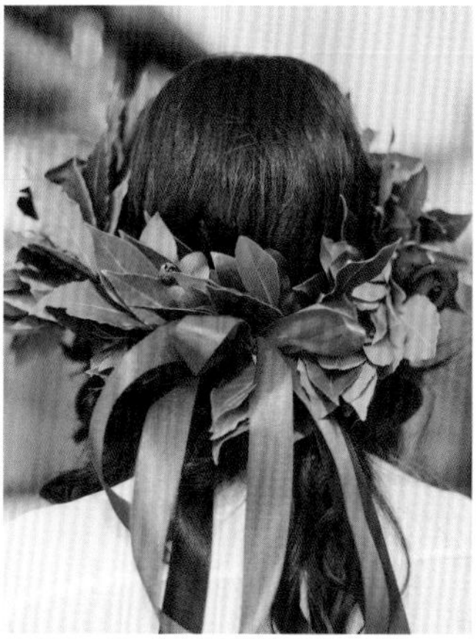

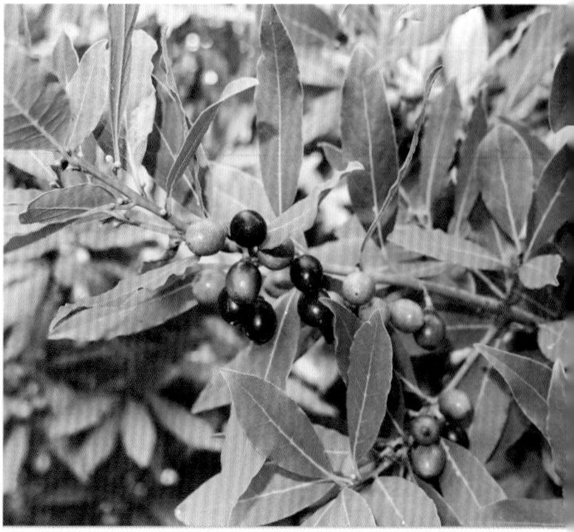

【左】月桂冠は勝利のシンボル　【右】ローレルの果実は小さく、成熟すると黒色になる。葉は、煮込み料理の風味付けなどに使われる

学名	*Laurus nobilis*
分類	クスノキ科
抽出部位	葉
抽出方法	水蒸気蒸留法
香り	スパイス系
揮発速度	トップノート
効果	抗菌作用、抗ウイルス作用、鎮痛作用、消化促進作用、フケの防止、頭皮の強壮など

レルは予見のハーブともいわれ、古代ギリシャ人は枕の下にローレルの葉を敷くことで、予知夢を見ようとしたそうです。現在では料理用のハーブとして親しまれており、葉は、シチューやカレーといった煮込み料理の風味付けに使われます。

精油は、乾燥した葉を水蒸気蒸留することにより得られます。消化促進作用があるため、消化不良や食欲不振の改善、腹部のガスの排出など、消化器系の不調に有効とされています。抗菌・抗ウイルス作用もあるため、呼吸器感染症の予防に役立つと考えられています。風邪やインフルエンザなどの対策を兼ねて、ルームフレグランスとして使用するのがおすすめです。また、悪臭の原因となる雑菌やカビの繁殖を抑える働きもあるため、消臭剤としても利用されます。

Column 04

エッセンシャルオイルのおすすめブレンド

複数のエッセンシャルオイルを混ぜ合わせて作るオイルは、ブレンドオイルと呼ばれています。エッセンシャルオイルは1種類でも楽しめますが、2種類以上ブレンドすると、効果や好みの幅を広げられます。

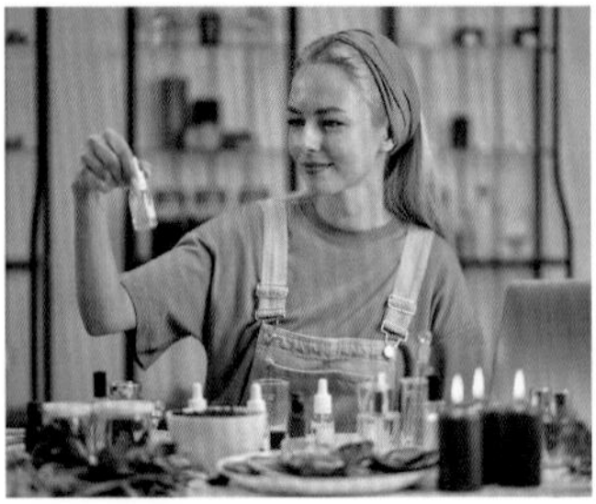

自分だけのオリジナルブレンドを見つけて香りを楽しもう

また、時間の経過とともに香りが変化するので、ブレンド直後と時間経過後では違った印象になります。それも、楽しみ方の一つです。組み合わせたいエッセンシャルオイルを試香紙につけて、同時に香りを試し、香りのイメージを確認してから、ガラス製の容器に精油を1滴ずつ入れて、それぞれの割合を調整しながらブレンドしていきます。

ブレンドのコツは、「夜ぐっすりと眠りたい」など、まず目的を決めること。次に、その目的に効果があるとされるエッセンシャルオイルを1つ選び、続けて、効果が似ている、あるいは香りの傾向が似ているエッセンシャルオイルを選び、試香紙で香りのイメージを確認します。イメージが合いそうなら、ベースになるエッセンシャルオイルに2つ目のエッセンシャルオイルをブレンドします。

●代表的なブレンド

リフレッシュしたい時	ローズマリー × オレンジ
眠気を覚ましたい時	サイプレス × ジュニパー
リラックスしたい時	カモミール × ラベンダー
心地よい睡眠をとりたい時	ラベンダー × ベルガモット

Chapter 5

抗菌・消臭・虫よけなどに使いたいエッセンシャルオイル

81 SPIKE LAVENDER -スパイクラベンダー-

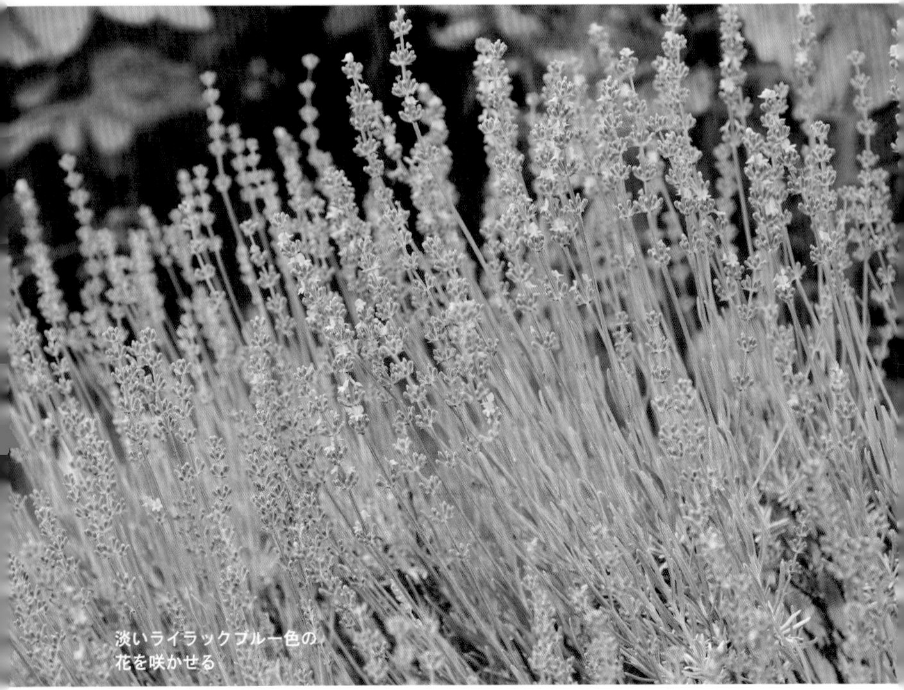
淡いライラックブルー色の
花を咲かせる

「男のラベンダー」と呼ばれるスパイクラベンダー

地中海西部原産のスパイクラベンダーは、シソ科ラヴァンドラ属に分類されるラベンダー(P.18)の一種。原種の真正ラベンダーとよく似ていますが、花色が少し淡く、葉は幅広で大きく、草丈がやや高いのが特徴です。古くからヨーロッパ各地で利用されていましたが、中世頃までは真正ラベンダーとは区分されていなかったそうです。暑さに強く、他のラベンダーより強靭なことから、「男のラベンダー」とも呼ばれます。また、芳香成分については、他のラベンターに比べて香りの華やかさを担うリナロールや酢酸リナリルが少なく、樟脳の香りの成分でもあるカンファーが多くなっています。フ

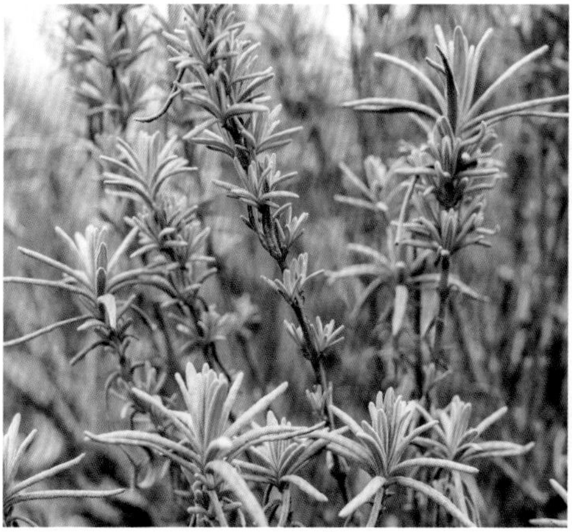
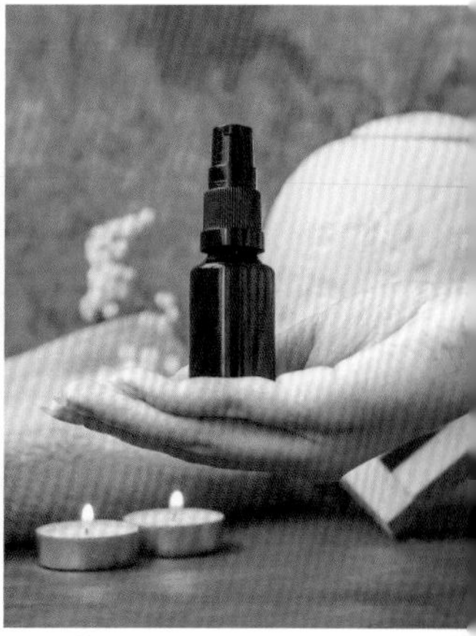

【左】花が咲く前のスパイクラベンダー。葉は灰緑色で幅が広い　【右】ルームスプレーは、お部屋の空気浄化や就寝前のリラックスにおすすめ

ローラルな香りと同時に爽やかな清涼感も感じるので、甘い香りが苦手な方にもおすすめ。産地によって、フランス産は香りが強いもののやや柔らかい印象、スペイン産はカンファー感が強く、よりはっきりした印象のものが多いといった違いがあります。

精油は、水蒸気蒸留法によって花、葉、茎から抽出されます。抗菌・抗ウイルス作用があり、風邪・インフルエンザの予防や、咳・喉の痛みといった呼吸器系の不調に効果が期待できます。また、血行促進や鎮痛、消炎作用などの効果もあるとされ、血行不良による肩凝りや腰痛、関節痛、神経痛、リウマチなどの軽減にも効果が期待されています。この他、防虫作用やデオドラント作用もあるので、虫よけや室内の空気浄化にもおすすめです。

学名	*Lavandula latifolia*
分類	シソ科
抽出部位	花、葉、茎
抽出方法	水蒸気蒸留法
香り	フローラル系、樹木系
揮発速度	トップノート
効果	血行促進作用、抗ウイルス作用、鎮静作用、抗菌作用、殺菌作用、抗炎症作用、消臭作用、抗うつ作用、殺虫作用、鎮痛作用、呼吸器系の不調改善など

82

SHELL GINGER - ゲットウ -

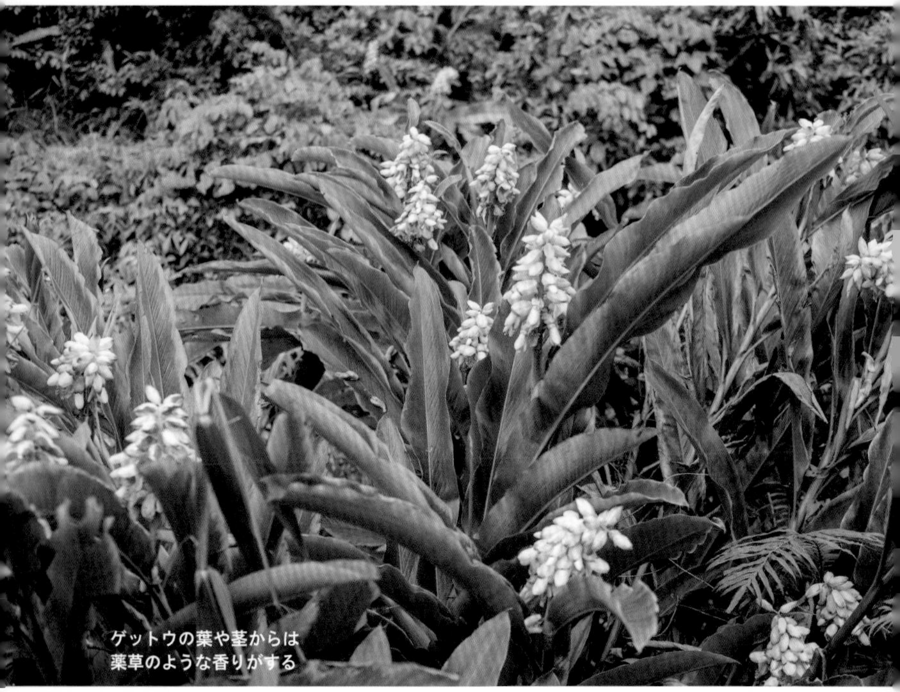

ゲットウの葉や茎からは
薬草のような香りがする

ポリフェノールを豊富に含むゲットウ

東南アジア～インド南部を原産とするショウガ科の多年草、ゲットウ。名前は台湾での漢名「月桃」の読みに由来し、桃のような形の蕾にちなんで名付けられたそうです。日本では主に沖縄～九州南部、小笠原諸島などに自生し、沖縄では琉球王国の時代から「サンニン」と呼ばれる他、地域によって「ハナソウカ」や「ムチガシャ」など、さまざまな呼び名があります。特に、沖縄では古くから薬草として親しまれており、お菓子の一種「ムーチー（鬼餅）」を包む葉としてなじみがあります。また、台湾やインドなどでは、種子・花・果実・葉・根茎が、飲料用や食用、薬用などに幅広く用いられています。

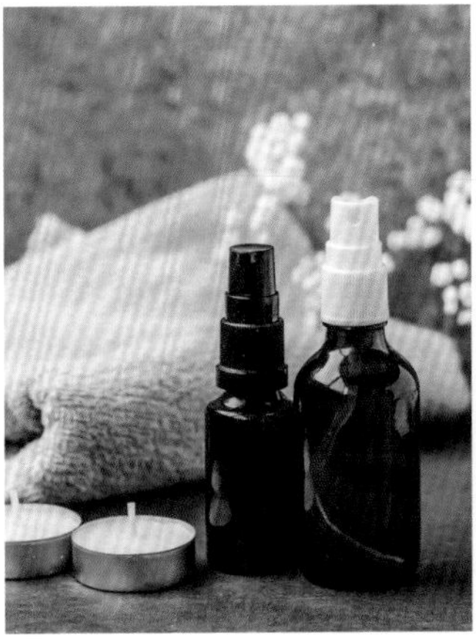

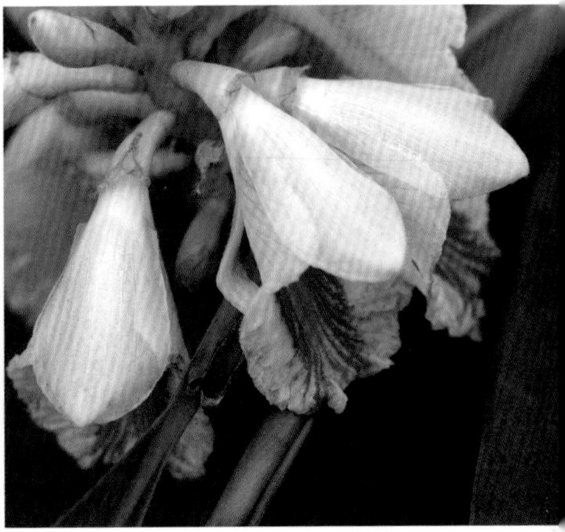

【左】防虫・防カビ・消臭効果があるので虫よけスプレーや消臭スプレー作りにも最適
【右】桃のような形の蕾で先端が淡いピンク色の花

学名	*Alpinia zerumbet*
分類	ショウガ科
抽出部位	葉
抽出方法	水蒸気蒸留法
香り	ハーブ系
揮発速度	ミドルノート
効果	抗酸化作用、鎮静作用、殺菌作用、消毒作用、抗アレルギー作用、鎮痛作用、防虫作用、血圧降下作用、抗炎症作用など

精油は、水蒸気蒸留法によって葉から抽出されますが、100kgの葉から100gしか抽出できないといわれ、希少価値の高い精油となっています。清涼感とフローラルな甘みが感じられるハーブ系の香りで、抗酸化作用に優れたポリフェノールを豊富に含むため、美容成分として注目されている他、シミ・シワ予防にも役立つため、化粧品類に使われています。また、神経の興奮を鎮めると同時に脳の活動を高める働きが期待でき、頭痛や生理痛の緩和に用いられることもあります。この他、呼吸器系のサポートが期待されているため、花粉症や風邪の予防対策として、マスクに使用するのもおすすめ。殺菌作用にも優れているので、ゴミ箱にスプレーしておけば、虫・カビ対策として役立ちます。

83 JAPANESE PEPPERMINT - ニホンハッカ -

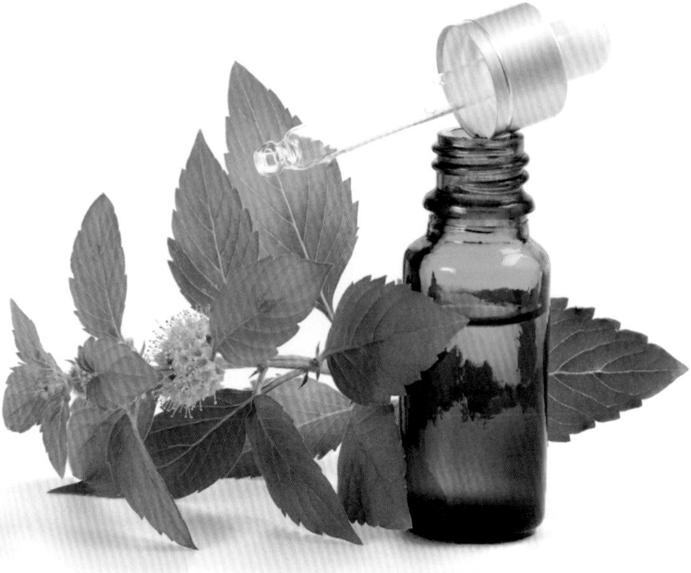

清涼感がある香りで、
気分転換や集中力アップ

「三大ミント」の一つ、ニホンハッカ

100種類以上あるミントの中で、ペパーミント(P.24)、スペアミント(P.22)と共に「三大ミント」の一つに数えられるニホンハッカ(日本薄荷)。2000年以上前に中国から伝わったと考えられています。古くから薬用や香料として使用され、奈良時代には目薬として使用されたことから、「目草(めぐさ)」とも呼ばれていました。海外で別名「ジャパニーズミント(和種薄荷)」と呼ばれるのは、昭和10年代頃に北海道北見産のミントが世界シェアの約70%以上を占めていたことが理由とされています。

精油は、水蒸気蒸留法によって全草から抽出されます。ペパーミ

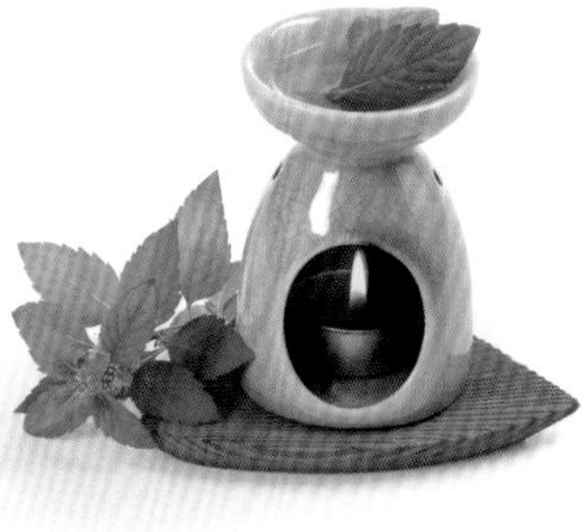
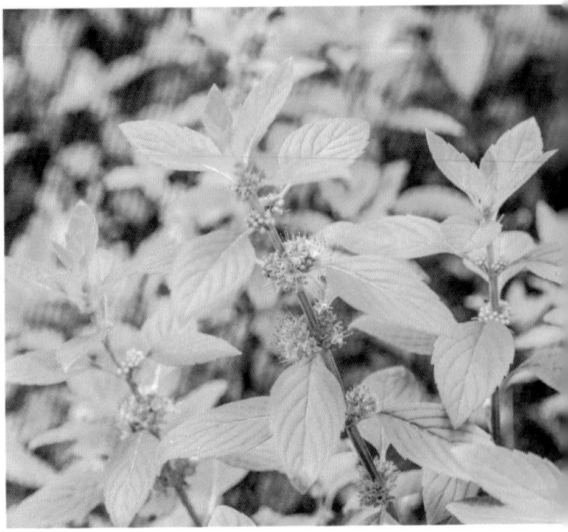

【左】空気の浄化や室内の消臭にも効果的な清涼感ある香り　【右】日本各地に自生している。夏から秋に淡紫や白の花を咲かせる

学名	*Mentha canadensis*
分類	シソ科
抽出部位	全草
抽出方法	水蒸気蒸留法
香り	ハーブ系
揮発速度	トップノート
効果	殺菌作用、抗炎症作用、消臭作用、防虫作用、抗菌作用、健胃作用、リフレッシュ効果、鎮静作用、呼吸器系の不調改善など

ントに比べると、甘みを感じる清涼感のある香りで、ミントの中で最も多くメントールを含んでいます。この精油を低温で結晶化し、ろ過または遠心分離すると「薄荷脳」が得られます。薄荷脳はほぼメントールの塊で、食品や医薬品、化粧品、たばこ、歯磨き粉などに利用されています。精油は、殺菌作用や抗炎症作用、かゆみを抑える働きに優れ、せっけんやシャンプーなどに利用されています。また、昆虫忌避性があるため、キッチンやゴミ箱などの虫よけとしてもおすすめ。「クールミント」という別名があるほど清涼感が強く、冷却作用も高いと考えられるため、花粉症などによる鼻づまりや呼吸器系の不調緩和にも効果が期待できます。ただし、高濃度での長時間利用は控えましょう。

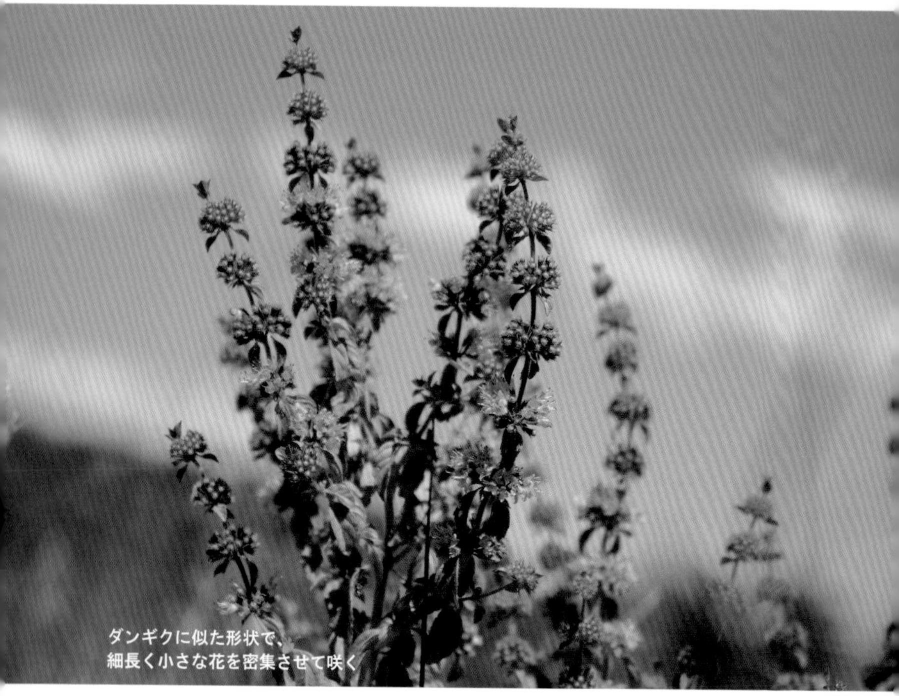

ダンギクに似た形状で、
細長く小さな花を密集させて咲く

ノミの毒という意味の学名をもつペニーロイヤル

ヨーロッパや西アジアを原産とするシソ科の多年草ペニーロイヤルは、ミントの一種です。イギリスのペニー硬貨が名前の由来になっており、和名では「メグサハッカ（目草薄荷）」と呼ばれます。また、「ノミの毒」を意味する学名「pulegium」が示す通り、強い防虫効果で知られています。ヨーロッパではペットの近くに乾燥させたペニーロイヤルを置き、ノミよけとして活用していた歴史があり、現在でもアリ、ノミ、カメムシなどの虫よけに利用されています。この他にも、腹部の疾患や吹き出物、けいれんなどに効果があるとして、古くから薬草として使用されてきた歴史があり、中絶が禁じられてい

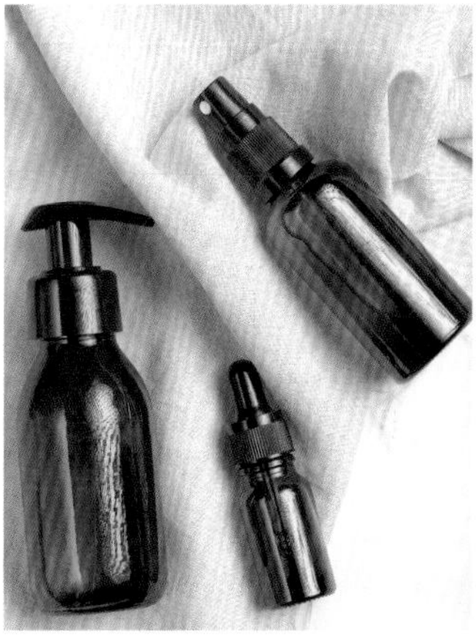
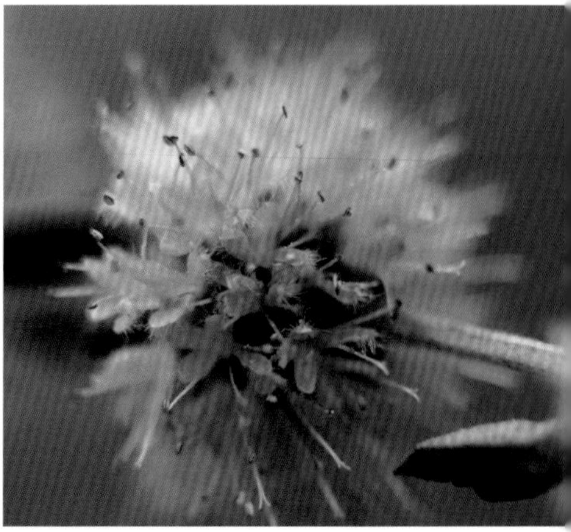

【左】アリ、ノミ、カメムシなどの虫よけに強力に効果があるので防虫スプレーにおすすめ
【右】香りがよく薄紫色の花が段々開花する

学名	*Mentha pulegium*
分類	シソ科
抽出部位	花、葉、全草
抽出方法	水蒸気蒸留法
香り	ハーブ系
揮発速度	トップノート
効果	消化器系のトラブル改善、呼吸器系の不調改善、駆虫作用、防虫作用、抗感染作用、抗炎症作用、発汗作用、解熱作用など

た時代や国では、堕胎薬としても使われたそうです。強い耐寒性と繁殖力を持ち、踏みつけなどのストレスにも非常に強いことから、現在は庭や公園などのグランドカバーとして注目されています。ただし、他のシソ科植物との交雑性が高いため、ガーデニングではレンガなどで囲う必要があります。

精油は、水蒸気蒸留法によって花と葉から抽出されます。非常に強いメントールの香りが特徴で、刺激が強い精油のため、主に防虫用として使われます。消化器系や呼吸器系の不調全般に有効とされ、風邪やインフルエンザの症状緩和に効果が期待できます。ただし、毒性があり、摂取すると発熱、発汗、頭痛、けいれんなどの症状を引き起こす可能性があるため、食用には利用しないでください。

85 CAMPHOR -カンファー-

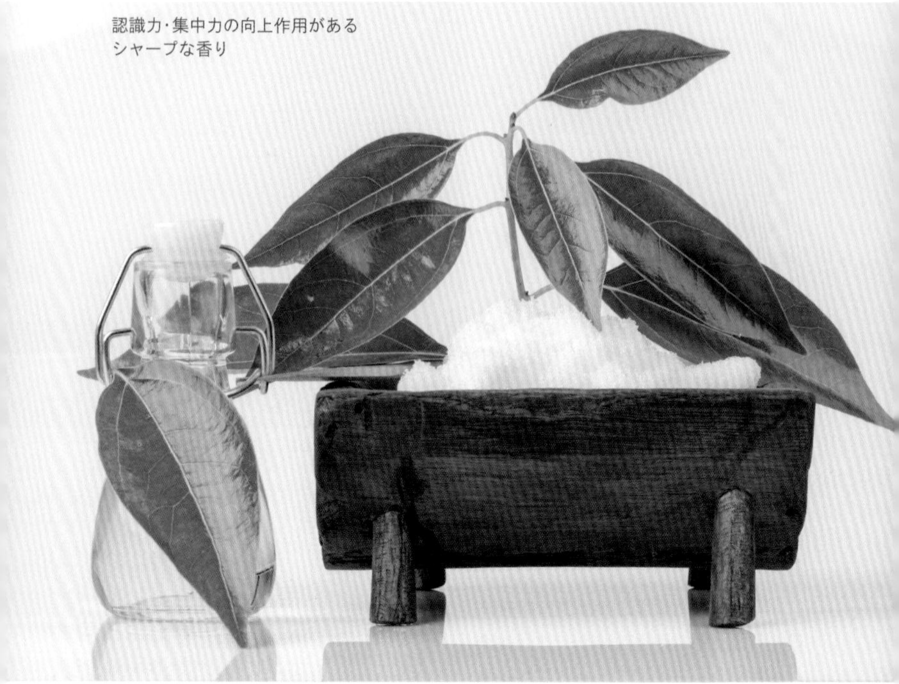
認識力・集中力の向上作用がある
シャープな香り

クスノキから採取されるカンファー

日本では「樟脳（しょうのう）」として知られるカンファーは、クスノキ科の常緑広葉樹、クスノキ（楠）の葉や枝を水蒸気蒸留することで得られる結晶です。原料のクスノキは、台湾、中国、ベトナムなど、東アジアの温暖な地域が原産で、その後日本に進出したと考えられています。和名の由来には、「薬の木」がなまったとする説や、独特の芳香から「臭（くす）し」を語源とする説などがあり、神聖な木として神社に植えられた他、飛鳥時代には仏像の材料になることもありました。カンファーの製法は6世紀にアラビアで発明されたといわれ、ヨーロッパでは防腐剤として、ペストが流行した際の燻蒸（くんじょう）*にも使われたそうで

＊燻蒸…主に害虫駆除や防カビ・殺菌の目的で、気体の薬剤を対象に浸透させる方法のこと

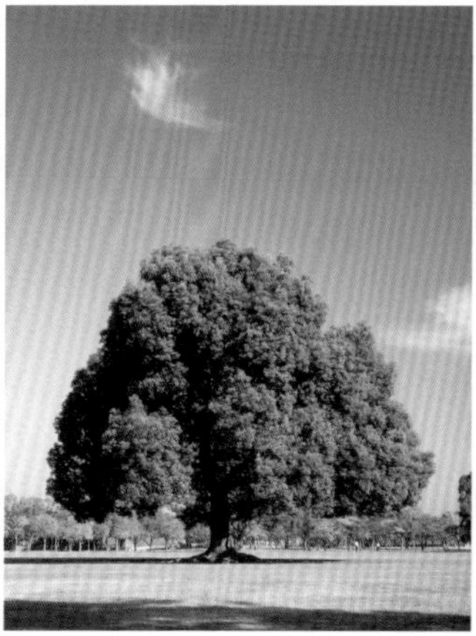
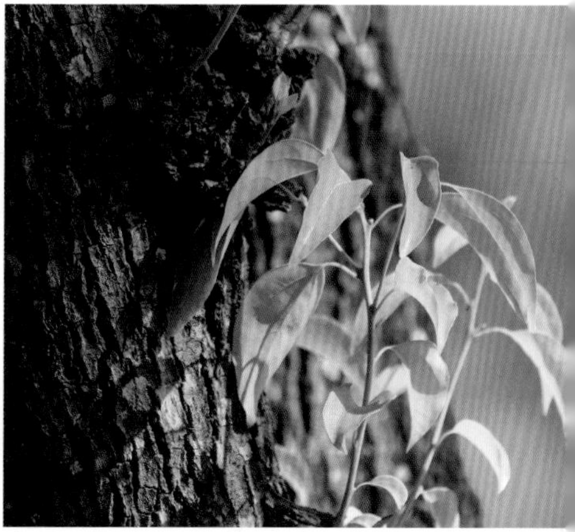

【左】日本でも馴染みがあるクスノキ。生長が早く、1年で50㎝ほど枝が伸びる　【右】葉や枝からもカンファーの香りがする

す。また、強心剤として利用された時期があり、蘇生させる手段を比喩で「カンフル剤」と表現するのはその名残です。

精油は、水蒸気蒸留法によって木や枝から抽出されます。温度によって成分が異なり、「ホワイトカンファー」、「イエローカンファー」、「ブラウンカンファー」などに分類されますが、主に使われるのはホワイトです。シャープで刺激的ですが、森林浴をしているようなリラックスする香りが特徴。抗菌・抗真菌・抗ウイルス作用に優れ、鼻づまりの軽減や風邪予防の他、空気の浄化などに使うのがおすすめです。また、抗炎症作用や皮脂調整作用もあり、ニキビや吹き出物の改善に有効。衣類の防虫剤の原料としても用いられています。

学名	*Cinnamomum camphora*
分類	クスノキ科
抽出部位	木、枝
抽出方法	水蒸気蒸留法
香り	樹木系
揮発速度	トップノート
効果	鎮静作用、刺激作用、抗菌作用、抗真菌作用、抗ウイルス作用、抗炎症作用、皮脂調整作用、抗炎症作用、防虫作用など

86 SIBERIAN FIR - シベリアモミ -

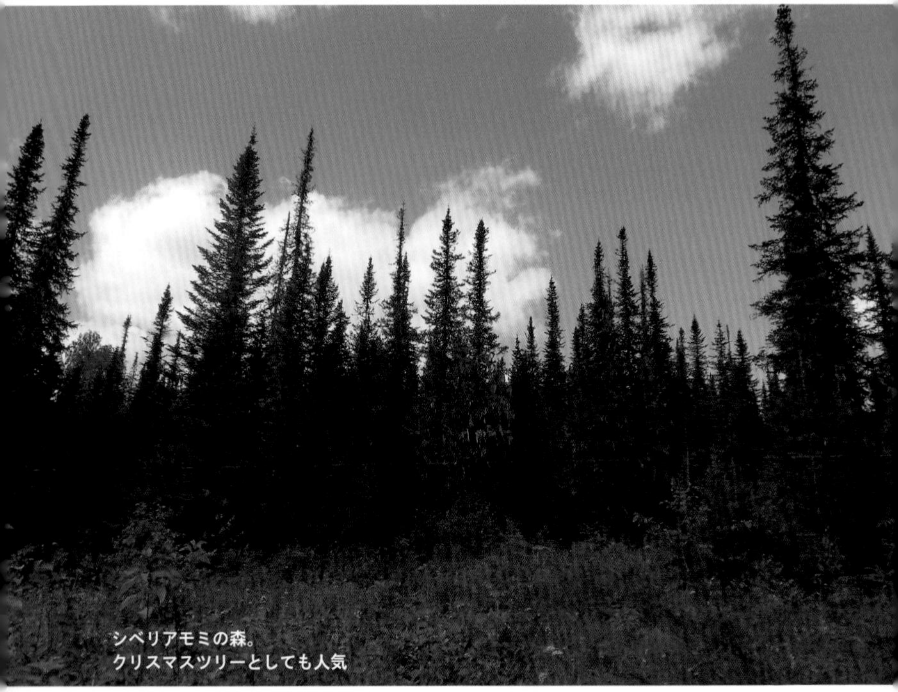

シベリアモミの森。
クリスマスツリーとしても人気

森林浴の気分に浸れるシベリアモミ

シベリアモミはマツ科の常緑針葉樹で、その半数以上がロシアのシベリアに自生するといわれています。モミは英語で「Fir（ファー）」と呼ぶため、別名「シベリアンファー」とも呼ばれます。標高1900〜2400mの高地に育ち、マイナス50℃の低温にも耐える丈夫さを誇る他、軽くて加工しやすい材質のため、家や船、家具を作る材料として利用されていました。約40種あるモミ属の中で、クリスマスツリーとして使われるのは、主にアメリカ大陸原産のバルサムファー（P.104）、ヨーロッパ原産のシルバーファー（P.194）、そしてこのシベリアモミの3種です。

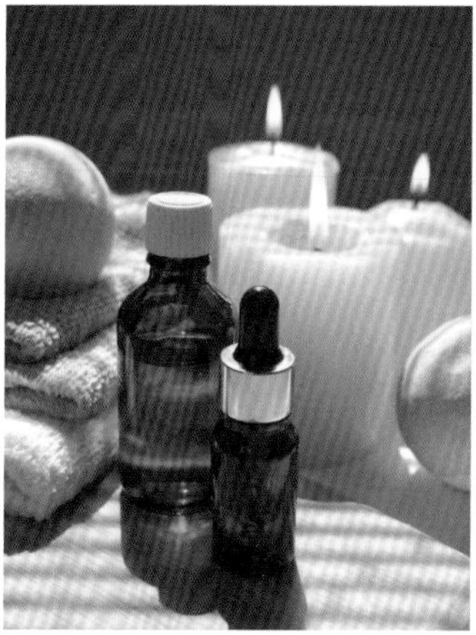

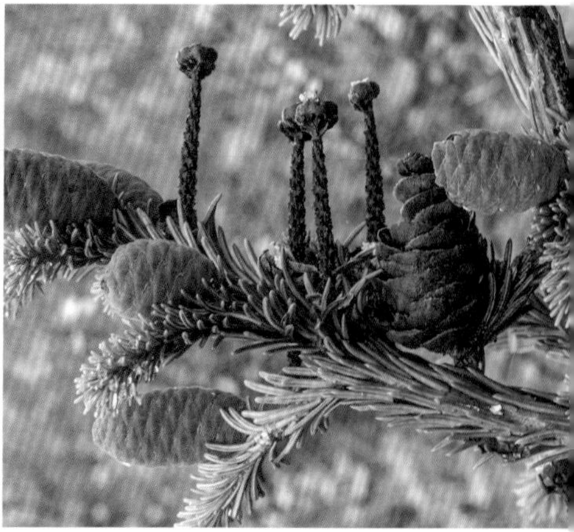

【左】マイルドな森林の香りはバスタイムにもおすすめ　【右】シベリアモミの球果。栄養豊富な松の実は漢方薬としても用いられている

学名	*Abies sibirica*
分類	マツ科
抽出部位	葉（針葉）
抽出方法	水蒸気蒸留法
香り	樹木系
揮発速度	ミドル〜トップノート
効果	抗炎症作用、抗ウイルス作用、鎮静作用、浄化作用、消臭作用、抗感染作用、抗菌作用、殺菌作用、呼吸器系の不調改善など

精油は、水蒸気蒸留法によって葉（針葉）から抽出されます。フレッシュでクリアなウッディ調の香りで、まるで森林浴をしているようなすがすがしい香りが特徴。すっきりとした香りのため、メンズコロンやシェービングクリームなど、比較的男性用化粧品に使われることが多い精油です。特に、抗菌・殺菌作用に優れることから、ニキビなどの肌トラブルや、水虫のケア・傷の消毒などにも利用されています。また、インフルエンザや風邪の予防に効果的な他、ぜんそくや気管支炎、咳、副鼻腔炎、痰などの呼吸器系の症状緩和に効果が期待できるため、空気の浄化によく利用されています。寒い時期に芳香浴やお風呂に入れて楽しむのがおすすめです。

SILVER FIR - シルバーファー -

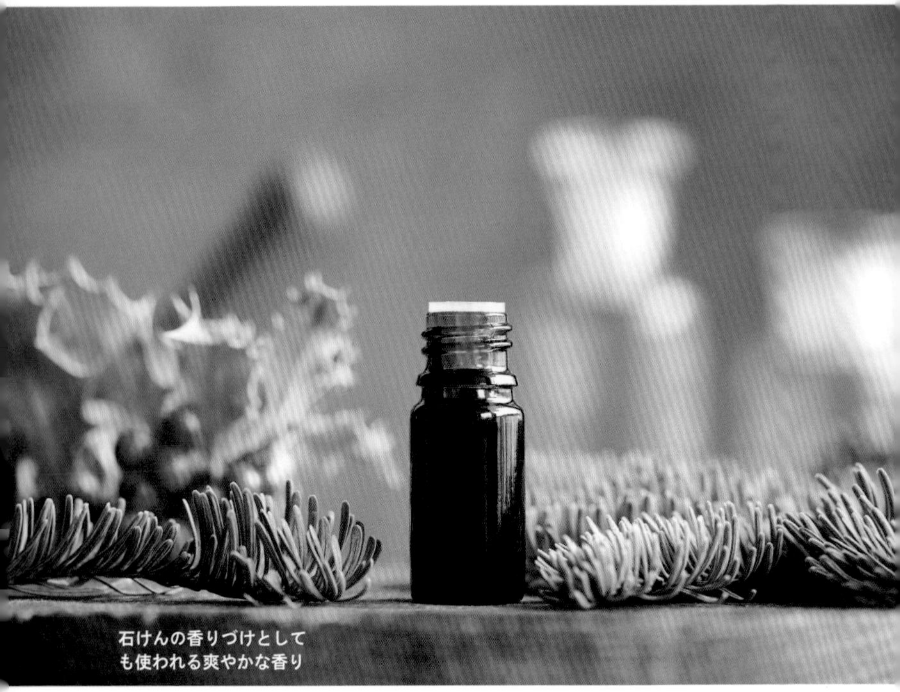

石けんの香りづけとしても使われる爽やかな香り

下から見上げると銀色に見える？ シルバーファー

ヨーロッパ原産のシルバーファーは、マツ科モミ属の常緑針葉樹。別名「ヨーロッパモミ」、「ホワイトモミ」とも呼ばれています。樹高は40～50mに達し、樹皮が真っすぐに伸び、樹齢とともに樹皮の割れ目が大きくなっていくのが特徴です。名前の由来は、樹皮の色が銀色に近いためとする説と、葉(針葉)の裏側に白い線があり、下から見上げると銀色に見えるからという説があります。古代ローマ時代には、ワイン樽などの材料として利用された他、最初のクリスマスツリーとして使われた木としても有名。また、樹脂はワニスや絵の具などの溶剤に使われる「テレビン油」の原料としても使われます。

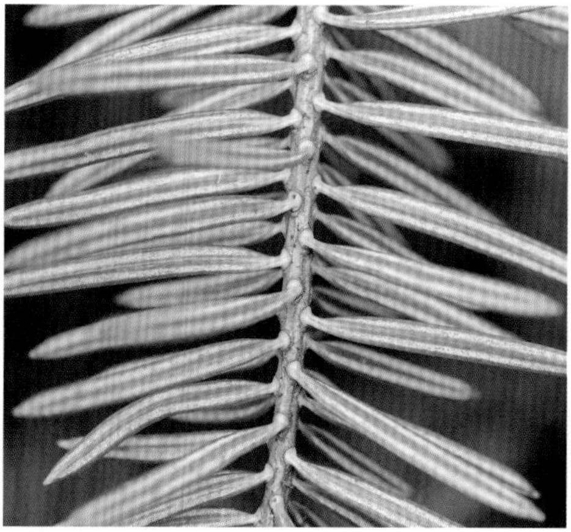
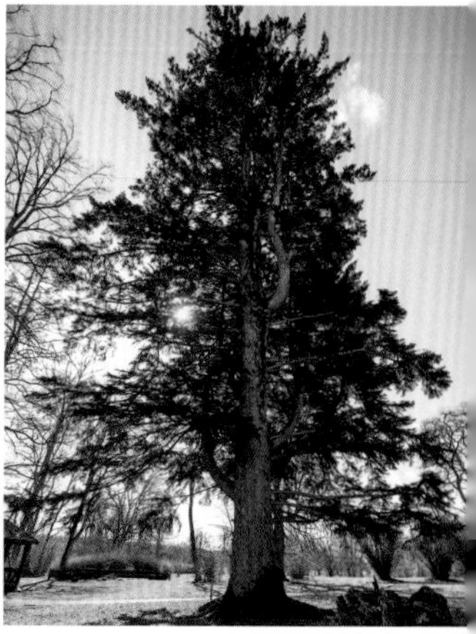

【左】葉の裏側に白い線が入っているシルバーファー 【右】木は左右対称の高いピラミッド型になり、クリスマスツリーにぴったり

学名	*Abies alba*
分類	マツ科
抽出部位	葉（針葉）
抽出方法	水蒸気蒸留法
香り	樹木系
揮発速度	ミドル〜トップノート
効果	鎮静作用、抗菌作用、抗ウイルス作用、鎮咳作用、去痰作用、防虫作用、血行促進作用、鎮痛作用、強壮作用、刺激作用、呼吸器系の不調改善など

精油は、水蒸気蒸留法によって葉（針葉）から抽出されます。温かさと爽やかさのバランスが取れたウッディ系の香りで、せっけんの香り付けなどにも利用されています。血行促進作用を持つモノテルペン炭化水素類の含有率が高いため、血液循環不良によって悪化する筋肉痛や関節痛、リウマチなどの緩和に役立つとされています。また、抗菌・抗ウイルス作用や去痰・鎮咳作用により、風邪・インフルエンザの予防や呼吸器系の不調に効果が期待できます。この他、抗菌・防虫・消臭効果もあるため、ルームスプレーや虫よけなどにもおすすめ。日本ではそこまでメジャーな精油ではありませんが、男女問わず取り入れやすい香りなため、普段使いの芳香用として取り入れてみてはいかがでしょう。

88 SWISS PINE -スイスパイン-

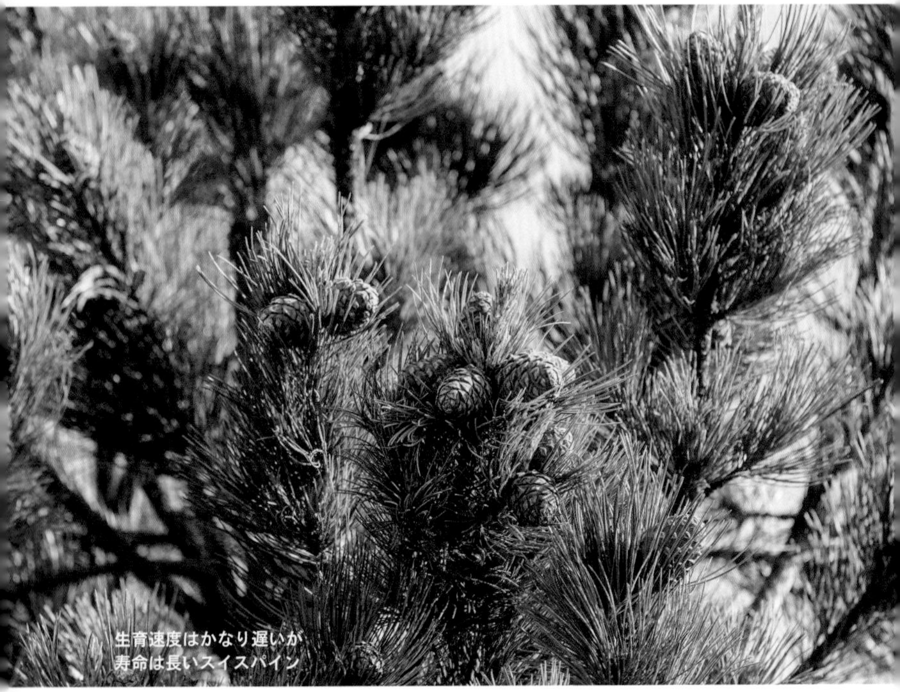
生育速度はかなり遅いが
寿命は長いスイスパイン

アルプス山脈に自生するスイスパイン

アルプス山脈を中心とした、ヨーロッパの標高1200～2300mに自生するマツ科の常緑針葉樹、スイスパイン。別名で「スイスストーンパイン」や「ヨーロッパハイマツ」、「高山マツ」とも呼ばれ、マイナス50℃という極寒の冬にも耐える強さを持ち、樹高は25～35m、樹齢は最長1000年にまで達するといわれています。ヨーロッパでは、公園樹や街路樹、庭木として親しまれている他、盆栽にも人気があります。また、種子は「松の実」として食用にされる他、松かさはドイツなどで飲まれる蒸留酒「シュナップス」の風味付けとしても利用されます。木部は芳香性が強いことから、家具や彫刻にも使わ

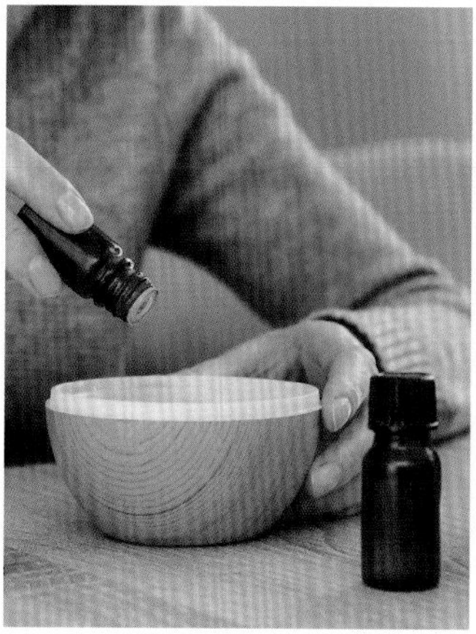

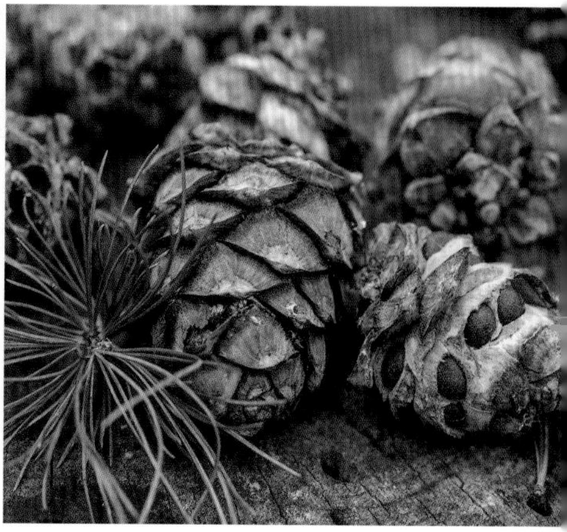

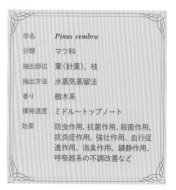

【左】ディフューザーで香りを拡散すれば室内の除菌や消臭にも効果が期待できる
【右】スイスパインの松かさと種子は食品やリキュールなどの製造にも使われている

れる他、香りに安眠効果もあるため、枕の素材として用いられることもあります。

精油は、水蒸気蒸留法によって葉(針葉)と枝から抽出されます。穏やかで凛とした森林の香りは呼吸器の不調に効果が期待でき、咳や気管支炎などの症状緩和に有効といわれています。気管支の解毒作用も期待できるため、特に喫煙する方におすすめの精油です。また、血行を促す働きもあるため、マッサージオイルとして用いるのもよいでしょう。さらに、強い殺菌作用や防虫作用があるのも特徴で、アロマディフューザーなどで部屋に香りを拡散させることで、感染症予防や空気の浄化にも役立ちます。コットンに数滴染みこませ、米びつに入れておけば、虫よけになります。

学名	*Pinus cembra*
分類	マツ科
抽出部位	葉(針葉)、枝
抽出方法	水蒸気蒸留法
香り	樹木系
揮発速度	ミドル～トップノート
効果	防虫作用、抗菌作用、殺菌作用、抗炎症作用、強壮作用、血行促進作用、消臭作用、鎮静作用、呼吸器系の不調改善など

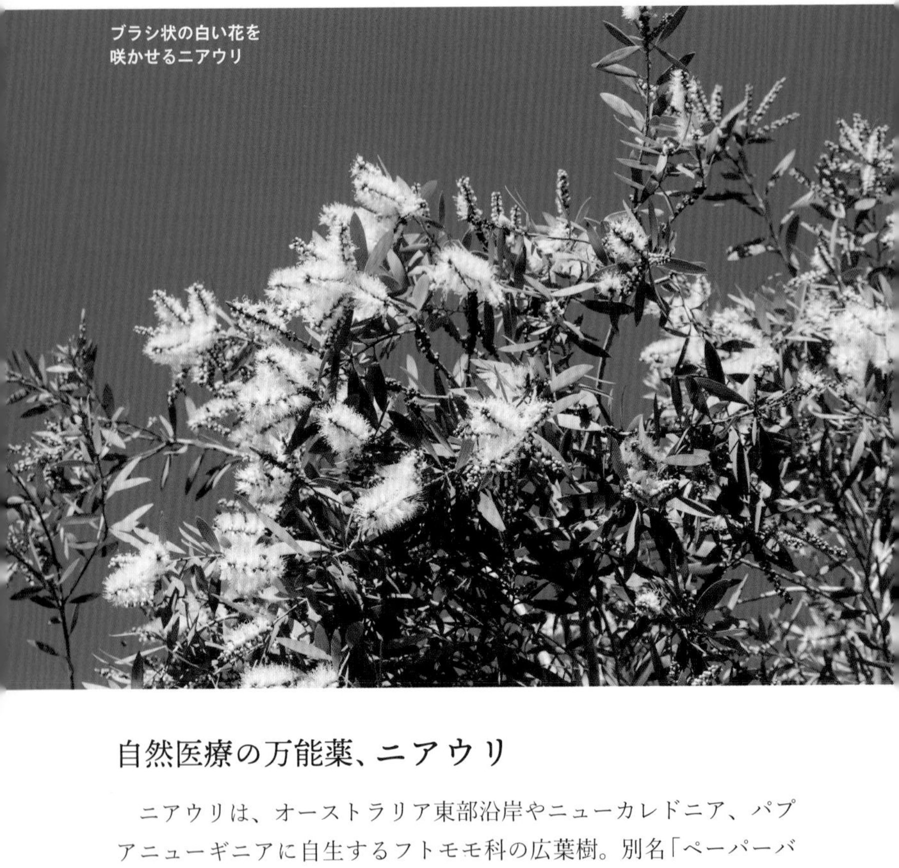

ブラシ状の白い花を
咲かせるニアウリ

自然医療の万能薬、ニアウリ

ニアウリは、オーストラリア東部沿岸やニューカレドニア、パプアニューギニアに自生するフトモモ科の広葉樹。別名「ペーパーバーク」とも呼ばれるように、紙のように剥がれる樹皮が特徴で、原産地では樹皮を包装紙や包帯の代わりとして使っていたこともあるそうです。また、フランスでは「ゴメノール」とも呼ばれ、これはかつてフランス領インドの街ゴメンから輸送されていたことが由来とされています。優れた殺菌・消毒作用があることから、葉を風邪やインフルエンザなどの感染症のときに用いたり、水の防腐剤として井戸に葉を入れたりと、原産地では古くから万能薬として重宝した

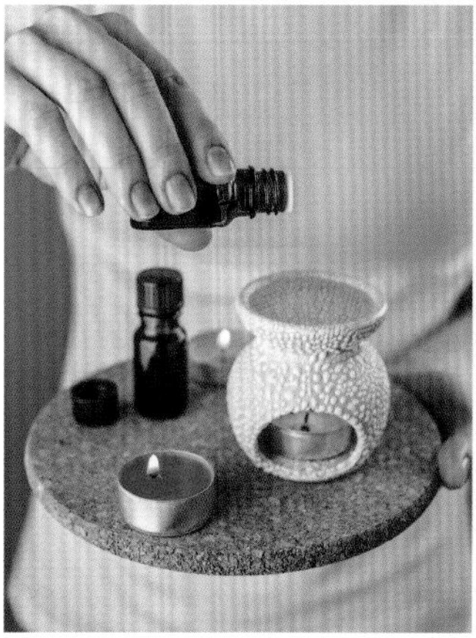

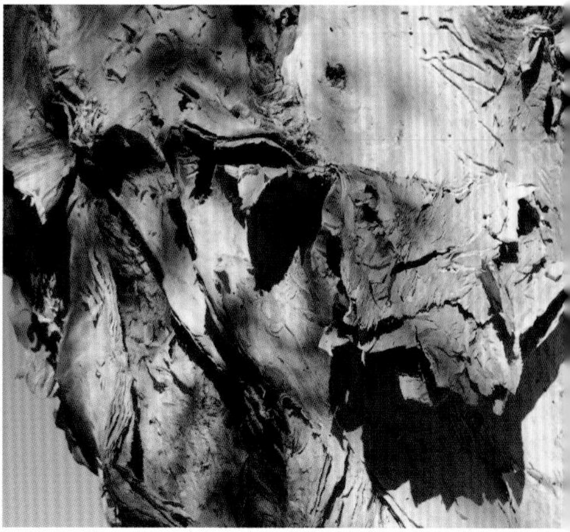

【左】室内に香りを拡散すれば、頭の中をすっきりさせて仕事や勉強の効率アップに
【右】紙のように剥がれる樹皮

学名	*Melaleuca quinquenervia*
分類	フトモモ科
抽出部位	葉、枝
抽出方法	水蒸気蒸留法
香り	樹木系
揮発速度	トップ〜ミドルノート
効果	去痰作用、抗菌作用、殺菌作用、抗真菌作用、鎮咳作用、消毒作用、鎮静作用、強壮作用、抗炎症作用、消臭作用、呼吸器系の不調改善など

といいます。また、フランスの病院では精油を感染予防として空気の浄化に用いた他、薬としても使っていました。

精油は、水蒸気蒸留法によって葉と枝から抽出されます。香りはフレッシュで清涼感があり、ティーツリー(P.28)と同様の作用がありますが、ティーツリーよりも穏やかなのが特徴です。刺激性が低く、抗菌･抗真菌効果があるため、うがい薬、咳止め、歯磨き粉、マウススプレーなどの医薬品にも調合されている他、デリケートゾーンのケア商品に配合されることもあります。また、ぜんそく、気管支炎、咳、喉の痛みなど、呼吸器系の症状軽減に効果があり、風邪・インフルエンザ予防や花粉症の症状に使用されることもあります。

90 EUCALYPTUS - ユーカリ -

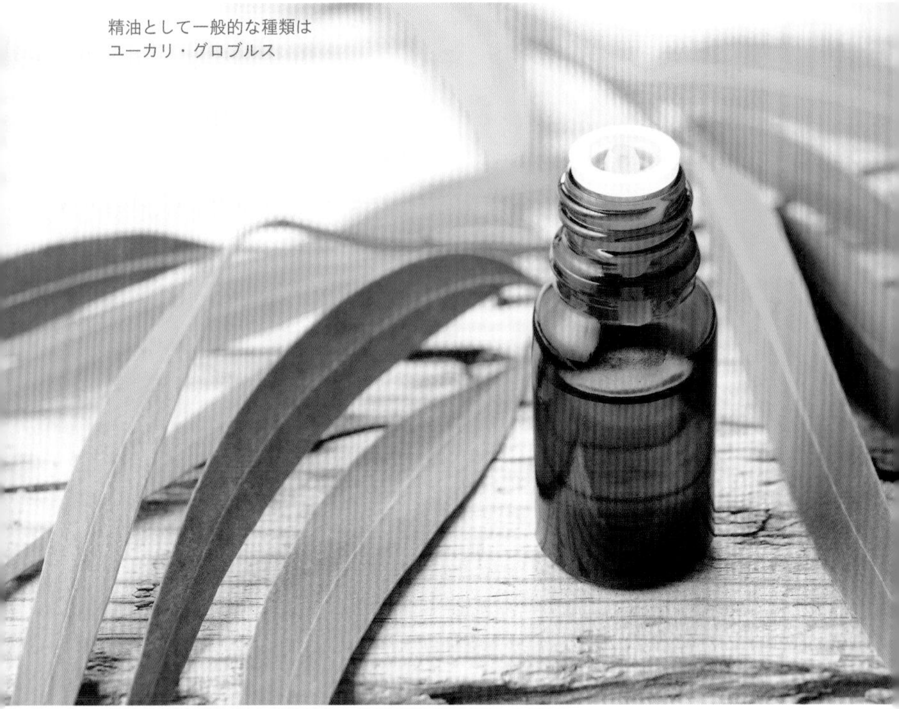

精油として一般的な種類は
ユーカリ・グロブルス

「熱冷ましの木」と呼ばれるユーカリ

コアラの主食として有名なユーカリ。フトモモ科ユーカリ属の樹木の総称で、樹高100mに達するものもあるなど、世界一高い常緑高木でもあります。原産はオーストラリアですが、現在は世界中で栽培されています。優れた抗菌・抗炎症作用で知られ、オーストラリアの先住民アボリジニは「キノ」と呼んで感染症や傷の治療に使用していた他、葉を燃やしてその煙を吸入し、熱冷ましに利用していたといいます。このことから、別名「熱冷ましの木」とも呼ばれています。また、20世紀に医療現場に初めて精油を導入したフランス人医師ジャン・バルネによって、ユーカリの殺菌作用が実証されると、戦

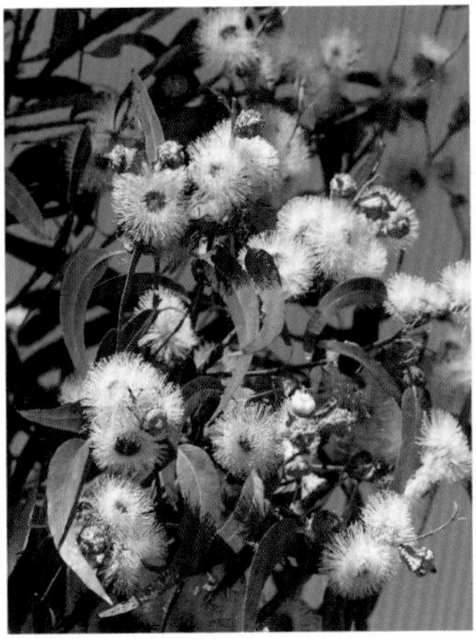
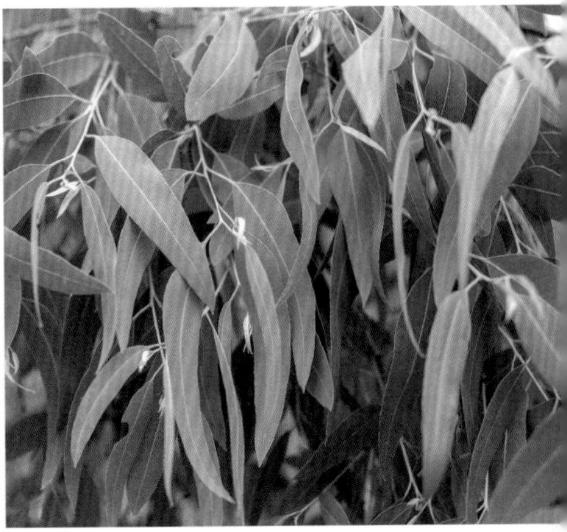

【左】ユーカリ・グロブルスの花。はちみつ用の花としても利用されている　【右】葉の形は細長い柳の葉のように垂れ下がっている

場において兵士の傷の手当てにも使用されました。

現在、ユーカリには約900の品種があるとされますが、精油が採れるのは一部のみ。代表的な精油は三つで、成分や香りの印象、用途に違いがあります。最もポピュラーなものは「ユーカリ・グロブルス」で、香りや刺激は強いですが、価格も比較的手頃で入手しやすい精油です。「ユーカリ・ラディアータ」はマイルドで刺激が少なく、適切な量なら安心して使えます。最後の「ユーカリ・シトリオドラ（ユーカリ・レモン）」はレモンのような香りが特徴で、虫が嫌う成分を多く含み、虫よけに活用されています。海外では家庭の常備薬として、呼吸器系の不調や筋肉痛・神経痛に利用されている他、マスクスプレーとして使うこともあります。

学名	*Eucalyptus globulus*／*Eucalyptus radiata*／*Eucalyptus citriodora*
分類	フトモモ科
抽出部位	葉
抽出方法	水蒸気蒸留法
香り	樹木系
揮発速度	トップノート
効果	抗菌作用、殺菌作用、抗炎症作用、抗ウイルス作用、鎮静作用、消臭作用、去痰作用、鎮痛作用、防虫作用など

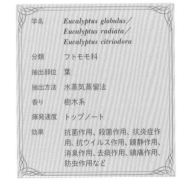

91 CITRONELLA - シトロネラ -

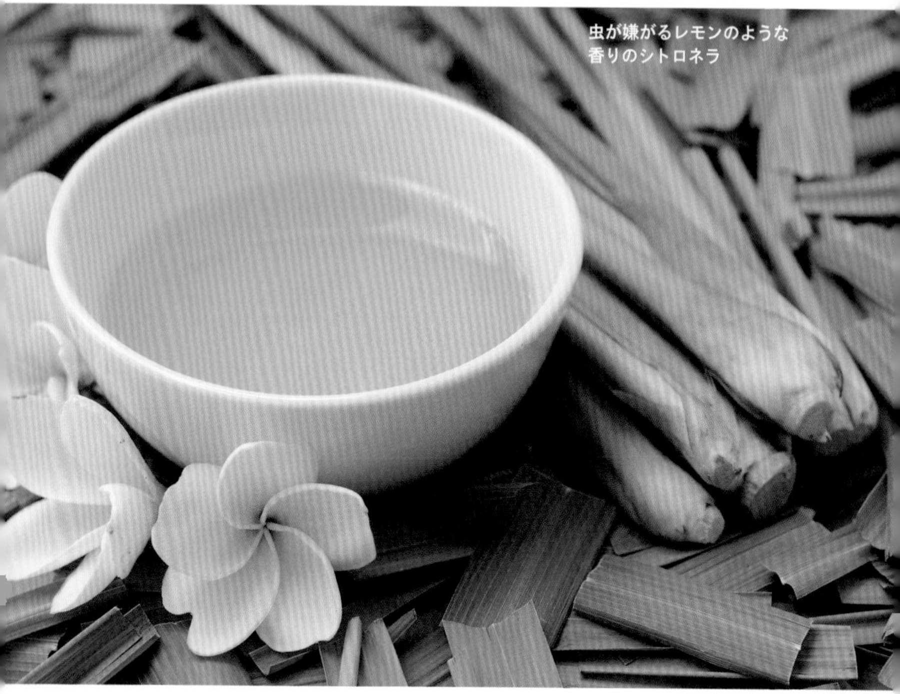
虫が嫌がるレモンのような
香りのシトロネラ

香料植物として人気のあるシトロネラ

シトロネラはイネ科の多年草で、スリランカが原産。現在は主にインド原産の「セイロン種」と、インドネシア原産の「ジャワ種」の2種類が市場に出回っています。イネ(稲)に似た細長い葉が特徴のイネ科の植物ですが、食用には適さず、代わりにレモンのような柑橘系の香りがします。このため香料植物として需要があり、精油の年間生産量は約4000tといわれるなど、世界で最も多く栽培されている香料植物として知られています。特に、虫が嫌がる香り成分であるシトロネラールを多く含むため、原産地では古くから蚊帳に編み込むなど、虫よけとして使用されてきました。

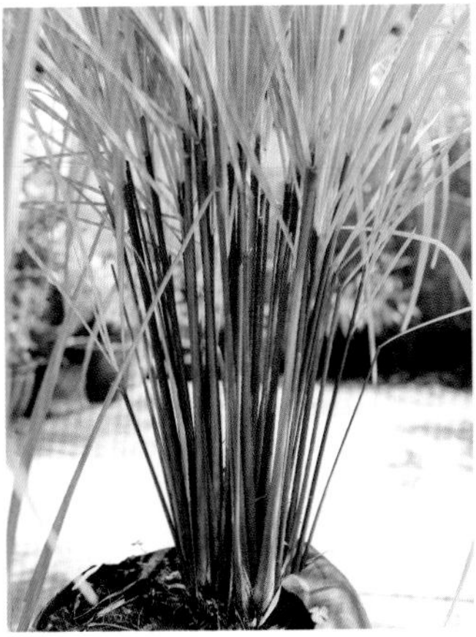
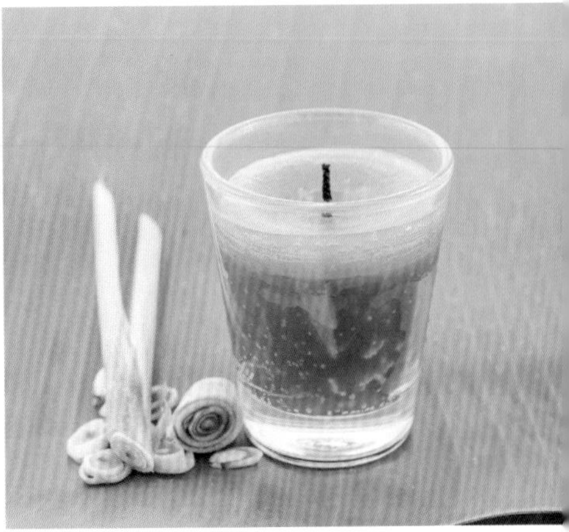

【左】見た目はレモングラスに似ているが、茎が赤く、葉は濃い緑色　【右】蚊よけに効果的なシトロネラのキャンドル

精油は、水蒸気蒸留法によって葉や茎など、全草から抽出されます。レモングラスに似た、万人受けしやすいスッキリとした爽快な香りが特徴で、手頃な価格と相まって、香水や芳香剤、せっけんなどに幅広く利用されています。昆虫忌避作用があり、特に蚊に対しては非常に威力を発揮することで知られるため、夏場に需要が高まり、蚊よけ・虫よけスプレーとして利用される他、ペットのノミよけとして使うこともできます。

また、コットンに染み込ませてクローゼットに置いておくと、衣類の防虫にも役立ってくれる他、汗の臭いや体臭を防ぐデオドラント効果も同時に得られておすすめです。この他、感染症予防にも効果が期待できるため、デュフューザーなどで部屋に拡散して使用するとよいでしょう。

学名	***Cymbopogon nardus***
分類	イネ科
抽出部位	葉、茎、全草
抽出方法	水蒸気蒸留法
香り	柑橘系、ハーブ系
揮発速度	トップノート
効果	防虫作用、抗うつ作用、殺菌作用、抗菌作用、消臭作用、抗ウイルス作用、抗感染作用など

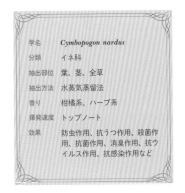

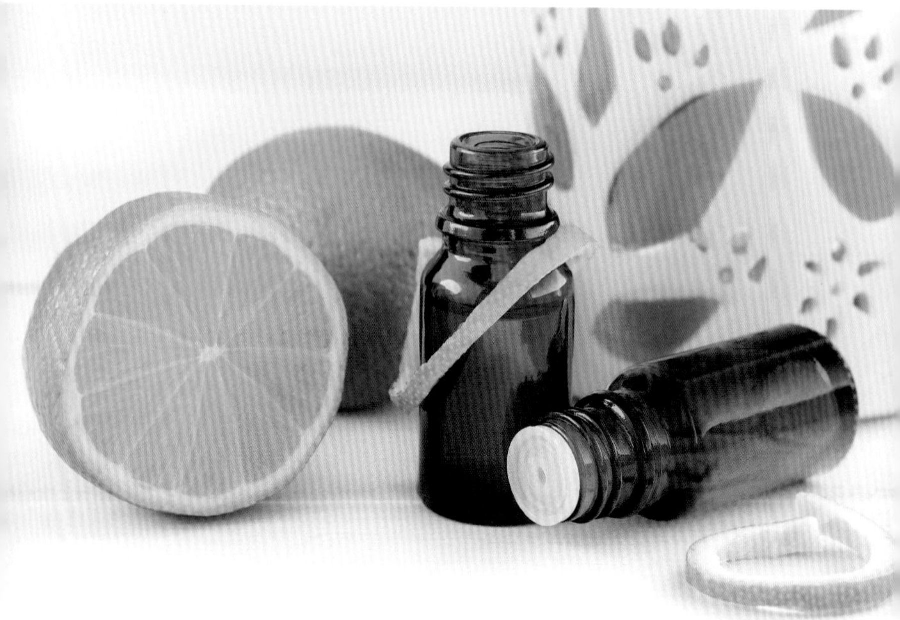

苦みを含んださわやかで
フレッシュな香りの精油

ライムは大航海時代のビタミンC

ライムはミカン科ミカン属の低木で、インドからミャンマー、マレーシア一帯の熱帯地域が原産です。小ぶりなレモンのような果実で、少し苦味があるのが特徴。完熟すると黄色になりますが、果実の酸味が抜けてしまうため、緑色の未熟な果実を収穫します。大きく分けて「ペルシアライム」と「メキシカンライム」の2種類があり、最もポピュラーで多く栽培されているのはメキシカンライムです。主成分は、オレンジやグレープフルーツなどの柑橘類に含まれるリモネン。ライム特有のやや苦みを含んだフレッシュでシャープな香りが特徴で、食用の他、ジンジャーエール、コーラ飲料などの香り

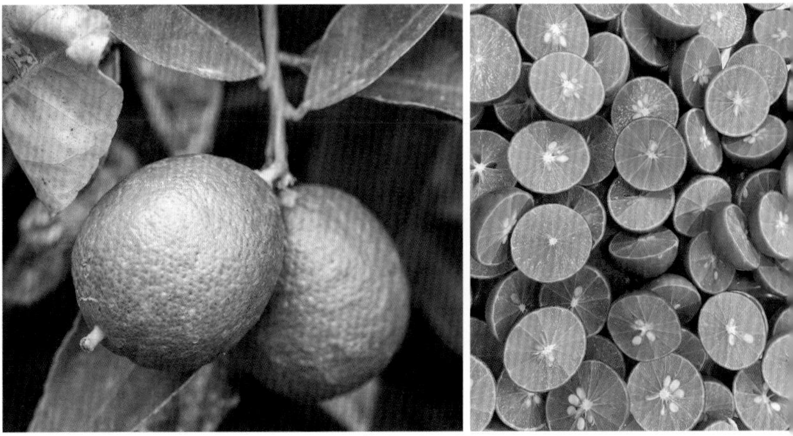

【左】丸い見た目で黄緑色をしたライムの果実　【右】不安や落ち込んだ心をリフレッシュし、ポジティブにしてくれるライムの香り

付けとしても使用されています。歴史的には、古代バビロニアで最初に栽培されたと考えられており、大航海時代にはビタミンC欠乏症である壊血病の対策・治療にも利用されていました。

精油は、圧搾法や水蒸気蒸留法によって果皮から抽出されます。消化不良や胃痛、食欲不振に有効な他、収れん作用もあり、身体の中の余分な水分を排出するのに効果的なため、むくみやセルライト対策として、マッサージに使用するのもおすすめ。また、優れた殺菌作用もあるため、ディフューザーを使って部屋に拡散すると、リフレッシュ効果と併せて風邪の予防にもなります。ただし、光毒性があり、肌に塗布した状態で紫外線に当たると、色素沈着や炎症などの肌トラブルを引き起こす可能性があります。

学名	*Citrus aurantifolia*
分類	ミカン科
抽出部位	果皮
抽出方法	圧搾法、水蒸気蒸留法
香り	柑橘系、ハーブ系
揮発速度	トップノート
効果	抗ウイルス作用、抗菌作用、殺菌作用、抗炎症作用、抗うつ作用、収れん作用、解熱作用、血行促進作用、整腸作用、食欲増進作用など ※光毒性あり

93 LEMONGRASS - レモングラス -

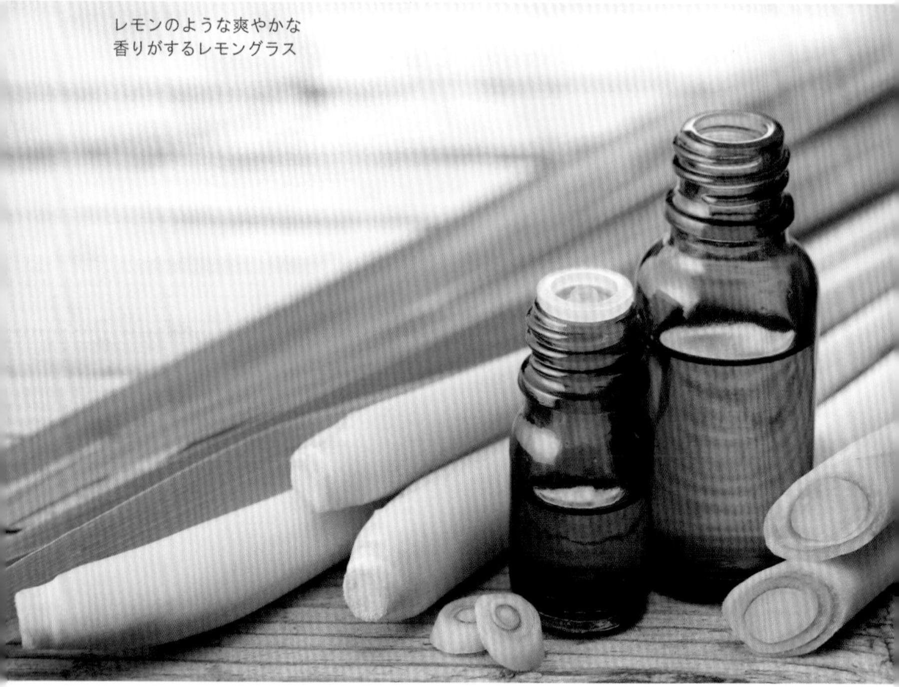

レモンのような爽やかな
香りがするレモングラス

エスニック料理に欠かせないレモングラス

イネ科の多年草、レモングラス。インド原産ですが、現在は世界中の熱帯～亜熱帯地域で広く栽培されています。名前は、葉を揉むとレモンのような香りがすることに由来しており、和名でも「レモンソウ（檸檬草）」や「レモンガヤ（檸檬茅）」と呼ばれます。インドやスリランカでは数千年も前から伝統医療アーユルヴェーダで熱病や感染症の予防に使われてきました。食用としては、タイの「トムヤムクン」など、エスニック料理の香り付けや肉・魚の臭み消しの他、ハーブティーとしても使われています。現在、レモングラスには数十種あるといわれていますが、香料原料として利用されるのは、主

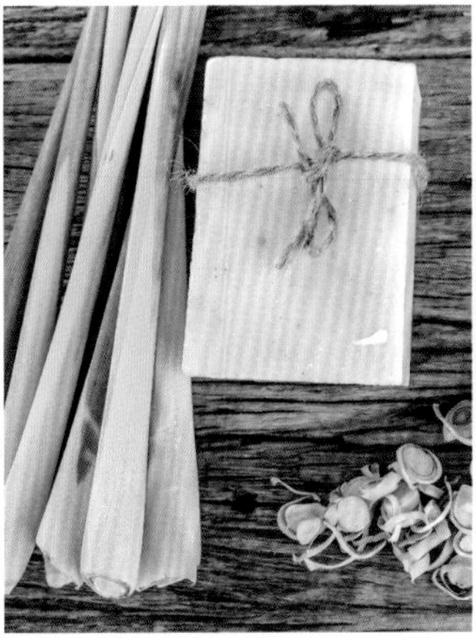

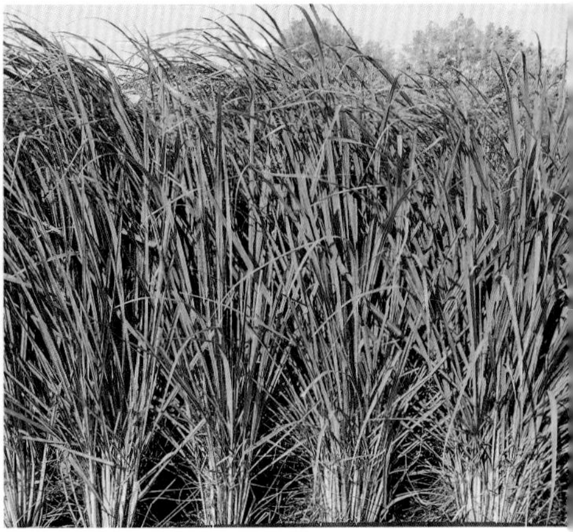

【左】レモングラスのハンドメイドせっけん　【右】ススキのような細長い葉で、シトロネラよりやや小さい

に「ウエストインディアン・レモングラス」と「イーストインディアン・レモングラス」の2種類。前者は軽やかな香りで、後者はシトラールを多く含むため、よりレモンの香りが強いという特徴があります。

学名	*Cymbopogon citratus*
分類	イネ科
抽出部位	全草
抽出方法	水蒸気蒸留法
香り	柑橘系
揮発速度	トップノート
効果	抗菌作用、殺菌作用、抗真菌作用、抗ウイルス作用、抗感染作用、消臭作用、防虫作用、血行促進作用、抗炎症作用、鎮静作用、刺激作用、食欲増進作用、強壮作用など

精油は、水蒸気蒸留法によって全草から抽出されます。レモンのような柑橘系の爽やかな香りはシトラールによるもので、洗剤やせっけんの香料など、世界中で広く利用されています。抗菌や抗真菌、抗ウイルス作用が期待できる他、虫の嫌がる成分のため、キッチンやトイレ、車内などの虫よけや消臭に役立ちます。また、抗感染症作用もあるため、カンジダ菌や水虫などの治療にも有効。代謝と血行を促す作用があるので、むくみの解消にマッサージオイルとして使用するのもおすすめです。

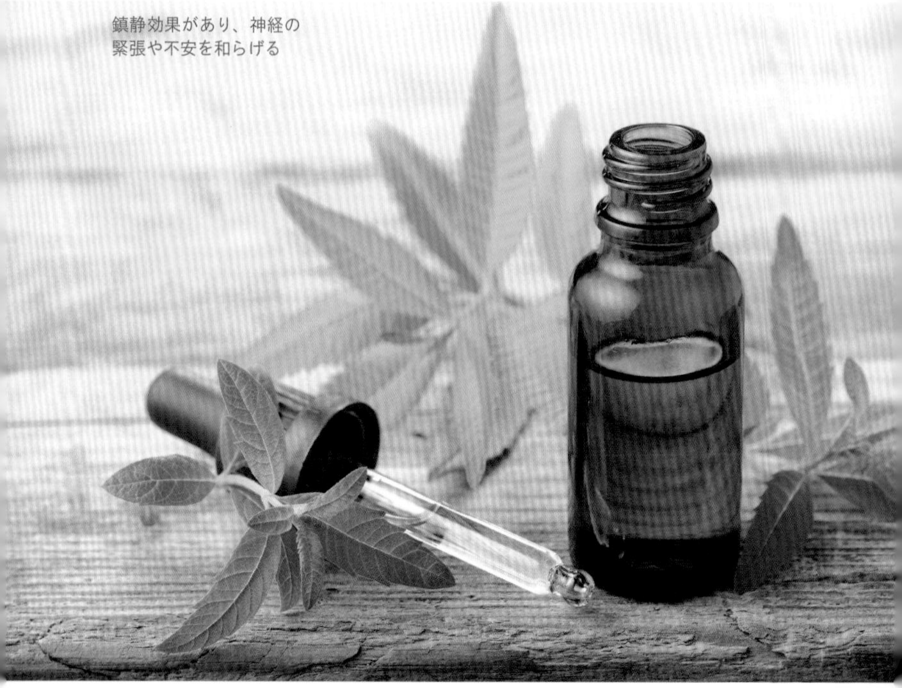
鎮静効果があり、神経の
緊張や不安を和らげる

レモンのような香りの葉、レモンバーベナ

クマツヅラ科の落葉低木であるレモンバーベナ。南アメリカが原産で、17世紀にヨーロッパに伝わりました。葉にはレモンと同じ成分のシトラールが含まれており、レモンのような香りがすることから名付けられました。「ボウシュウボク(防臭木)」という和名は、明治時代にコレラが流行した際、コレラよけに使われたことが由来とされ、もう一つの和名「コウスイボク(香水木)」は、精油が香水の原料に使われたことに由来します。ヨーロッパでは、伝統的にフィンガーボウルの水の香り付けとして使われる他、葉をスパイスとして料理に利用することも多く、魚・鶏肉料理からお菓子の香り付けま

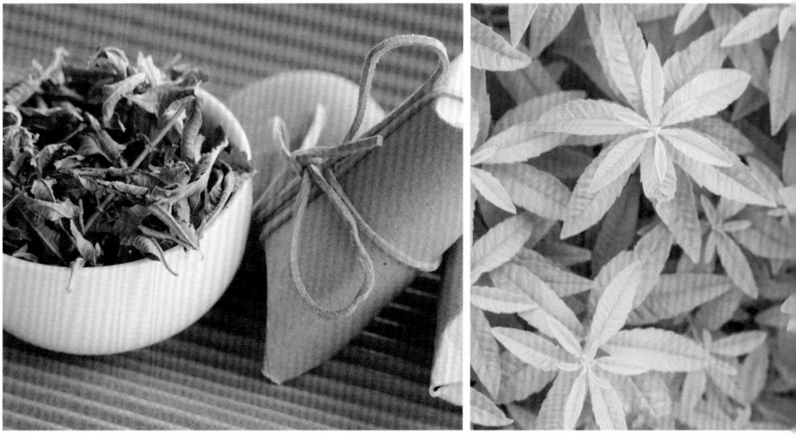

【左】乾燥させた葉はハーブティーのほか、ポプリやハーブバスにもおすすめ　【右】明るいライムグリーン色のレモンバーベナは丈夫で栽培も簡単

学名	*Aloysia citrodora*
分類	クマツヅラ科
抽出部位	葉
抽出方法	水蒸気蒸留法
香り	柑橘系
揮発速度	トップノート
効果	消化促進作用、健胃作用、鎮静作用、利尿作用、抗炎症作用、皮脂調整作用、抗菌作用、抗ウイルス作用、血行促進作用など

で幅広く愛用されています。また、乾燥させた葉は「ハーブティーの女王」とも呼ばれてハーブティーとして用いられる他、香りが長く続くことから、ポプリの材料としても利用されています。日本では、夏の暑さにも耐える強い植物のため、園芸用の観葉植物としても人気があります。

精油は、水蒸気蒸留法によって葉から抽出されます。レモンに似た甘い香りが特徴で、化粧品やせっけんの香り付けなどに利用されています。抗炎症作用に優れ、呼吸器系の炎症や花粉症対策に有効な他、抗菌・抗ウイルス作用もあるので、風邪予防にもおすすめ。また、皮脂バランスを整える働きがあり、脂性肌やニキビ肌を改善してくれます。この他、血行促進作用や利尿作用もあります。

95 CINNAMON (CINNAMON BARK) -シナモンバーク-

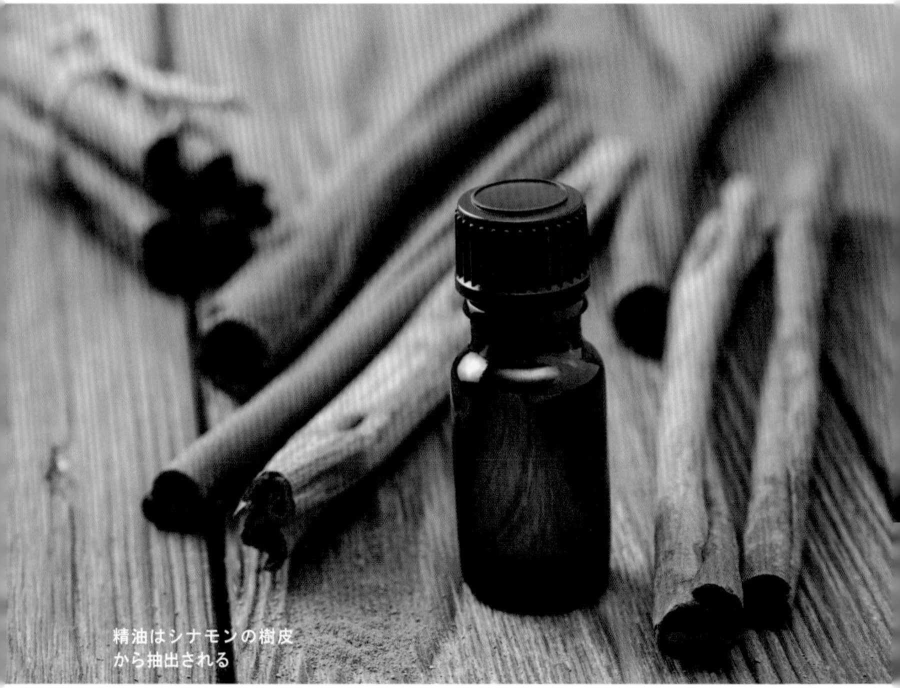

精油はシナモンの樹皮から抽出される

シナモンの樹皮？ シナモンバーク

その香り高さから「スパイスの王様」と称され、世界最古のスパイスともいわれるシナモンは、クスノキ科ニッケイ属の樹木の樹皮から作られます。紀元前6世紀頃に書かれた『エゼキエル書』にも登場する他、古代エジプトでは神聖な儀式やミイラ作りに使われていたそう。インドでは、クローブ(P.218)、カルダモン(P.116)と共に、インド料理に欠かせない三大スパイスの一つとして親しまれています。また、中国では漢方薬「桂皮(ケイヒ)」として、さまざまな症状に使われてきました。日本に伝わったのは8世紀前半とされ、正倉院の宝物として、「桂心」という名で保存されています。

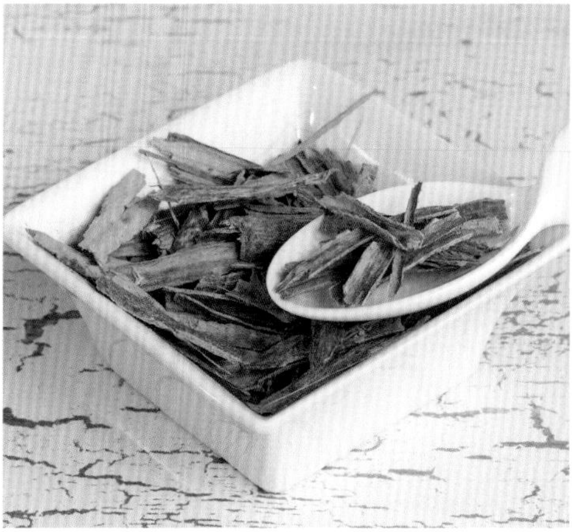

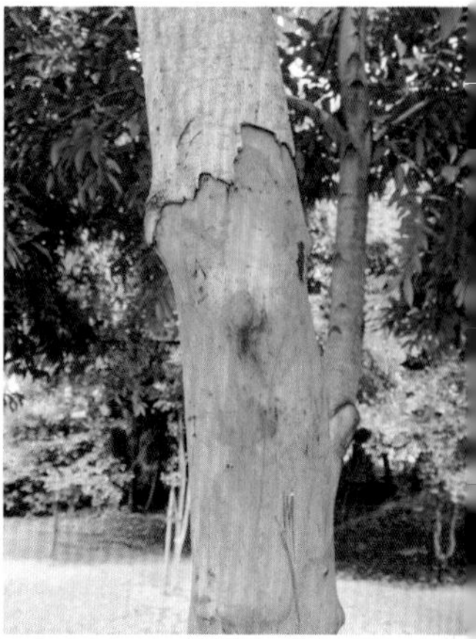

【左】シナモンは、抽出部位によって香りや成分が違う 【右】ニッケイ属シナニッケイの木。シナモンとなる樹皮をはがした様子

精油は抽出部位によって成分が異なり、シナモンバークは、水蒸気蒸留法によって樹皮から抽出されます。香りは、スパイシーでウッディな中に甘さを感じるのが特徴。主成分のシンナムアルデヒドは、殺菌・殺虫剤の原料としても利用されているため、室内に使うことで除菌・虫よけ効果が得られます。一方、犬や猫などの動物が苦手な香りでもあるため、ペットがいる人は気を付けましょう。血行を促し、体を温める働きがあるため、関節炎、リウマチ、生理痛、冷え性などにも効果的な他、消化機能をサポートする働きも期待できます。また、強い抗菌作用があるため、風邪などの感染症予防や呼吸器系の不調改善にも有効です。ただし、肌への刺激が強いので、スキンケアに使用するのは避けましょう。

学名	***Cinnamomum***
分類	クスノキ科
抽出部位	樹皮
抽出方法	水蒸気蒸留法
香り	スパイス系、樹木系
揮発速度	ミドル〜ベースノート
効果	鎮痛作用、抗感染作用、抗菌作用、殺菌作用、抗真菌作用、防腐作用、消化促進作用、鎮静作用、保温作用、血行促進作用、通経作用、呼吸器系の不調改善など

96 ALLSPICE - オールスパイス -

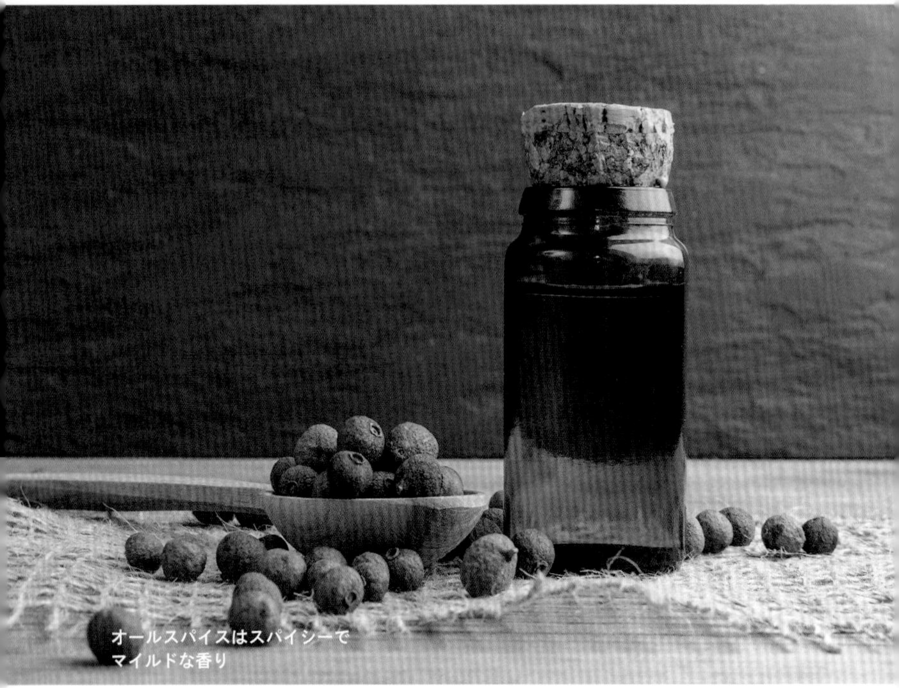

オールスパイスはスパイシーで
マイルドな香り

三つのスパイスの風味を持つオールスパイス

オールスパイスは、西インド諸島や南アメリカ、カリブ海地域に自生するフトモモ科の常緑樹。果実や葉がスパイスとして利用されており、クローブ、シナモン、ナツメグの三つのスパイスの風味を併せ持つことから名付けられました。和名でも「百味胡椒」や「三香子」と呼ばれる他、「ピメントベリー」や「ジャマイカペッパー」など、さまざまな名前で呼ばれています。名前や香りからミックススパイスと思われることがありますが、単一スパイスです。マヤ文明では、2世紀頃から調味料や王族の遺体防腐剤などに利用していたと考えられており、16世紀後半～17世紀初めにヨーロッパへ持ち込まれま

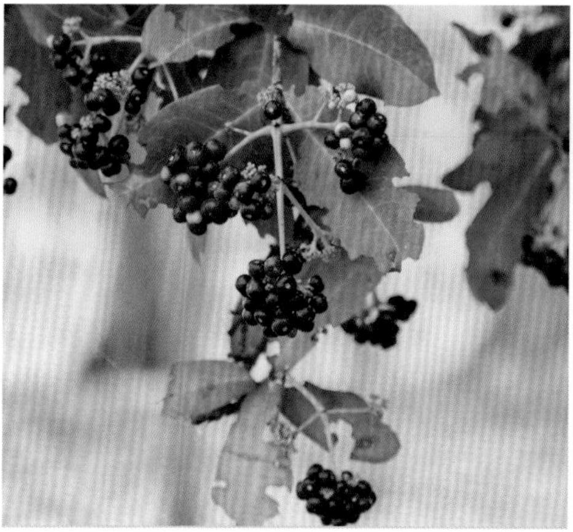
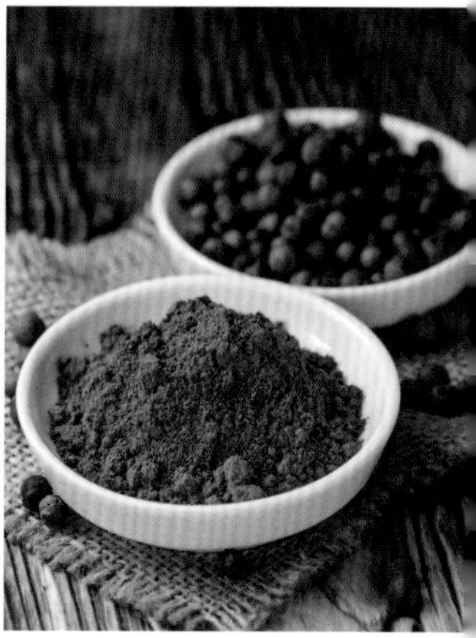

【左】オールスパイスの木に実が成る様子　【右】スパイスとして料理にはもちろん、お菓子作りにも使えるオールスパイス

した。

精油は、水蒸気蒸留法によって葉から抽出されたものが、一般的に「オールスパイス」として流通していますが、果実から抽出された精油は「オールスパイスベリー」と呼び分けられることもあります。甘くスパイシーでエキゾチックな香りが特徴で、化粧品やアロマキャンドルの香り付けの他、性別を選ばない香りのため、男性用フレグランスなどにも利用されています。主成分はオイゲノールというフェノール類で、抗菌・抗ウイルス作用の他、血液の循環を改善して体を温める効果が期待できます。また、咳や気管支炎など、呼吸器系の不調緩和にも役立つとされており、風邪の予防や初期症状のケアにも利用されています。

学名	*Pimenta dioica*
分類	フトモモ科
抽出部位	葉、果実
抽出方法	水蒸気蒸留法
香り	スパイス系
揮発速度	ミドル〜トップノート
効果	呼吸器系の不調改善、消化促進作用、食欲増進作用、抗菌作用、殺菌作用、抗ウイルス作用、血行促進作用、保温作用、鎮痛作用、抗炎症作用、抗アレルギー作用など

97 CARAWAY - キャラウェイ -

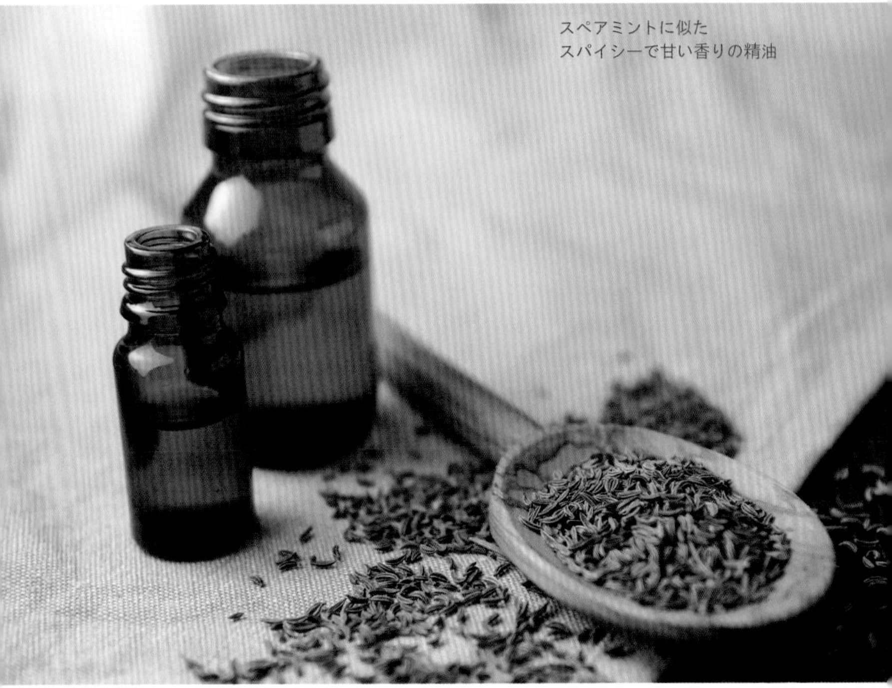

スペアミントに似た
スパイシーで甘い香りの精油

ゴキブリが嫌う香り、キャラウェイ

ヨーロッパ、西アジアが原産のキャラウェイは、和名では「ヒメウイキョウ(姫茴香)」と呼ばれます。セリ科ヒメウイキョウ属の二年草で、クミンやフェンネルとよく似た外見が特徴。種子のように見える果実は古くからスパイスとして利用され、紀元前5000年頃のスイスの遺跡の他、古代エジプト時代のお墓やシルクロードの遺跡などからも発見されています。古代エジプトではパン作りの材料の他、魔よけや媚薬の材料などにも用いられていました。また、中世ヨーロッパでは、人や物をつなぎとめる力があると信じられ、ウェディングケーキに使われたり、大切な物の盗難よけにしたり、惚れ

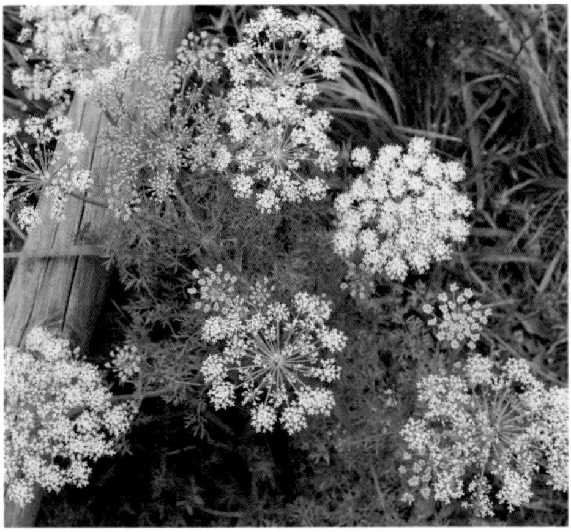

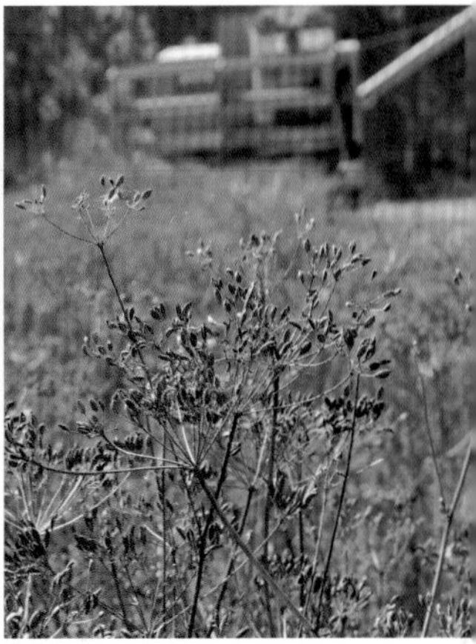

【左】夏に白い花を咲かせ、甘い香りが漂う　【右】花が終わり、実が褐色になったら収穫して完熟させてから乾燥させる

学名	*Carum carvi*
分類	セリ科
抽出部位	種子
抽出方法	水蒸気蒸留法
香り	スパイス系
揮発速度	トップノート
効果	抗菌作用、殺菌作用、健胃作用、整腸作用、解毒作用、消化促進作用、保温作用、消臭作用など

薬に調合されたりしたといいます。薬用としては、伝統医療アーユルヴェーダにおいて、腸内の寄生虫除去に使われていたそうです。現在は、葉は生食用やハーブとして、果実は料理・製菓用スパイスの他、リキュールやカクテルなどの香り付けに利用されています。また、不快な臭いを消す効果もあるため、口臭予防としてキャラウェイのハーブティーでうがいをすることもあります。

精油は、水蒸気蒸留法によって種子から抽出されます。甘みと苦みの混ざったスパイシーな香りが特徴で、歯磨き粉やマウスウォッシュ、化粧品、香水などに利用されています。特にゴキブリが嫌う香りとされているため、スプレーにして使うのがおすすめです。

98 CUMIN - クミン -

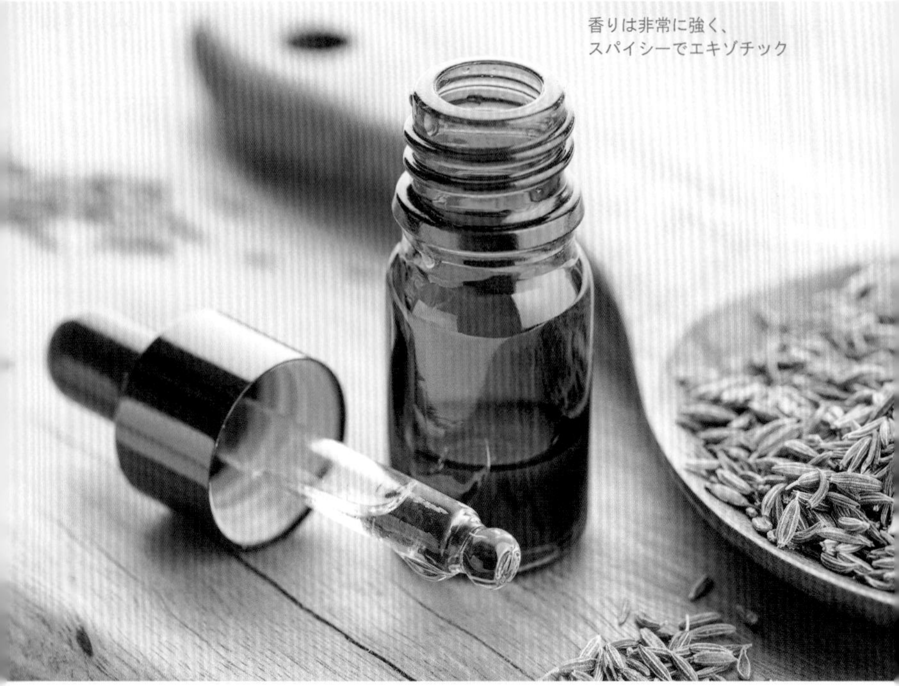
香りは非常に強く、
スパイシーでエキゾチック

最古のスパイスの一つ、クミン

地中海沿岸東部が原産とされるクミンは、セリ科の一年草。「クミンシード」と呼ばれる種子には独特の芳香と苦み、辛みがあり、スパイスとして利用されています。紀元前1550年頃に書かれた古代エジプト時代の医学書『エーベルス・パピルス』や『旧約聖書』にも記述がある他、伝統医療アーユルヴェーダでも治療薬や食用スパイスとして利用されてきたなど、歴史上最も古くから栽培されているスパイスの一つとして知られています。古代エジプトでは遺体の副葬品にした他、古代ギリシャ・古代ローマでは薬用や美容、食用などに幅広く用いたといいます。また、中世ヨーロッパでは恋人の心変わ

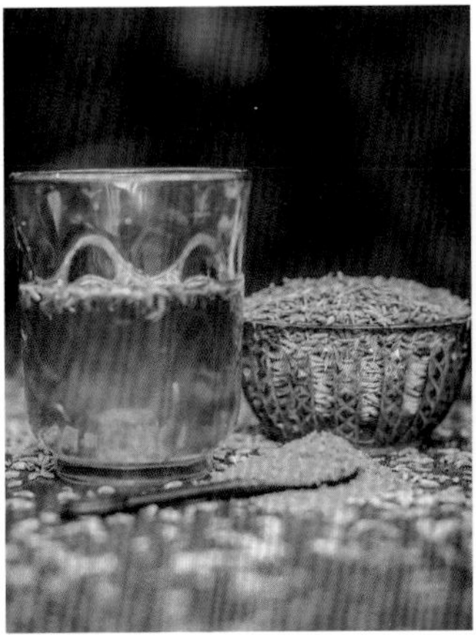
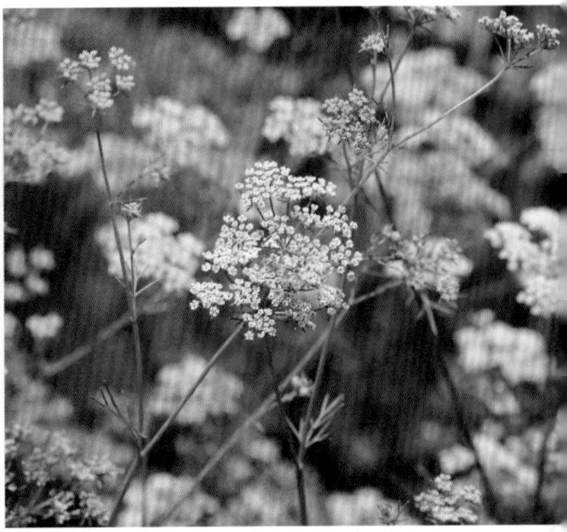

【左】消化をよくし代謝を上げるクミンウォーター　【右】葉は長細く、白またはピンクの傘形の花が咲く

りを防ぐなど、魔術的な力を持つと信じられ、男女関係における「貞操」の象徴とされていた時期もあったそうです。そのため、妻が戦場へ向かう夫に浮気防止のおまじないとしてクミン入りのパンを持たせた、といった逸話もあります。なお、カレー特有の香りと爽やかさはこのクミンによるもので、カレー粉には欠かせないスパイスとなっています。

精油は、水蒸気蒸留法によって種子から抽出されます。スパイシーで刺激の強い香りで、主に香料として化粧品や香水などに使われます。利尿作用や腸内ガスの排出を促す作用があり、デトックスに効果が期待できる他、生理不順にも有効といわれています。虫が嫌う成分が含まれており、防虫効果もあります。

学名	*Cuminum cyminum*
分類	セリ科
抽出部位	種子
抽出方法	水蒸気蒸留法
香り	スパイス系
揮発速度	ミドルノート
効果	利尿作用、腸内ガスの排出、鎮痛作用、消化促進作用、食欲増進作用、整腸作用、駆風作用、強壮作用、抗酸化作用、防虫作用など ※光毒性あり

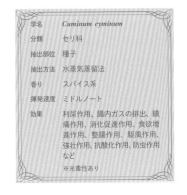

99 CLOVE BUD - クローブバッド -

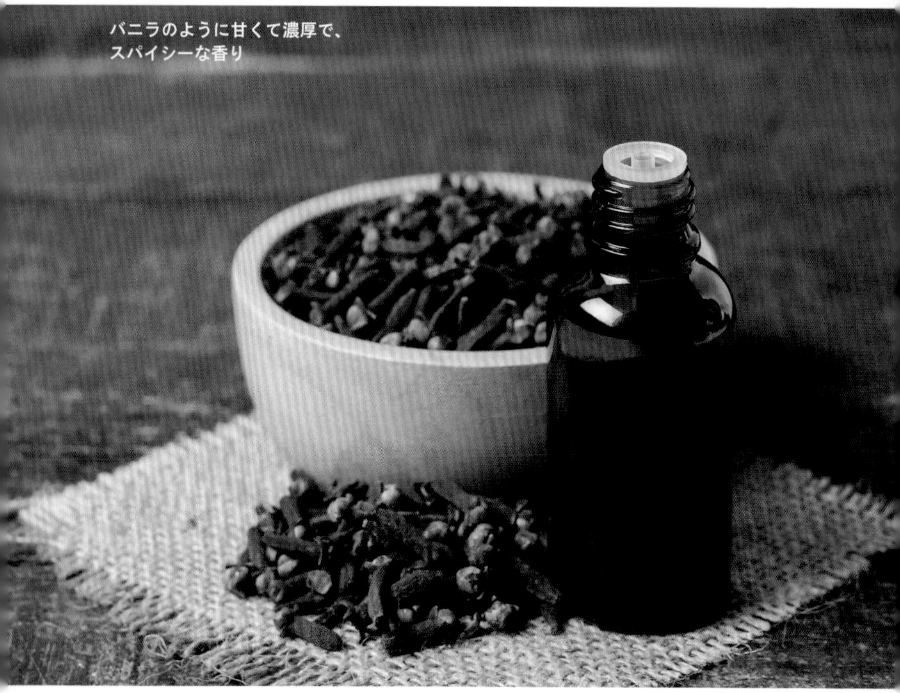
バニラのように甘くて濃厚で、
スパイシーな香り

花蕾の形が釘のようなクローブバッド

　インドネシアのモルッカ諸島を原産とするフトモモ科の常緑中高木、クローブ。香辛料として利用される蕾の形から、ラテン語で「くぎ」を意味する「Clavus」が名前の由来となっています。世界四大スパイスの一つで、中世ヨーロッパでは金と同等に扱われるほど高価なものでした。また、ペストが流行した際には、医師が空気の浄化を期待してクローブを詰めたマスクを着けて治療したそうです。中国では漢の時代、皇帝と謁見する際は口中をクローブで清めることが、エチケットとして義務付けられていたといいます。また、生薬としては「丁子（ちょうじ）」と呼ばれ、鎮痛剤や健胃剤、吐き気止めなどに用い

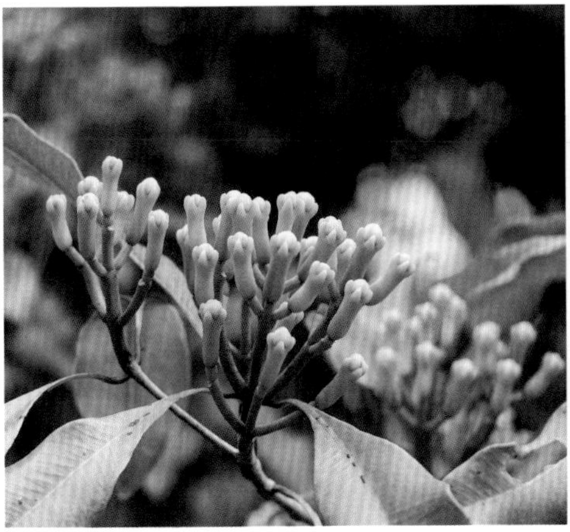

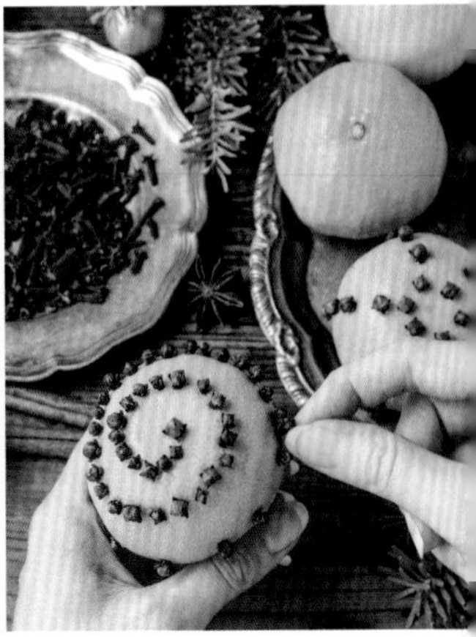

【左】開花する直前に摘みとり、日陰に干して乾燥させる　【右】フルーツとクローブ、シナモンなどで作る香りの魔除けフルーツポマンダー

られた他、伝統医療アーユルヴェーダでは消化促進剤として使われました。日本には奈良時代頃までに伝わったとされており、東大寺の正倉院に宝物として保管されています。

このクローブの葉から抽出した精油は「クローブリーフ」、蕾から抽出した精油は「クローブバッド」と呼ばれ、精油において「クローブ」というと、一般的にクローブバッドを指します。精油は、水蒸気蒸留法によって乾燥させた蕾から抽出されます。力強くスパイシーな香りが特徴で、開花すると香りが落ちるため、開花直前の緑色の蕾を使います。主成分はフェノール類のオイゲノールで、鎮痛作用や抗菌・抗真菌作用があるとされており、医薬品として歯科治療にも使われています。

学名	*Syzygium aromaticum*
分類	フトモモ科
抽出部位	蕾
抽出方法	水蒸気蒸留法
香り	スパイス系
揮発速度	ミドルノート
効果	抗真菌作用、鎮痛作用、消化促進作用、消臭作用、抗菌作用、殺菌作用、抗ウイルス作用、健胃作用、防虫作用など

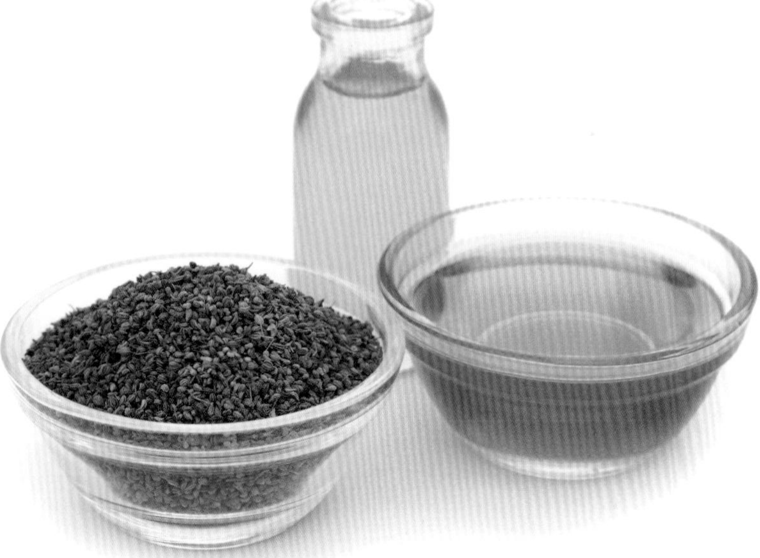

ほのかな苦味を感じる
爽快感のあるアジョワン

インド料理には欠かせないアジョワン

インド原産のセリ科の一年草、アジョワン。パセリに似た見た目で、種子の形もパセリシードに似ていることから、別名「ワイルドセロリシード」と呼ばれています。種子はそのままの状態ではほぼ芳香はありませんが、砕くとタイムに似た香りがします。インドでは知らない人の方が少ないポピュラーなスパイスで、カレーなどのインド料理には欠かせない存在です。また、伝統医療アーユルヴェーダの代表的なハーブであり、シッダ医学という南インドの伝統医学では、粉砕した果実を湿布として使うなど、古くから薬用としても利用されています。民間薬としては、アジョワンを一晩水に浸け

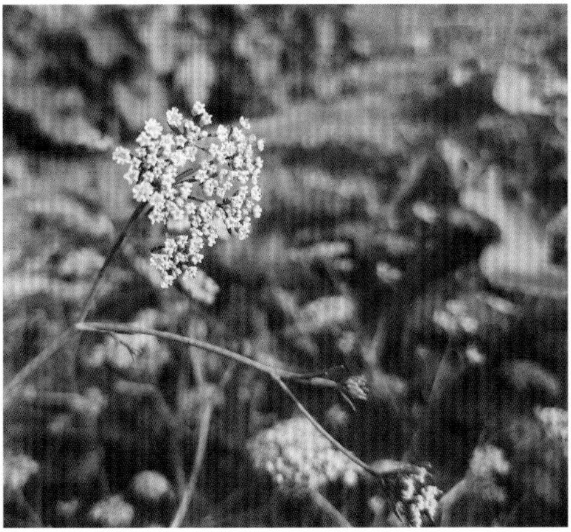

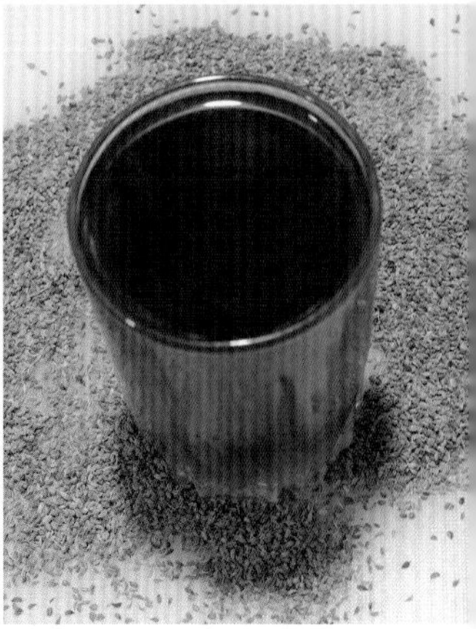

【左】小さな白い花を咲かせるアジョワン。主にイランとインドで栽培される　【右】うがい薬やマウスウォッシュとしても使えるアジョワンウォーター

た「アジョワンウォーター」を胃腸薬として飲用する他、食後の口中清涼剤としてガム代わりに種子を噛むこともあります。

水蒸気蒸留法によって種子から抽出される精油は、タイムに似たツンと爽快感のある香りが特徴。フェノール類のチモールという成分が含まれており、これがタイムのような香りを与えています。消化性潰瘍の他、食道、胃、腸の痛みに有効で、胃のむかつきの緩和や食欲増進、消化促進にも効果が期待できます。虫よけ・殺虫作用があるため、クローゼットやタンスの中に置いておくのもおすすめ。この他にも、殺菌・抗ウイルス作用があり、風邪やインフルエンザなどの感染症予防、呼吸器系の不調緩和に効果が期待できるため、芳香浴として使用するのもよいでしょう。

学名	*Trachyspermum ammi*
分類	セリ科
抽出部位	種子
抽出方法	水蒸気蒸留法
香り	スパイス系
揮発速度	ミドルノート
効果	防虫作用、殺虫作用、呼吸器系の不調改善、殺菌作用、抗炎症作用、鎮痛作用、抗ウイルス作用、食欲増進作用、消化促進作用、防腐作用、駆風作用など

索　引